ビジュアル・アナトミー
カラー人体図鑑

編 ジェーン・ダ・バーグ
訳 金澤寛明

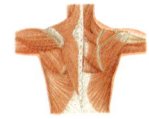
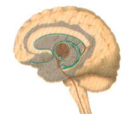
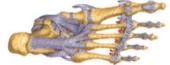
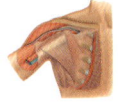
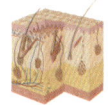

西村書店

THE HUMAN BODY

An essential guide to how the body works

Edited by

Jane de Burgh

Copyright ©2003 Amber Books Ltd, London

Photographs courtesy of Ralph T. Hutchings

All artworks ©Bright Star Publishing plc

This translation of The Human Body: An essential guide to how the body works first published in 2010 is published by arrangement with Amber Books Ltd.

Japanese edition copyright ©2010 Nishimura Co., Ltd.

All rights reserved.

Printed and bound in Japan

目　次

はじめに　5

頭頚部	12
脊椎と脊髄	93
胸　部	103
上　肢	149
腹　部	182
骨　盤	218
下　肢	249
全身の器官系	292

訳者あとがき　312

索引　313

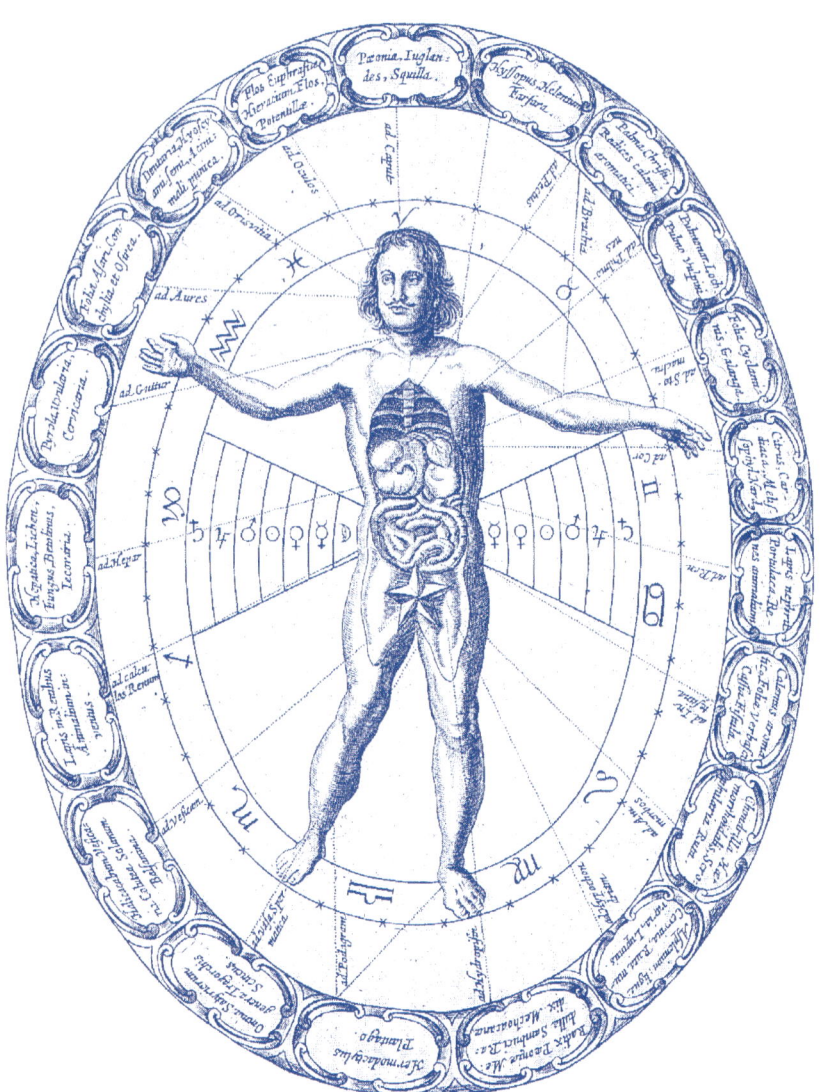

はじめに

　解剖学は最も古い医学の基礎領域である。私たちの身体のつくりとその働き，またどうして病気になるのか，さらに病気を治すためにどうすればよいのかといった強い関心は限りないものである。歴史を通じて，内科医師，外科医師，にせ医者，祈とう師，錬金術師，信仰療法師，占星術師と山師によって，解剖や生理に対する数えきれない理論がつくられては消えていった。それらはたいてい誤っていたのだが，当時，彼らは尊敬され，それなりに多くのお金をもらっていた。

　このような悪習や，まことに夢想的な考えによって中断されたこともあったが，医学は素晴らしい発見によって，近代的な医科学の時代へと進んできた。「医学の父」であるヒポクラテスは紀元前5世紀のギリシャのコス島で医学を実践した。彼こそが医学を生業とする者の中で疑いもなく，最も有名な人物である。彼の業績は，厳密な道徳律によって医師の行為を律したことと，研究に科学的な観察を重視する方法を用いたことである。これらのことによって，近代医療の基礎が確立した。

4つの「体液」

　ヒポクラテスの業績は医学に大きな影響を与え，彼の考えは何世紀にもわたり，医師によって広められた。しかしながら，ヒポクラテスの内科の知識は，実際に解剖して人体を観察することが限られていたため限定的なものであり，臓器の機能や疾患に対する彼の理論は事実と異なっていた。彼は4種類の体液(黒胆汁，黄胆汁，粘液，血液)が人間の健康を左右しており，すべての病気はこれらの体液のバランスが崩れることにより生じると考えていた。病気は神によって人間に課された罰であると考えられていた時代に，彼は患者ないし医師と病気との関係が病気の診断や治療に重要であると考えていた。これは当時としては斬新な考え方であった。この考え方から，ヒポクラテスはホリスティック医学(全体論的医学，人間をまるごと全体的にとらえる)の父とも言われる。

　薬効成分のあるハーブや植物を栽培していた修道士のような例外をのぞくと，中世は，不正確であることが医学と解剖学のきわだった特徴になっていた。体液説がまだ広く真実であると考えられていた上に，キリスト教やイスラム教などの宗教的な考えが医学の理論に対しても非常に影響力があった。体から有害な体液や過剰な

左：17世紀の図で，人間の体は宇宙の縮図であり，臓器の働きを星座と結びつけて描かれている。

体液を排除し，適量の体液が体内を自由に流れるようにする瀉血(しゅけつ)などの治療が一般的におこなわれた。そうした治療にはイモリの舌と虫の肝臓といった奇異な，そしてひどい成分を含んだ薬が用いられていた。

14世紀後半にイタリアでルネサンスが始まると，医学は前進することになる。古典的な学問の再発見によって，医師が研究に再び科学的な方法を用いるようになり，宗教と迷信の影響を消し去るようになってきた。レオナルド・ダ・ヴィンチのような，この時代の有名人が新しい考えを示した。彼は病気を治すためには，まず人体の構造と病気の過程を知ることが必要であり，それは人体の解剖をおこなうことによってのみ可能であると信じていた。しかし，解剖自体は新しい考えではなかった。クラウディウス・ガレノスは非常に影響力のあった2世紀の医師で，動物を解剖し，その所見がヒトと同じであると考え，人体解剖学に当てはめていた。その考えはその後，1500年以上の間，真実として受け入れられていた。けれども16世紀に，解剖学者，アンドレアス・ヴェサリウスがガレノスの間違いを指摘し，1543年に出版した『ファブリカ(人体の構造に関する書 De Humani Corporis Fabrica)』で，これまで未知であった人体の解剖学的構造を明らかにした。また，ダ・ヴィンチとヴェサリウスは発見したものを正確に記録しようとする先駆的な仕事を行い，はじめて人体の正確な解剖学的構造を詳細な線画によって表した。

血液循環

それでも彼らの考えや方法は物議をかもして，そしてしばしば退けられた。1628年に，イギリスの医者ウィリアム・ハーヴェイは心臓と血液の動きに関する解剖学的論考を出版し，医学界を仰天させた。この本で，ハーヴェイは血液が体内を循環していること，さらに心臓が動脈を通して血液を送り出していることを示した。心臓の弁が血流を調節することの意味も明らかにした。ハーヴェイの考え方は風変わりであると思われたものの，科学的な方法に基づく研究が，さらに研究を前進させるものであることが証明された。彼の所見は17世紀末の顕微鏡の発明によって確かなものになった。また，顕微鏡により科学者は肉眼を超えた観察が可能になった。

現代の医学

19世紀の終わりまでに私たちが現在当然のことと考える診療や治療の多くが始まった。単純な麻酔がジェームズ・ヤング・シンプソンによって用いられるようになり，防腐薬がジョセフ・リスターによって開発された。そして1896年に，ヴィルヘルム・レントゲンが外科手術なしで体内の診察を可能にする新しい発明で世界を驚かせた。これがX線撮影装置の誕生である。ルイ・パスツールが細菌と病気の関係を立証し，カール・ラントシュタイナーが4つの血液型を発見したことなどの革新的

はじめに

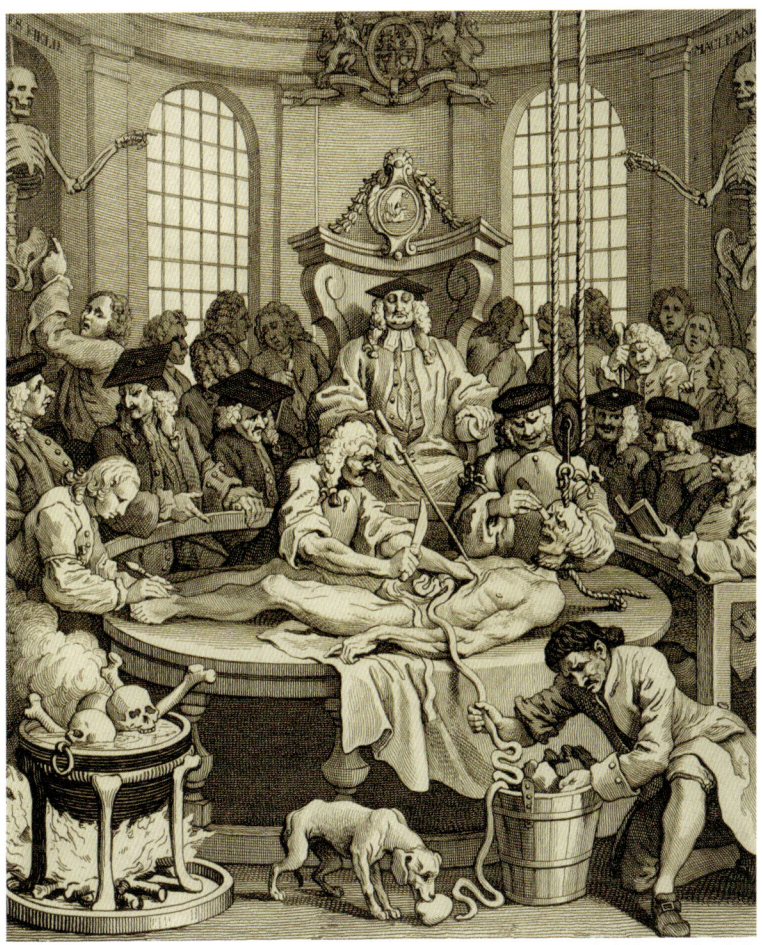

これは英国の風刺作家であるウィリアム・ホガースによって描かれた，解剖室における人体解剖の様子である。医師と解剖体の取り扱いの描写から，解剖学者とその行為に対する大衆の否定的態度がわかる。

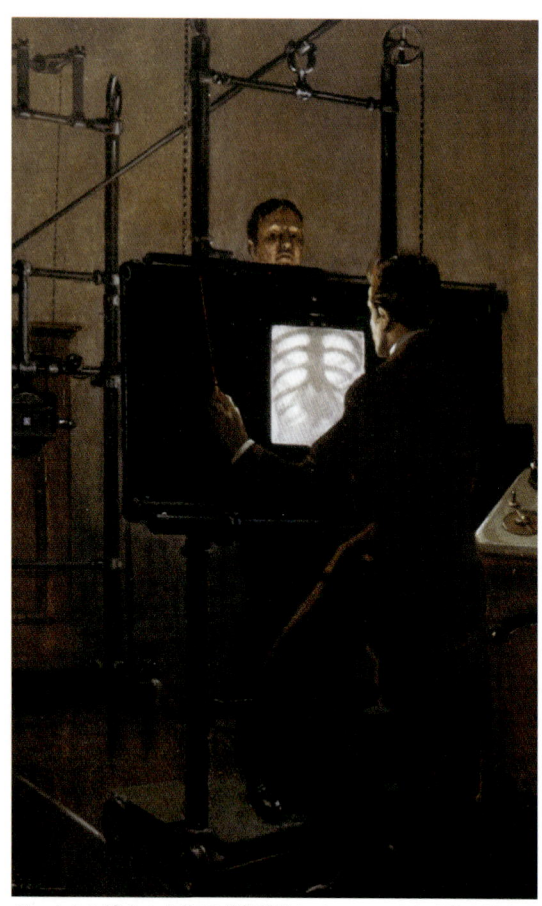

ディオクレ博士の立体X線観察法によって,三次元像を観察することができた(1926年頃)。

な科学的発見で,臓器移植のような複雑な技術開発への道が切り開かれた。

　1980年代にはコンピューター断層撮影法(CT)が出現した。これは患者のまわりに細いX線ビームを回転させて画像を得るものである。そして,得られた情報をコンピューター処理することにより,患者体内の構造を断面で相対的位置関係として再構築することができる。今日,医師はわずか200年前では奇跡であったことを可能にしているのである。

はじめに

解剖学の実践

解剖用の遺体を解剖することは，現代の医学教育の重要な要素であるが，それは長い間，道徳的にも法的にも受け入れがたいものと考えられていた。そのため，解剖体の獲得は簡単でなく，また好ましくないものとされていた。

過去数世紀の間，ヨーロッパ中の解剖学者が研究のために，不名誉にも墓を掘り返して死体を盗む，絞首台から死体を得る，ということをおこなっていた。しかし，後者のような合法的な解剖体でも，需要を満たすには十分でなかった。死刑囚の身内が，非常にまれではあるが絞首刑後に生き返ることがあるので，その体を取り戻そうとしたからである。また，死んだ人間の魂が救済されるためには，その死体を傷つけてはいけないという信仰もあった。

18世紀の終わりになると，死体に対する需要が着実に増加していた。死体が盗まれるといったことだけにとどまらず，そのために殺される危険性もあった。スコッ

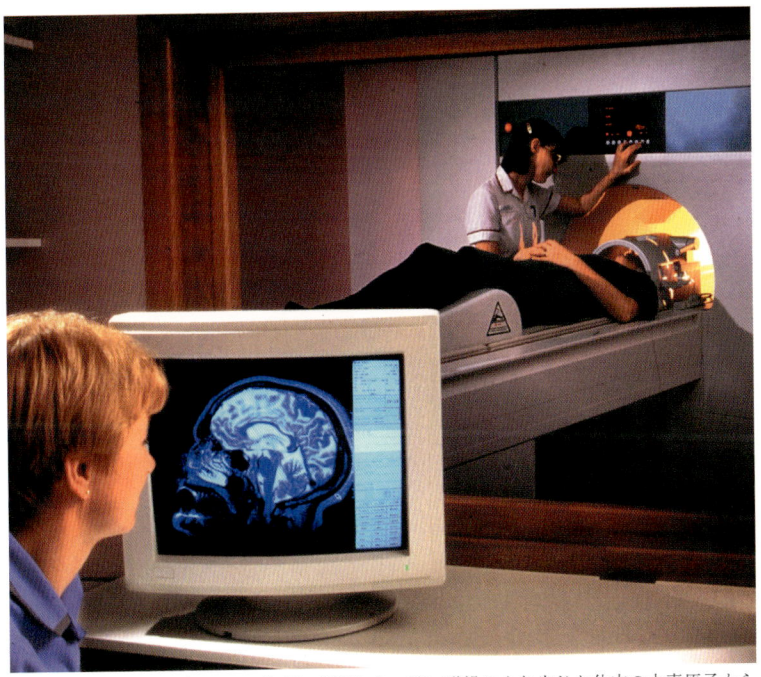

磁気共鳴画像法（MRI）が1990年代に出現した。強い磁場により生じた体内の水素原子からのラジオ波の強弱によって，人体の断層MRI像をつくることができる。これは脳のような軟組織の腫瘍の検出に用いられる。

トランドのエジンバラを中心に高品質な解剖体を供給していたウィリアム・バークとウィリアム・ヘアは，供給を維持するために彼らのゲストハウスにやってきた何も知らない訪問者を寝ている間に窒息死させて殺していた。

最終的にこれらのいかがわしい行為をやめさせるために，政府が介入し，1830年代半ばまでに，米国の多くの州や英国で「解剖法（Anatomy Act）」が制定された。解剖行為に着せられた汚名の返上のために，この法案は犯罪者の死体使用に終止符を打った。やがて，解剖には同意が必要となり，社会の解剖に対する蔑視が徐々に消えていった。そして第一次世界大戦の始まりとともに，社会の死に対する考え方もまた変化してきた。人々が人の死と魂の所在を切り離して考えられるようになり，徐々に合法的な解剖体の安定した供給がなされるようになってきた。

1970年代後半には新しく，より用途の広い解剖体の保存法の開発がなされた。ドイツの高分子化学から解剖学に転じた，グンター・フォン・ハーゲンスによって発明されたプラスティネーションの手法により，解剖体が柔軟性を残し，ありのままの姿を保持できるようになり，同時に解剖体を繰り返し触れて観察しても壊れることなく保存できるようになった。この標本は，内部構造をみせるためにあらかじめ切断しておくことや，また処置後，切断することにより，様々な断面像を示すことができる。死体解剖と同じようにプラスティネーションされた解剖体は，学生に重要な内部構造を観察する機会を与えるだけでなく，持ち運びに適しているという利点がある。プラスティネーションされた解剖体は様々な場面で学習に使われている。

21世紀に入っても，解剖学者は研究や教育のために新しい情報資源や技術を開発し続けている。インターネット上にある，X線写真やCT，また磁気共鳴画像法（MRI）さらに実際の2解剖体の断面写真などによって構成された人体画像データプロジェクト（Visible Human Project）は，利用者がコンピュータ上で外傷や病気をシミュレーションし，外科手術をおこなうことができる，双方向的なものである。この技術は医学部における解剖実習の必要性を排除するものかもしれない。これらを応用することにより，繰り返し外科手技を練習することができるようになるであろう。

人体解剖の発見への旅

人体は魅力的であるが複雑な機械であり，その解剖的興味はもちろん科学者と医学生に限定されたものではない。特にこの数十年で，鍼治療やヨガといった代替療法が受け入れられ利用が増えるにつれ，私たちは健康や体の働きについてより考えるようになった。

だからといって，どのくらい私たちは自分自身の体のしくみを知っているであろうか。診察や治療の際，医者は何をみて，何をしているのか，私たちはきちんと理解しているだろうか。

はじめに

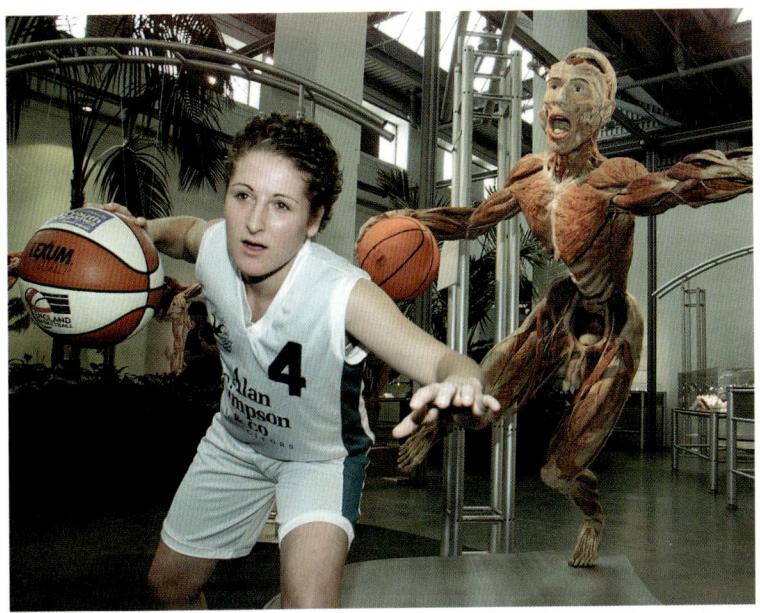

2001年，グンター・フォン・ハーゲンスは人体構造展で，椅子に座っているところからバスケットボールをしている様子までの日常生活の動きや姿勢をとらせた何百というプラスティネーション標本を，自然に，まるで生きているかのように展示し，一般大衆に人体構造の不思議をみせた。

　本書は頭から足の先まで，頭頚部，脊柱と脊髄，胸部，上肢，腹部，骨盤，下肢，全身の器官系に分けて，私たちの体がどのように構成されているかを解説している。それぞれの項では骨，筋肉，神経，軟部組織と器官について，それらがどのように働き，そして相互に関係しているかを解説している。この本が魅力的な人体構造への旅の始まりとなることを期待している。

11

頭頸部

頭　蓋 とうがい（ずがい）

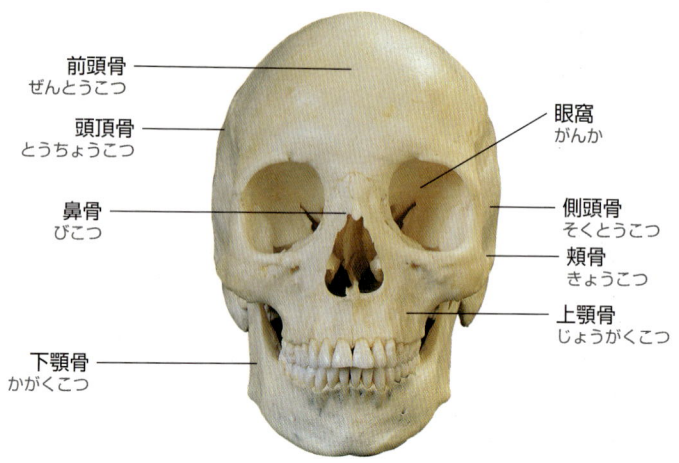

- 前頭骨 ぜんとうこつ
- 頭頂骨 とうちょうこつ
- 鼻骨 びこつ
- 下顎骨 かがくこつ
- 眼窩 がんか
- 側頭骨 そくとうこつ
- 頬骨 きょうこつ
- 上顎骨 じょうがくこつ

頭蓋は脊柱の上にある骨でできた構造である。それはヘルメットのように脳と感覚器（眼，耳，鼻など）を取り囲んで，損傷しないように保護している。頭蓋は1個の骨にみえるが，実際は22個の骨が集まってできている。頭蓋の上のドーム部分は脳頭蓋といい，8個の骨からなる。残り14個の骨は顔面頭蓋をつくっている。成人の頭蓋は重いので，中にある4つの副鼻腔（空気を容れた空洞）により，顔面頭蓋の軽量化をはかっていると考えられている。また，頭蓋底や側面には多数の小さな孔があり，ここを通って脳に神経や血管が出入りしている。

■器官系	骨格系
■位置	頭部
■主な機能	脳と感覚器（眼，耳，鼻）をおおい，損傷しないように保護する
■構成要素	22個の骨からなり，脳頭蓋と顔面頭蓋に分けられる
■関連構造	脊柱，顎，歯

頭蓋縫合 とうがいほうごう

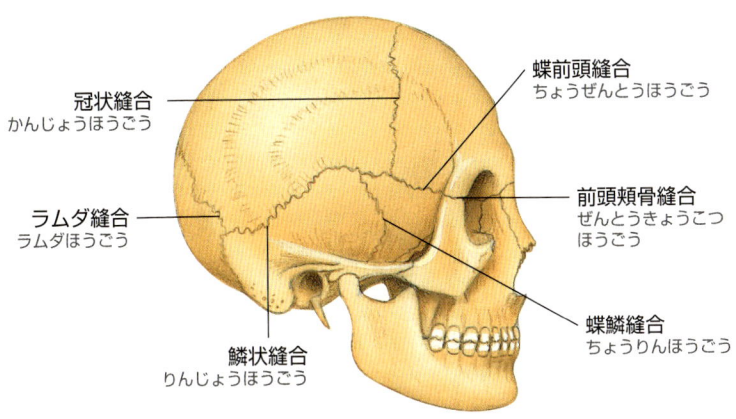

- 冠状縫合 かんじょうほうごう
- ラムダ縫合 ラムダほうごう
- 鱗状縫合 りんじょうほうごう
- 蝶前頭縫合 ちょうぜんとうほうごう
- 前頭頬骨縫合 ぜんとうきょうこつほうごう
- 蝶鱗縫合 ちょうりんほうごう

縫合は頭蓋を構成する骨の間にある不動関節である。出生前の縫合には柔軟性があり，骨自体もやわらかいので，脳容積の増大に合わせて頭蓋腔も拡張できる。頭蓋のこの柔軟性ゆえに，出生時には容易に産道を通過することができる。出生後も頭蓋はやわらかいままである。脳頭蓋の前と後には泉門というスポンジのような部分がある。この領域は，成長する頭蓋の隙間を埋める線維性結合組織が膜状になったものである。生後 18 ヵ月までに子供の脳は大人の脳とほぼ同じ大きさになり，頭蓋は硬くなる。生後 2 年ほどで，大泉門は閉じる。

■器官系	骨格系
■位置	脳頭蓋を構成する骨の境界
■主な機能	胎児の発育中は縫合は閉じないので，脳の成長に合わせて拡張できる。出産時には縫合が重なり合って柔軟に頭蓋の形を変形できる
■構成要素	隣接する頭蓋の間の線維性軟骨
■関連構造	頭蓋

頭頸部

頭　皮 とうひ

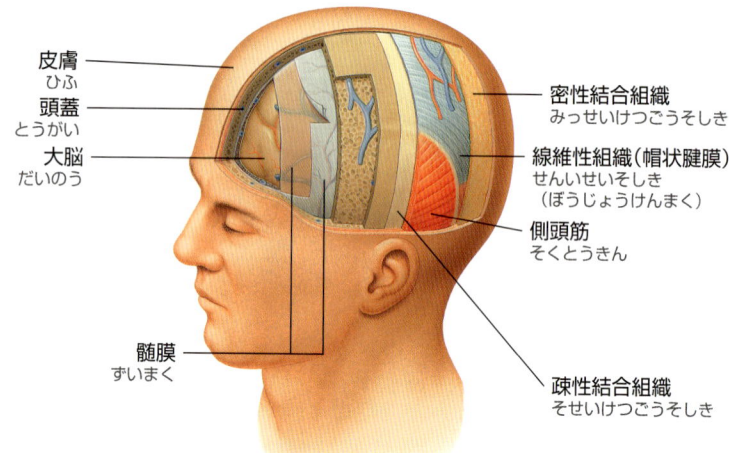

- 皮膚 ひふ
- 頭蓋 とうがい
- 大脳 だいのう
- 髄膜 ずいまく
- 密性結合組織 みっせいけつごうそしき
- 線維性組織（帽状腱膜） せんいせいそしき（ぼうじょうけんまく）
- 側頭筋 そくとうきん
- 疎性結合組織 そせいけつごうそしき

頭皮は頭蓋を保護する多層の覆いで，後頭部のはえぎわから眉まで広がっている。頭皮は厚く，可動性があり，5層に分けることができるが，表面の3層は互いにしっかりと結合している。毛髪は頭部を保護する働きのほかに，太陽光線や寒気をさえぎる効果ももっている。さらに，頭皮には多くの筋線維が付着しているため，頭皮を前後左右に動かすことができ，顔の表情をつくるのに重要な働きをしている。多くの毛包（もうほう）を養うために豊富な動脈血が流れているため，頭皮がわずかに傷ついてもたくさんの出血がみられる。

器官系	外皮系
位置	頭頂部
主な機能	頭蓋をおおう頑強な保護層であり，毛髪により太陽光線や寒気から頭部を保護する
構成要素	皮膚，結合組織，帽状腱膜，筋肉
関連構造	頭蓋，毛髪，耳

脳 のう

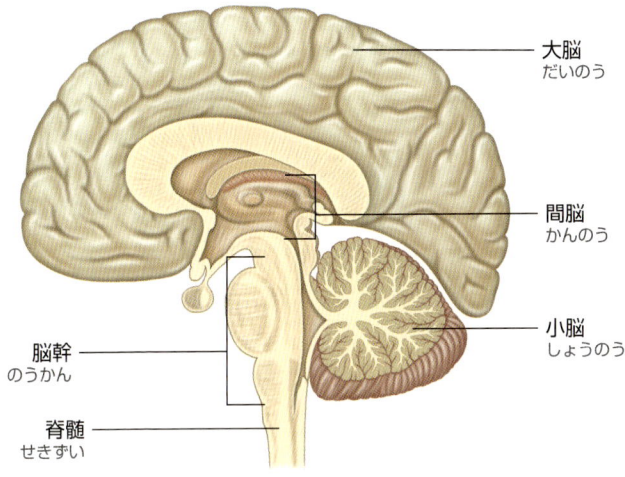

脳は，重さ約1.5 kgのやわらかい，人体で最も複雑な臓器である。それは運動や身体の機能をコントロールするだけではなく，知的な活動や意識の中心でもある。脳は大きく4つの部分に分けることができる。大脳(左右の大脳半球からなる)，小脳，間脳(視床と視床下部)，脳幹であり，それぞれが非常に異なった機能をもっている。これらの構造は何十億という神経細胞と神経線維からできており，そのすべてが互いに連結し，さらに脊髄にもつながっている。伝達内容は神経インパルスという電気信号の形で神経系内を中継されながら伝えられる。

器官系	中枢神経系
位置	頭蓋内
主な機能	知的な活動や意識を含めたすべての身体機能の調節中枢となる
構成要素	大脳，小脳，間脳，脳幹
関連構造	脊髄，末梢神経

頭頸部

脳の内部 のうのないぶ

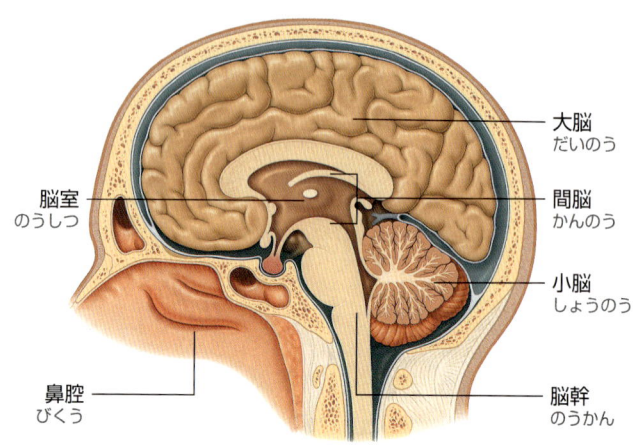

- 大脳 だいのう
- 脳室 のうしつ
- 間脳 かんのう
- 小脳 しょうのう
- 鼻腔 びくう
- 脳幹 のうかん

左右の大脳半球の間を切り開いて，脳の主な構造とそれらの相互関係を上図に示した。これらの構造は多くの生命活動を調節している。脳のいくつかの領域が感覚や運動状況を監視し，同時に別の領域が言語や睡眠を調節している。左右の大きな大脳半球におおわれた内側に視床と視床下部がある。また，後方には小脳があり，姿勢や身体のバランスと筋肉の動きの制御をおこなっている。茎のような脳幹は脊髄と脳の間で情報を中継する重要な構造である。脳幹はまた，呼吸や心臓の運動などを調節している。

■器官系	中枢神経系
■位置	頭蓋内
■主な機能	知的な活動や意識を含めたすべての身体機能の調節中枢となる
■構成要素	大脳，小脳，間脳，脳幹
■関連構造	脊髄，末梢神経

頭頸部

灰白質 かいはくしつ

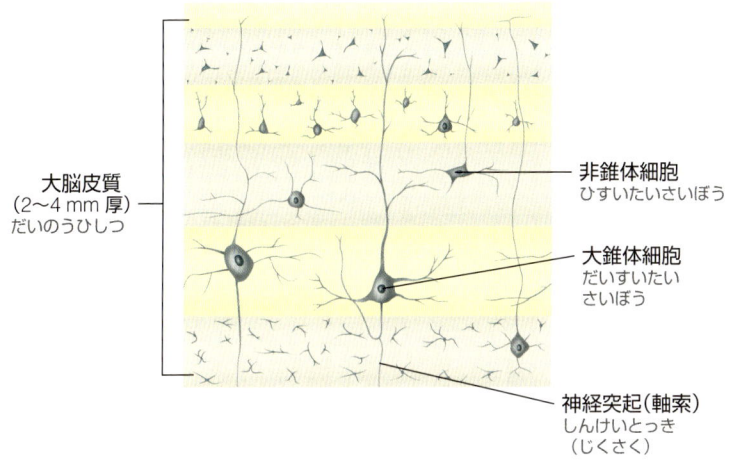

脳と脊髄は，2種類の異なった構造である灰白質と白質からなる。灰白質は電気信号（神経インパルス）の生じるところであり，多数の神経細胞体を含んでいる。大脳半球の最外層（大脳皮質）は6つの細胞層からなる灰白質である。細胞層ごとに神経細胞の形が異なっているが，大きく錐体細胞と非錐体細胞の2種類に分類することができる。錐体細胞の神経突起（軸索）は，大脳皮質から伝達情報を脳内の他の部位に運んでいる。非錐体細胞はやや小型の細胞体で，脳の他の領域から入力された情報を受け取り，それを分析する働きをしている。

■器官系	中枢神経系
■位置	大脳皮質
■主な機能	知的な活動や意識を含めたすべての身体機能の調節中枢
■構成要素	神経細胞体，神経線維
■関連構造	脳内の他の部位，脊髄

頭頸部

白 質 はくしつ

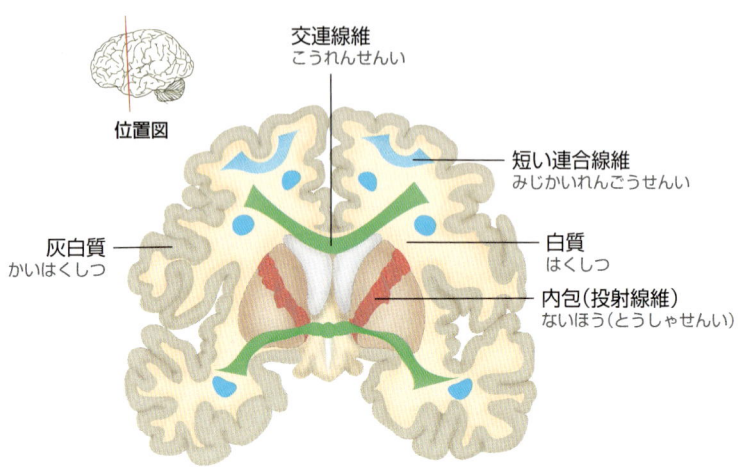

位置図
交連線維 こうれんせんい
短い連合線維 みじかいれんごうせんい
灰白質 かいはくしつ
白質 はくしつ
内包(投射線維) ないほう(とうしゃせんい)

大脳の深部には白質があり，これは大脳半球の大部分を占めている。白質は主に神経線維からなり，神経細胞体は少なく，脳内の他の部位や全身に電気信号(神経インパルス)を伝達している。白質には3種類の神経路(神経線維の束)がみられる。交連線維は横に走り，左右の大脳半球の対応領域をつないでいる。短・長の連合線維は大脳半球内の異なる部位をつないでいる神経線維で，投射線維は大脳皮質と脳幹や脊髄を結ぶ神経線維である。内包(投射線維)によって，大脳皮質は身体の各所から入ってくる情報を受け，運動など身体の各所へ命令を送り出している。

器官系	中枢神経系
位置	大脳の深部
主な機能	脳内で，あるいは脳から全身へ電気信号(神経インパルス)を伝達する
構成要素	交連線維，連合線維，投射線維
関連構造	脳内の他の部位，脊髄

脳の動脈 のうのどうみゃく

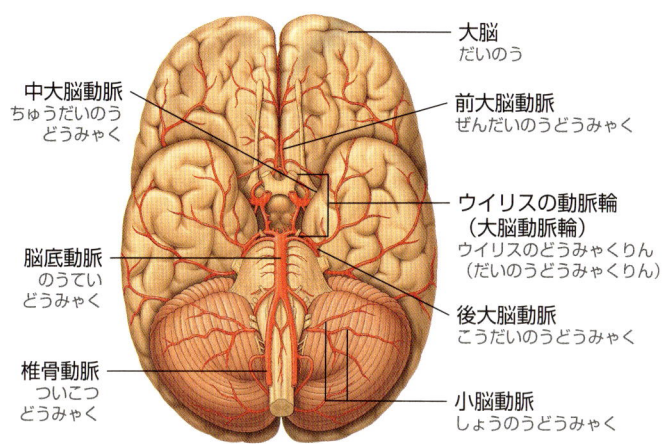

- 大脳 だいのう
- 中大脳動脈 ちゅうだいのうどうみゃく
- 前大脳動脈 ぜんだいのうどうみゃく
- ウイリスの動脈輪（大脳動脈輪）ウイリスのどうみゃくりん（だいのうどうみゃくりん）
- 脳底動脈 のうていどうみゃく
- 後大脳動脈 こうだいのうどうみゃく
- 椎骨動脈 ついこつどうみゃく
- 小脳動脈 しょうのうどうみゃく

脳の重量は体重の2%にすぎないが，脳がきちんと働くためには，心臓の一拍動ごとに送り出される酸素化された血液のおおよそ15〜20%が必要とされる。もし脳への血液供給がわずか10秒でも止まると，意識を失ってしまう。さらに血流がすばやく戻らなければ，たとえそれが分単位のことであっても，脳に取り返しのつかない障害が生じる。脳には左右の内頸動脈と椎骨動脈から血液が運ばれてくるが，それらは頸下部と胸上部から起こっている。これらの動脈は互いに脳底部でつながり，輪状の吻合をつくっている。これをウイリスの動脈輪（大脳動脈輪）と呼んでいる。

器官系	心臓血管系
位置	脳を取り囲む
主な機能	脳の組織に酸素と栄養分に富んだ血液を供給する
構成要素	前大脳動脈，中大脳動脈，後大脳動脈，脳底動脈，ウイリスの動脈輪（大脳動脈輪），椎骨動脈，小脳動脈
関連構造	脳組織，心臓

頭頸部

脳の静脈 のうのじょうみゃく

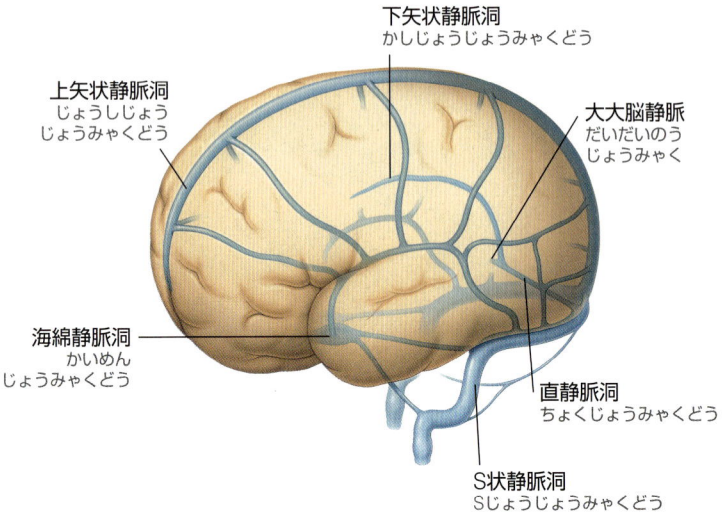

上矢状静脈洞 じょうしじょうじょうみゃくどう
下矢状静脈洞 かしじょうじょうみゃくどう
大大脳静脈 だいだいのうじょうみゃく
海綿静脈洞 かいめんじょうみゃくどう
直静脈洞 ちょくじょうみゃくどう
S状静脈洞 Sじょうじょうみゃくどう

脳の静脈は，深層のものと表層のものとの2つに分けることができる。これらの脳の静脈には，身体の他部位の静脈と異なり，静脈弁がなく，重力を利用して心臓に血液を戻している。静脈は脳の表層と深層から，脳をおおい保護する硬膜の層間にある複雑な静脈洞へ酸素に乏しい血液を注ぎこんでいる。多くの大脳の表層静脈は上矢状静脈洞に注がれ，大脳の深層静脈は大大脳静脈（ガレン大脳静脈）を通り直静脈洞に入る。この2つの静脈洞に集められた血液は内頚静脈に入り，心臓に運ばれる。

■器官系	心臓血管系
■位置	脳を取り囲む
■主な機能	脳組織から酸素の乏しい血液を運び去る。静脈洞は脳脊髄液を排泄する
■構成要素	さまざまな深層および表層の静脈・静脈洞
■関連構造	脳組織

頭頚部

髄　膜 ずいまく

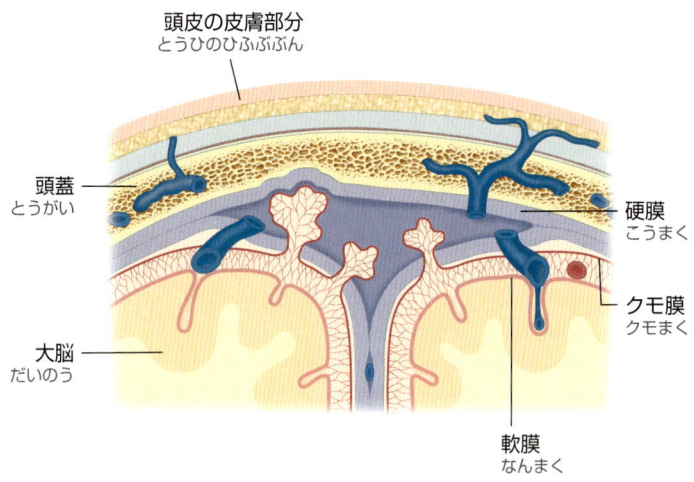

頭蓋と脳の間や脊髄のまわりは，髄膜という3層からなる丈夫な膜で保護されている。最外層の膜は硬膜といい，厚い線維性組織で頭蓋の内表面をおおっている。その中を血管が通り，頭蓋に血液を供給している。クモ膜は不透明な膜で，硬膜下腔というわずかなすき間をはさんで硬膜にそって存在する。3層目の膜は軟膜で，脳と脊髄の表面に密着している。クモ膜と軟膜の間の空所（クモ膜下腔）は脳脊髄液で満たされており，脳や脊髄はその中に浸っていることになる。そのために脳や脊髄にかかる外力をやわらげるクッションとしての役割を果たしている。

器官系	中枢神経系
位置	脳と脊髄を取り囲む
主な機能	脳と脊髄を保護し，脳脊髄液が入る空間をつくる
構成要素	硬膜，クモ膜，軟膜
関連構造	脳，脊髄

頭頚部

硬膜静脈洞 こうまくじょうみゃくどう

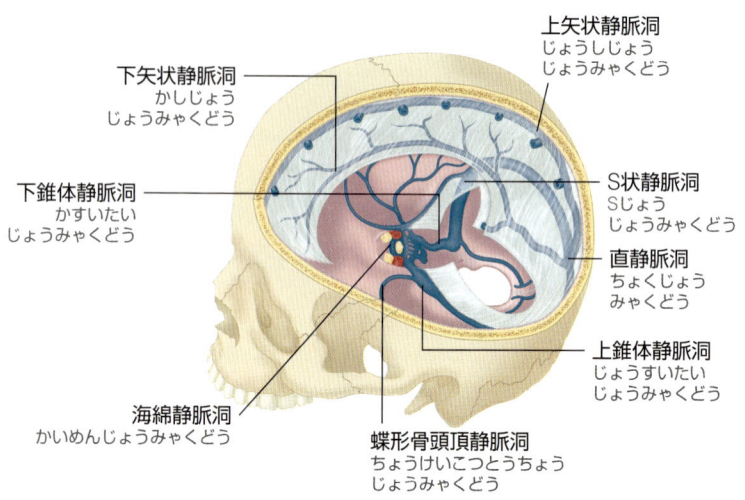

硬膜(脳と脊髄を取り囲む3層の膜の最外層)は，外板と内板の2葉の線維層が密着して1枚の膜になっているが，15ヵ所で離れて空所をつくっている。ここに脳を循環した血液や，脳を浸して保護する脳脊髄液を排泄する役割を担う硬膜静脈洞がある。硬膜静脈洞は血液で満たされた繊細な洞であり，内皮細胞におおわれ，その壁内には筋性組織がなく，周囲の組織によって支えられている。硬膜静脈洞は，頭蓋の上部と基底部の2組に区別される。これらは脳や頭皮，さらに頭蓋内の赤色骨髄からの血液が注がれる。また，硬膜静脈洞は脳脊髄液の再吸収にとって極めて重要である。

■器官系	心臓血管系
■位置	硬膜(脳を取り囲む3層の膜の最外層)の，内外2葉の間にある空所
■主な機能	脳から酸素の乏しい血液を受けとる。脳脊髄液の排泄を行う
■構成要素	2組の静脈洞
■関連構造	深層および表層の脳静脈・硬膜

頭頚部

脳　室 のうしつ

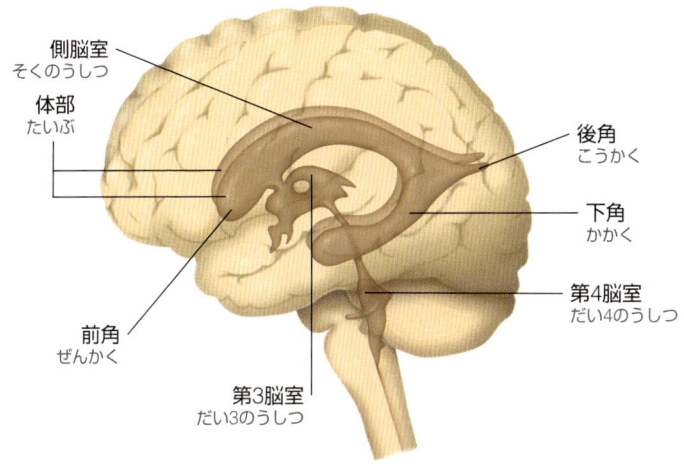

側脳室　そくのうしつ
体部　たいぶ
後角　こうかく
下角　かかく
第4脳室　だい4のうしつ
前角　ぜんかく
第3脳室　だい3のうしつ

脳は脳脊髄液という保護液の中に浮かんでいる。この液体は脳室という脳内の4つの空所を満たしている。それぞれの脳室には，脈絡叢という血管網があり，ここで脳脊髄液が産生される。脳室は互いにつながっており，さらに脊髄中心の細い管（中心管）に続いている。大脳半球には左右1対の側脳室，間脳に第3脳室がある。第4脳室は橋と延髄の背側で小脳の前方に位置し，第3脳室とは中脳水道でつながっている。側脳室は複雑な形をしており，中心部と前角，後角，下角の3つの角がある。

■器官系	中枢神経系
■位置	脳内
■主な機能	脳脊髄にかかる外力をやわらげる脳脊髄液を産生し，脳を保護する
■構成要素	左右1対の側脳室，第3脳室，第4脳室
■関連構造	脳，脊髄

23

頭頸部

脳脊髄液の循環 のうせきずいえきのじゅんかん

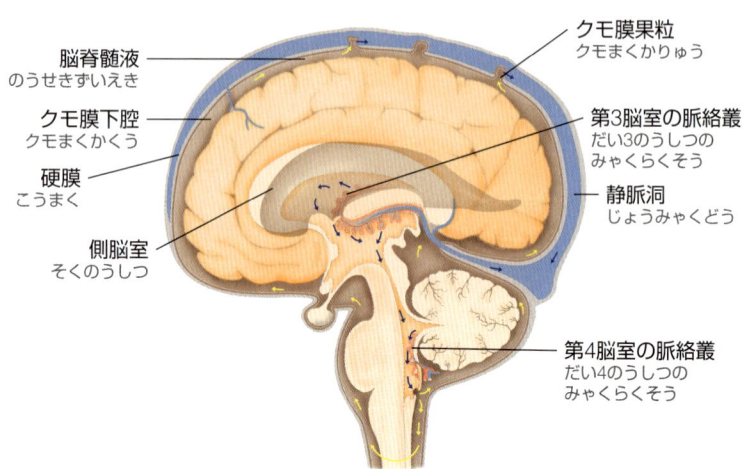

脳脊髄液は，側脳室や第3脳室，第4脳室にある脈絡叢という毛細血管網で産生される透明な水様の液体である。脳脊髄液は脳室内と脳および脊髄の周囲のクモ膜下腔を満たしている。この液体は連続的に産生されているので，頭蓋内で増えすぎて危険な状態にならないように，絶えず吸収される必要がある（通常，神経系内を80〜150 mLが循環している）。脳脊髄液は脳の静脈洞にあるクモ膜果粒という指状の突起を通って静脈血中へ排泄されている。

■器官系	中枢神経系
■位置	脳と脊髄を取り囲む
■主な機能	脳脊髄にかかる外力をやわらげ，脳や脊髄を保護する
■構成要素	脈絡叢，脳室，クモ膜下腔，静脈洞
■関連構造	脳，脊髄

大 脳 だいのう

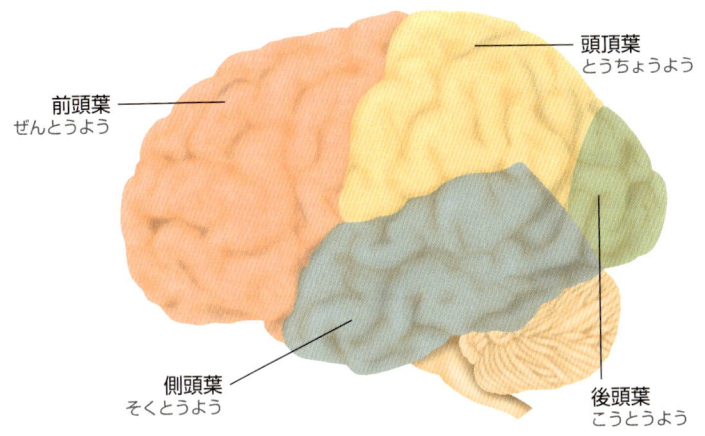

- 前頭葉 ぜんとうよう
- 頭頂葉 とうちょうよう
- 側頭葉 そくとうよう
- 後頭葉 こうとうよう

大脳は左右の大脳半球からなり，それらは脳の大部分を占め，脳の全重量の7/8になる。各大脳半球は4葉に分けられ，各葉をおおう頭蓋に対応して，前頭葉，頭頂葉，後頭葉，側頭葉と名前が付けられている。大脳半球は，正中の大脳縦裂で左右に分けられる。4葉は脳溝(浅い溝)と裂溝(深い溝)によって分かれている。大脳は表層の灰白質である大脳皮質と深層の白質である大脳髄質からなる。白質内には島状に灰白質がみられ，これを大脳基底核と呼んでいる。

■器官系	中枢神経系
■位置	頭蓋の脳頭蓋内
■主な機能	運動機能，感覚機能，高次精神活動
■構成要素	左右の大脳半球
■関連構造	小脳，脳幹，間脳，脊髄，末梢神経

頭頸部

脳回と脳溝 のうかいとのうこう

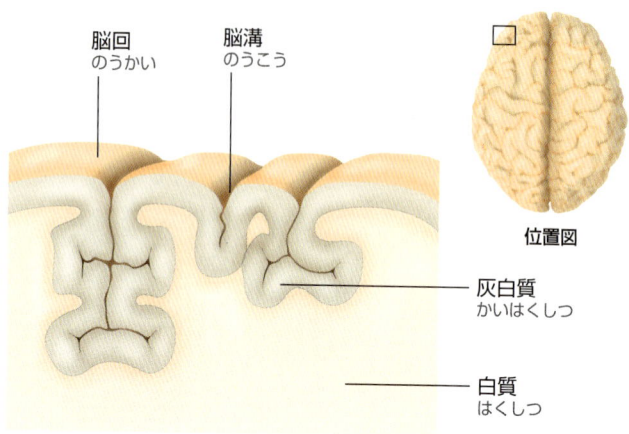

脳回 のうかい
脳溝 のうこう
位置図
灰白質 かいはくしつ
白質 はくしつ

大脳半球のほぼ全表面は隆起と溝が入り組んで配列している。出生前にヒトの脳は急速に成長するので、大脳皮質はそれ自身の中に折りたたまれ、クルミのような特徴的な形になる。この複雑な折りたたみによって、大脳皮質は頭蓋内という限られた空間内で広い表面積を保つことが可能となる。この折り目になるひだは脳回と呼ばれ、脳回の間の浅い溝は脳溝という。ある特定の脳溝はすべてのヒトで同じ位置にみられ、大脳皮質を4つの葉に分けるための目印になっている。左右の大脳半球は大脳縦裂という少し深い溝で分けられている。

器官系	中枢神経系
位置	大脳
主な機能	大脳皮質の表面積を増加させる。いくつかの脳溝は各脳葉の境界線となる
構成要素	灰白質, 白質
関連構造	小脳, 間脳, 脳幹, 髄膜, 頭蓋

頭頸部

大脳皮質の機能 だいのうひしつのきのう

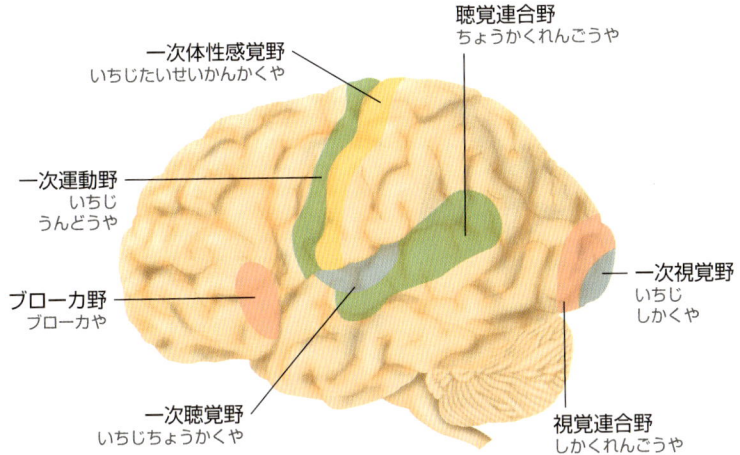

脳に届いた情報のほとんどは，大脳の表面にある大脳皮質において処理される。大脳皮質の各領域は，それぞれ異なった高度に専門的な機能をもっている。運動野は随意運動を起こし，調節している。これには精密に調節された複雑な運動も含まれる。さらに一次運動野は身体の反対側の随意運動を調節している（例えば右脳は左半身の運動を調節している）。一次体性感覚野は痛覚や温度覚，触覚，関節や筋肉の位置関係（固有感覚）などの身体のさまざまな部位からの情報を受容し，統合している。連合野は，学習，記憶，言語，判断，情動，性格などのより複雑で高度な脳の機能に関係している。

器官系	中枢神経系
位置	大脳
主な機能	運動機能，感覚機能，学習や記憶のような高次精神活動
構成要素	灰白質
関連構造	小脳，間脳，脳幹，髄膜，頭蓋

頭頚部

視　床 ししょう

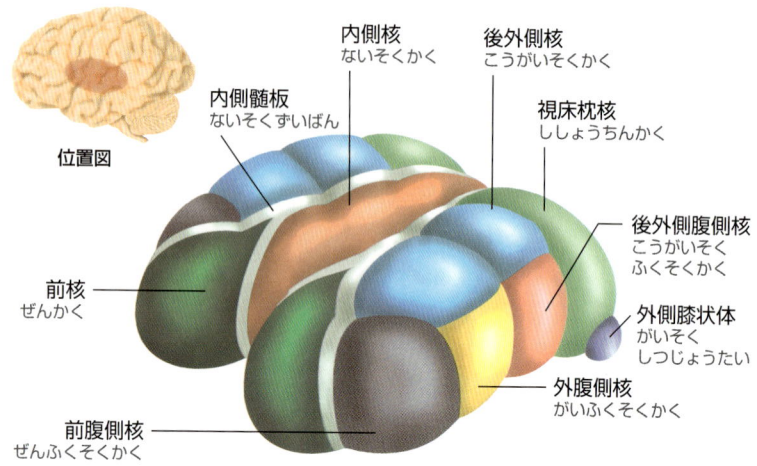

位置図

内側核
ないそくかく

後外側核
こうがいそくかく

内側髄板
ないそくずいばん

視床枕核
ししょうちんかく

前核
ぜんかく

後外側腹側核
こうがいそく
ふくそくかく

外側膝状体
がいそく
しつじょうたい

外腹側核
がいふくそくかく

前腹側核
ぜんふくそくかく

　視床は脳の深い部分にある，1対の卵形をした灰白質のかたまりである。この1対の構造は，脳脊髄液で満たされた第3脳室をはさんで存在し，灰白質でできた視床間橋でつながっている。視床は脊髄や脳内の他の部位から運ばれてきた電気信号（神経インパルス）を大脳皮質に送る重要な中継局である。視床内で神経細胞が集まってできている神経核には特殊な機能がある。触覚や痛覚のようないくつかの知覚インパルスは中継されて，大脳皮質の特定の領域に達する。ところが，運動系に関する情報は直接，前頭皮質の運動領域に伝えられる。また視床は自律（無意識）機能に関与する。

器官系	中枢神経系
位置	大脳半球の，第3脳室の両側
主な機能	感覚情報や運動情報を中継する。いくつかの自律機能に関与する
構成要素	灰白質，神経核（神経細胞の集まり）
関連構造	大脳，小脳，脳幹，脊髄

視床下部 ししょうかぶ

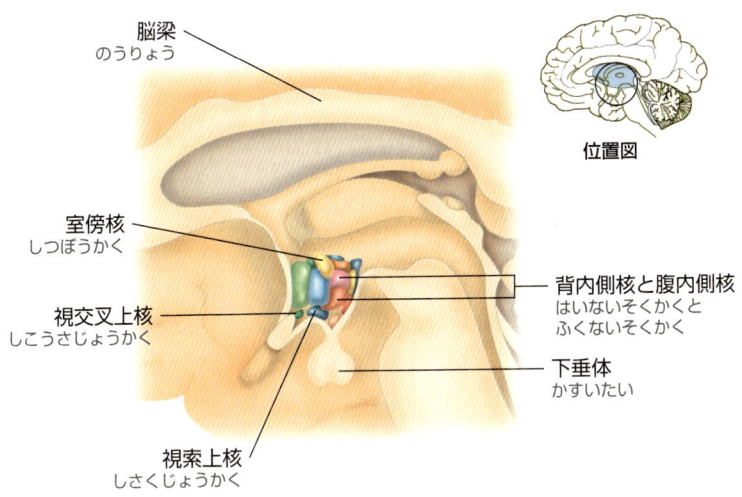

位置図

脳梁 のうりょう
室傍核 しつぼうかく
視交叉上核 しこうさじょうかく
視索上核 しさくじょうかく
背内側核と腹内側核 はいないそくかくとふくないそくかく
下垂体 かすいたい

視床下部は母指の爪ぐらいの大きさにもかかわらず、その機能は重要で広範囲にわたる。視床下部はいくつかの神経核（神経細胞の集まり）からなり、においを分析したり、心拍を調節したり、食べたものが消化管を通過するのを調節するなど、多くの自律機能の調節に関与している。視床下部はまた、神経系と内分泌系の間の主な連結部位であり、ホルモンの産生に影響を与える化学物質を分泌する。空腹や口渇に関する中枢もまた視床下部にあり、体温を調節するサーモスタットの働きもある。恐怖や怒り、闘争のような感情もまた、視床下部が関連している。

器官系	中枢神経系
位置	脳中心部の、視床の下部
主な機能	多くの自律機能（例：心拍数、体液量、体温）の調節
構成要素	神経核（神経細胞の集まり）
関連構造	下垂体、自律神経系

頭頚部

大脳辺縁系 だいのうへんえんけい

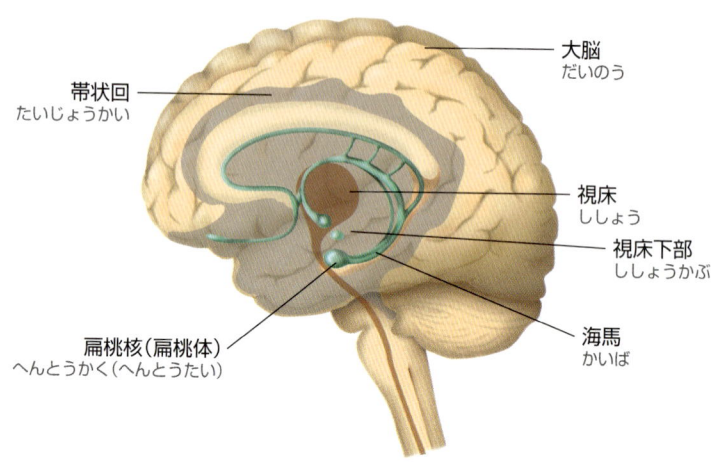

大脳
だいのう

帯状回
たいじょうかい

視床
ししょう

視床下部
ししょうかぶ

扁桃核(扁桃体)
へんとうかく(へんとうたい)

海馬
かいば

大脳辺縁系は感情の認識と，それらに対する身体の反応に関係する脳の部分である。嗅覚と大脳辺縁系の間には密接な関連があり，特にある種のにおいは記憶や感情と関連している。辺縁系は脳幹の上部を取り囲み，相互に連結した5つの構造からなる。扁桃核(扁桃体)は恐怖と闘争などの感情に関連し，海馬は学習と記憶に関連すると考えられている。視床下部は身体の内部環境の調節をおこない，前視床下部核は本能的な情動を調節している。帯状回は大脳辺縁系と大脳皮質とを連結している。

器官系	中枢神経系
位置	大脳の深部
主な機能	感覚情報を大脳皮質に中継する。学習や記憶，情動に関与する
構成要素	扁桃核(扁桃体)，海馬，視床下部，帯状回，視床
関連構造	脳内の他の部位

頭頸部

大脳基底核 だいのうきていかく

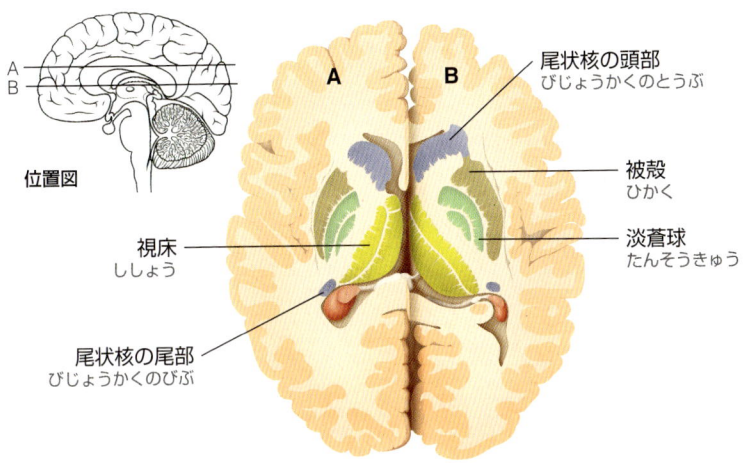

位置図

A / B

尾状核の頭部
びじょうかくのとうぶ

被殻
ひかく

淡蒼球
たんそうきゅう

視床
ししょう

尾状核の尾部
びじょうかくのびぶ

大脳基底核はそれぞれの大脳半球にある1対の灰白質の領域で，様々な種類の動きの調節を主な働きとしている。大脳基底核には解剖学的にもまた生理学的にも互いに密に関係している部分が数多くある。これらの部分のうち，最も大きいものは線条体であり，尾状核とレンズ核からなるが，レンズ核はさらに被殻と淡蒼球に分けられる。大脳基底核は大脳皮質と共同して，統制の取れた滑らかな体の動きをつくり出す。この部位が障害されると，ぎこちない動きになると考えられている。

器官系	中枢神経系
位置	各大脳半球
主な機能	運動の調節に関与する
構成要素	尾状核，レンズ核（被殻，淡蒼球），視床
関連構造	脳内の他の部位，末梢神経系

頭頚部

大脳基底核の構造と機能
だいのうきていかくのこうぞうときのう

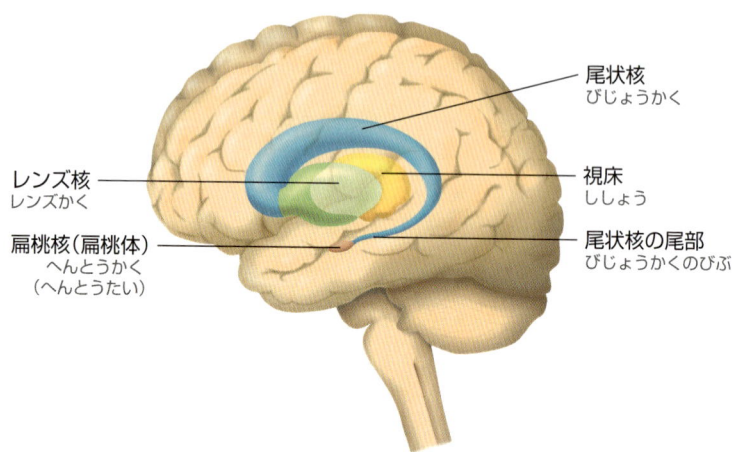

尾状核
びじょうかく

レンズ核
レンズかく

視床
ししょう

扁桃核（扁桃体）
へんとうかく
（へんとうたい）

尾状核の尾部
びじょうかくのびぶ

立体的にみると，大脳基底核の大きさや形がはっきりとするとともに，脳内での位置関係もわかる。大脳基底核は容易に到達できない脳の深部にあるため，その機能を理解するのが難しいことがわかる。その役割の多くは，パーキンソン病など大脳基底核に障害のある患者の症状から推測されたものである。歩行時に腕を振るような骨格筋の無意識的な動きを調節しているのが，尾状核や被殻であると考えられている。特定の運動時に筋の緊張を調節しているのが淡蒼球である。

■器官系	中枢神経系
■位置	各大脳半球
■主な機能	無意識のうちに適切な動作を起こす
■構成要素	尾状核，レンズ核（被殻，淡蒼球），扁桃核（扁桃体），視床
■関連構造	脳内の他の部位，末梢神経系

小脳 しょうのう

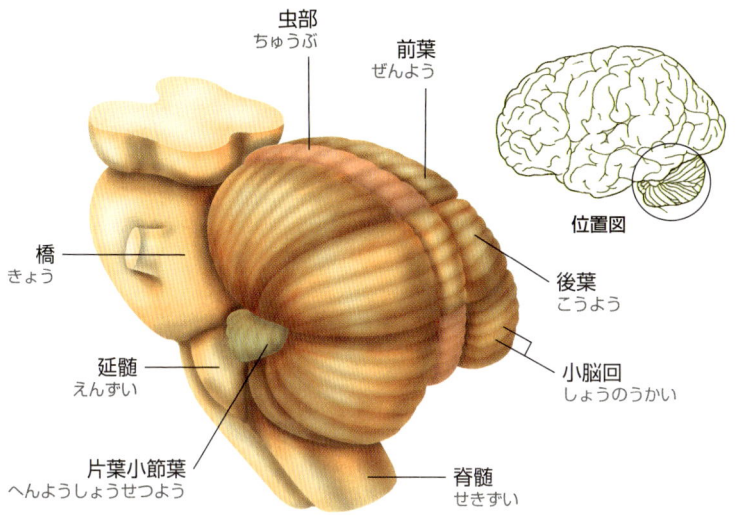

小脳は脳で2番目に大きい部分であって,後方に突出しているが,部分的に大脳半球に隠されている。左右の半球からなる小脳は全体として蝶が羽根を広げたような形で,半球の連結部分は芋虫のような形をしていることから虫部と呼ばれている。小脳は非常に特徴的な外観をしており,大脳半球の大きな脳回と違って,数多くの細かいしわがみられる。これを小脳回という。小脳回の表面にある深い裂溝によって,3つの葉を区別することができる。前葉,後葉,片葉小節葉である。小脳の働きは,運動の調節,姿勢や平衡の維持である。

器官系	中枢神経系
位置	脳の後部,大脳半球の直下
主な機能	運動を調節する。姿勢や平衡を維持する
構成要素	左右の半球からなり,それぞれは3つの葉からなる
関連構造	脳内の他の部位,末梢神経

頭頸部

小脳脚 しょうのうきゃく

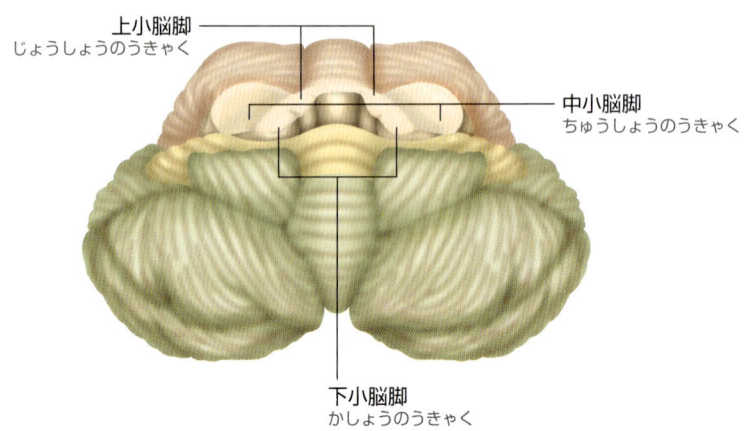

上小脳脚 じょうしょうのうきゃく
中小脳脚 ちゅうしょうのうきゃく
下小脳脚 かしょうのうきゃく

小脳は脳幹と脳内の他の部位に3対の神経線維路によって連結されているが，それらは小脳脚と呼ばれている。上小脳脚は脳幹の中で中脳につながり，中小脳脚は橋とのつながりをもっている。そして下小脳脚は延髄と連絡がある。小脳と大脳皮質との間には直接的な連絡はなく，すべての神経情報はこの小脳脚を介して伝達されている。それぞれが身体の反対側を調節する大脳皮質とは異なり，小脳は身体の同側を調節している。

器官系	中枢神経系
位置	小脳と脳幹の間
主な機能	小脳と脳内の他の部位を連結する。大脳皮質からの電気信号(神経インパルス)の経路となる
構成要素	上小脳脚，中小脳脚，下小脳脚
関連構造	左右の大脳半球，脳幹

頭頚部

脳　幹 のうかん

- 中脳 ちゅうのう
- 橋 きょう
- 延髄 えんずい

位置図

中小脳脚 ちゅうしょうのうきゃく

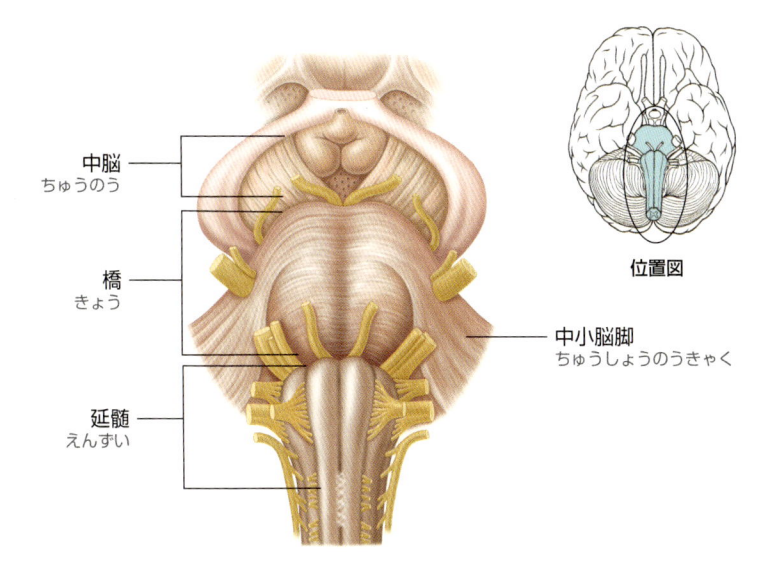

脳幹は脳と脊髄が連結する部分で，大脳半球と身体の各所との間のすべての電気信号（神経インパルス）の経路になっている。脳幹は中脳，橋，延髄の3つの部分に区別できる。これらの部分は協調して，呼吸や心拍の正常なリズムの維持などの生命活動に関する多くの自律機能を担っている。頭部の動きに関連する視覚や聴覚刺激に対する反応もまたここで調節されている。延髄において大脳皮質から下行する神経路が交差するので，左右の大脳半球は身体の逆側の動きを調節することになる（例えば左の大脳半球は右半身の動きを調節する）。

器官系	中枢神経系
位置	脊髄と脳の連結部位
主な機能	上行または下行する電気信号（神経インパルス）の経路となる。呼吸などの多くの生命維持機能を調節する
構成要素	中脳，橋，延髄
関連構造	脊髄，脳内の他の部位

頭頸部

脳幹の構造 のうかんのこうぞう

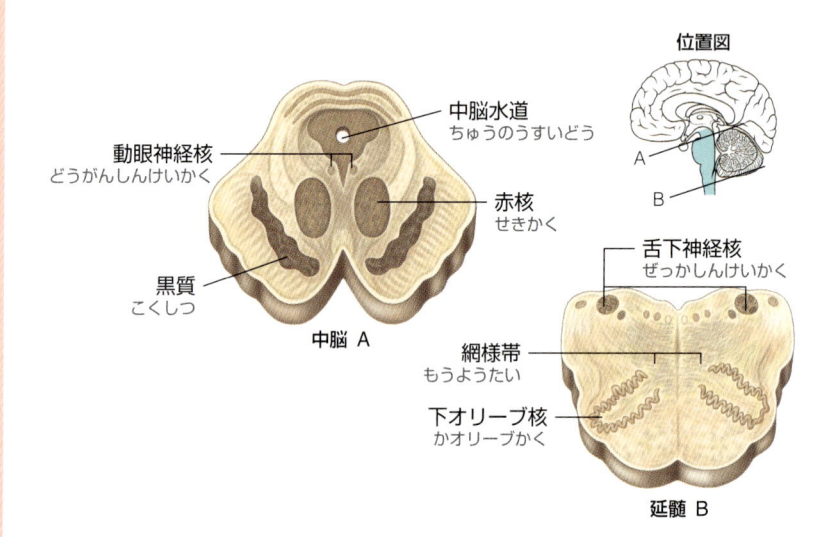

位置図

中脳 A
- 動眼神経核（どうがんしんけいかく）
- 中脳水道（ちゅうのうすいどう）
- 赤核（せきかく）
- 黒質（こくしつ）

延髄 B
- 舌下神経核（ぜっかしんけいかく）
- 網様帯（もうようたい）
- 下オリーブ核（かオリーブかく）

脳幹は数多くの生命活動に不可欠な機能を調節している領域である。上図では，脳幹の横断面を2ヵ所示し，その内部構造や白質と灰白質の分布を示したが，これらの構造は横断する位置によって変化する。中脳内に中脳水道がみられるが，これは脳内の第3脳室と第4脳室（脳脊髄液で満たされた空所）をつないでいる水路である。被蓋は黒質と赤核の2つの構造からなる。黒質は障害を受けるとパーキンソン病になり，赤核は動作の調節に関与する。延髄には神経細胞の間をつなぐ神経線維が網目状にみえる網様体があり，呼吸や血液循環を調節している。

■器官系	中枢神経系
■位置	脊髄と脳の連結部位
■主な機能	上行または下行する電気信号（神経インパルス）の経路となる。呼吸などの多くの生命維持機能を調節する
■構成要素	中脳，橋，延髄
■関連構造	脊髄，脳内の他の部位，脳神経

36

頭頸部

脳神経 のうしんけい

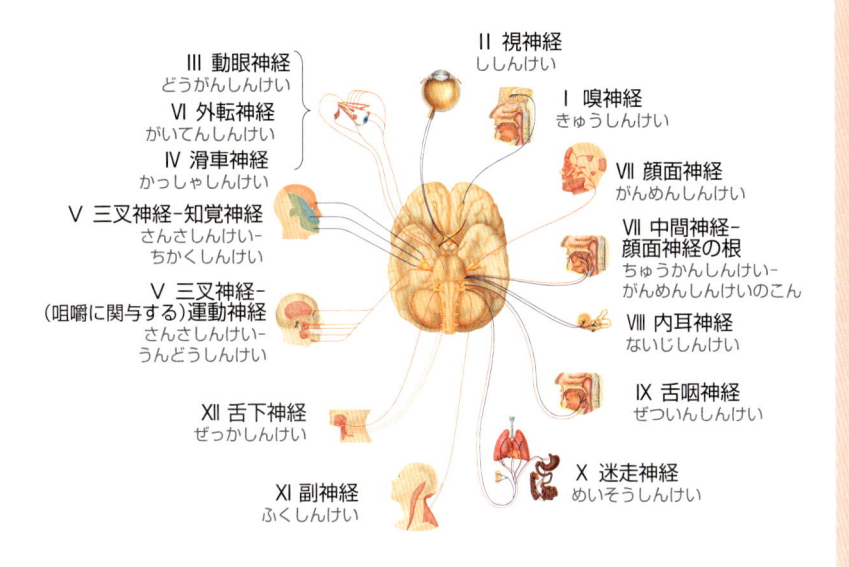

- III 動眼神経 どうがんしんけい
- VI 外転神経 がいてんしんけい
- IV 滑車神経 かっしゃしんけい
- V 三叉神経-知覚神経 さんさしんけい-ちかくしんけい
- V 三叉神経-(咀嚼に関与する)運動神経 さんさしんけい-うんどうしんけい
- XII 舌下神経 ぜっかしんけい
- XI 副神経 ふくしんけい
- II 視神経 ししんけい
- I 嗅神経 きゅうしんけい
- VII 顔面神経 がんめんしんけい
- VII 中間神経-顔面神経の根 ちゅうかんしんけい-がんめんしんけいのこん
- VIII 内耳神経 ないじしんけい
- IX 舌咽神経 ぜついんしんけい
- X 迷走神経 めいそうしんけい

末梢神経系は中枢神経系と身体の部分との間で情報を伝える経路になっている。脊髄神経は脊髄から脊柱の両側で椎骨間の椎間孔を通って脊柱管を出るのに対して，脳神経は直接脳から出る。脳神経は 12 対あり，脳から出て，主に頭頸部の構造に分布する。脳神経は異なった種類の神経線維から構成されている。知覚神経線維は痛覚，温度覚，触覚とともに，味覚，視覚，聴覚を伝え，運動神経線維は頭頸部の筋肉に運動の指令を送る。自律神経線維は唾液腺などの内臓の働きを無意識に調節している。

器官系	末梢神経系
位置	脳幹と前脳から起こる
主な機能	多くの感覚(嗅覚，聴覚，味覚)，運動(表情)と自律神経機能
構成要素	第 I-XII 脳神経
関連構造	脳，眼，耳，鼻，筋肉

頭頚部

嗅神経 きゅうしんけい

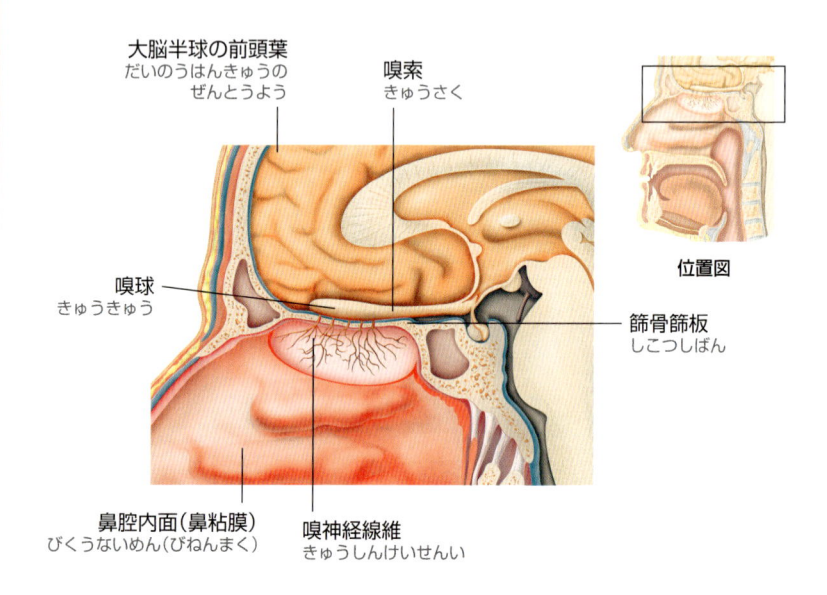

大脳半球の前頭葉
だいのうはんきゅうのぜんとうよう

嗅索
きゅうさく

位置図

嗅球
きゅうきゅう

篩骨篩板
しこつしばん

鼻腔内面（鼻粘膜）
びくうないめん（びねんまく）

嗅神経線維
きゅうしんけいせんい

嗅神経（第Ⅰ脳神経）は嗅覚という特殊感覚を伝達する神経で，鼻腔内（鼻粘膜）と脳の嗅球をつないでいる。鼻粘膜にある特殊な神経細胞であるにおい受容細胞が空気中の極めて小さなにおい物質を感知し，そのにおい情報を長い軸索に伝える。これらの軸索は集まって20本ほどの束となり，頭蓋底にある薄い板状の骨，篩骨篩板を貫通し，嗅球にいたる。嗅球に達したにおい情報は僧帽細胞に渡される。僧帽細胞の軸索（嗅索）は脳内の嗅皮質に情報を伝え，そこでにおいは分析され，それに対する反応が起こる。

器官系	末梢神経系
位置	鼻粘膜から嗅球までを走行
主な機能	鼻粘膜の感覚細胞から脳まで嗅覚情報を伝達する
構成要素	感覚受容細胞（嗅細胞），軸索
関連構造	鼻，嗅球，脳の嗅覚野

頭頚部

視神経 ししんけい

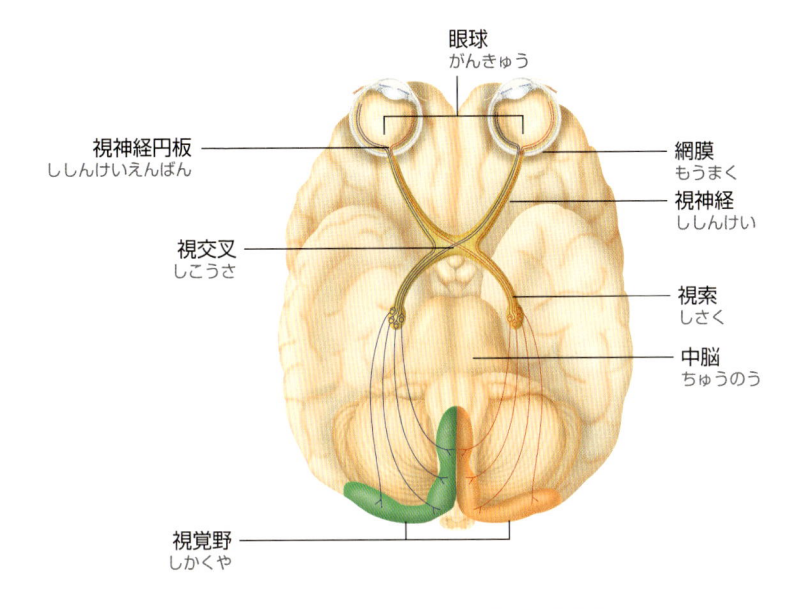

図の主なラベル：
- 眼球（がんきゅう）
- 視神経円板（ししんけいえんばん）
- 網膜（もうまく）
- 視神経（ししんけい）
- 視交叉（しこうさ）
- 視索（しさく）
- 中脳（ちゅうのう）
- 視覚野（しかくや）

　視神経（第Ⅱ脳神経）は視覚情報を網膜（眼球の後部にある光感受性細胞の集まり）から視覚野まで運び，そこで情報が処理される。視神経は視覚という知覚のみに働く。これは脳に情報を伝えるだけで，脳からの命令は伝えないことを意味している。視神経は網膜細胞の軸索（神経線維）からできている。これらの神経線維が集まって視神経となり，眼球後部の視神経円板から眼球を出ていく。視神経は視神経管を通って頭蓋に入り，視交叉で神経線維の一部が交叉し，他側に移る（鼻側の網膜からきた視神経だけが交叉する）。神経線維が視床に達するまでの経路を視索という。

器官系	末梢神経系
位置	眼球の後部から視覚皮質までを走行
主な機能	網膜（眼球の後部にある光感受性細胞の集まり）で得られた視覚情報を脳に伝達する
構成要素	神経線維，視交叉，視索
関連構造	眼，脳内の他の部位

39

頭頚部

動眼神経，滑車神経，外転神経
どうがんしんけい，かっしゃしんけい，がいてんしんけい

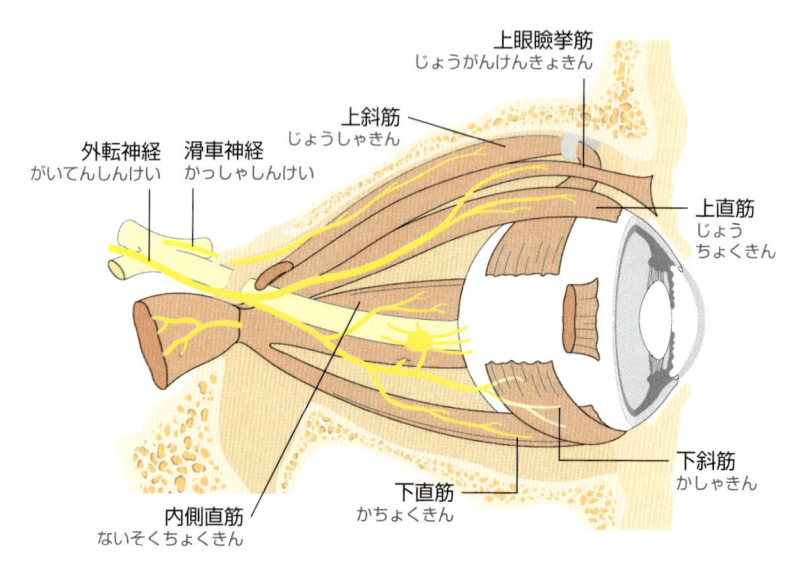

（図：外転神経、滑車神経、上眼瞼挙筋、上斜筋、上直筋、内側直筋、下直筋、下斜筋）

動眼神経（第Ⅲ脳神経），滑車神経（第Ⅳ脳神経），外転神経（第Ⅵ脳神経）は眼球の動きに関係する6つの筋肉に分布している。これらの神経は，視覚に関係する知覚情報は伝達していない。これら3つの神経は脳からの命令を筋肉に伝えるとともに，それらの筋肉の位置に関する情報を脳に伝える知覚神経線維も含んでいる。さらに，動眼神経にはいくらかの自律神経線維が含まれており，瞳孔（どうこう）の収縮や水晶体の曲率を変える働きを調節している。小さな滑車神経（かっしゃしんけい）は上斜筋（じょうしゃきん）に，また外転神経は外側直筋（がいそくちょくきん）に分布する。動眼神経は残りの4つの筋肉に分布している。

器官系	末梢神経系
位置	脳に始まり，外眼筋（眼球の動きに関係している筋肉）に分布
主な機能	眼瞼と眼球の動きを司る。瞳孔の収縮や水晶体の曲率を変える
構成要素	知覚神経線維，運動神経線維，自律神経線維
関連構造	外眼筋，脳

頭頚部

三叉神経 さんさしんけい

三叉神経
さんさしんけい

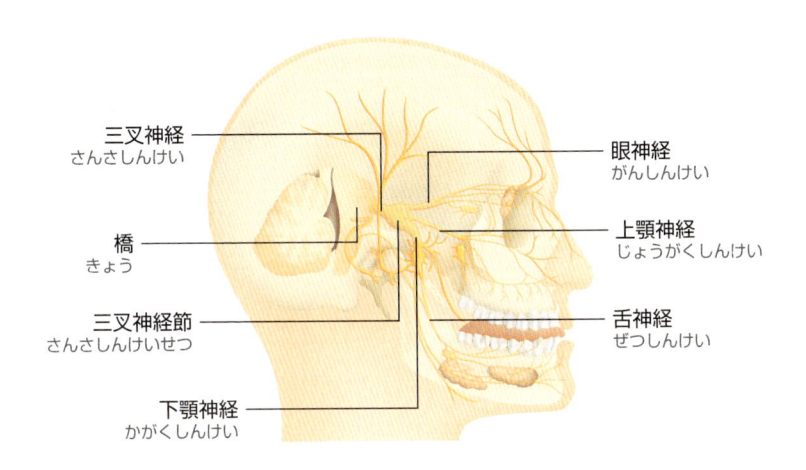

橋
きょう

三叉神経節
さんさしんけいせつ

下顎神経
かがくしんけい

眼神経
がんしんけい

上顎神経
じょうがくしんけい

舌神経
ぜつしんけい

三叉神経（第Ⅴ脳神経）は脳神経の中で最も大きいもので，眼神経，上顎神経，下顎神経の3つの枝に分かれる。三叉神経は顔面，頭皮，角膜，鼻腔や口腔の痛覚や触覚などの知覚情報を橋（脳幹の一部）に伝達する。その途中で，神経情報は三叉神経節（神経細胞の集まりで膨らんでいる）を通過する。三叉神経はいくつかの咀嚼（ものをかみくだく）に関与する筋肉である咬筋や側頭筋を支配している。三叉神経の第3枝である下顎神経だけが，これらの筋に対する運動神経を含んでいる。

器官系	末梢神経系
位置	脳に始まり，顔面，頭皮，口腔，鼻腔に分布
主な機能	知覚神経と運動神経を含む。知覚情報を脳に伝達するとともに，いくつかの表情筋の調節に関与する
構成要素	眼神経・上顎神経・下顎神経の3つの枝
関連構造	脳，眼，耳，鼻，咀嚼筋群

頭頸部

顔面神経 がんめんしんけい

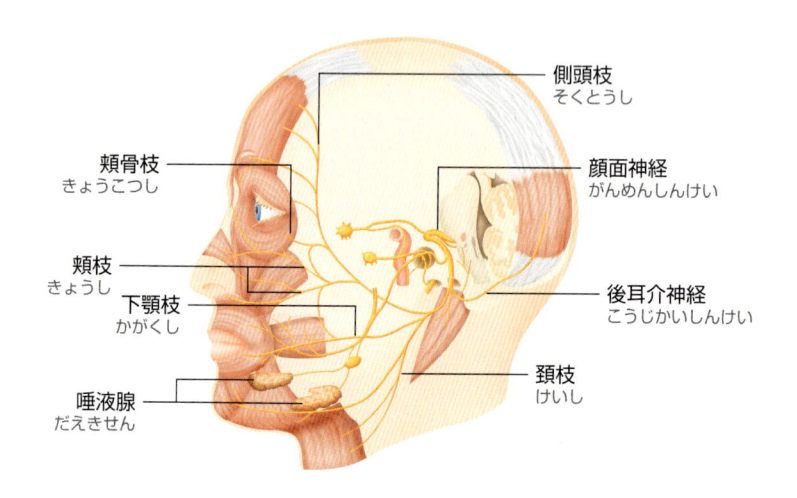

図の注釈:
- 側頭枝 そくとうし
- 顔面神経 がんめんしんけい
- 頬骨枝 きょうこつし
- 頬枝 きょうし
- 下顎枝 かがくし
- 後耳介神経 こうじかいしんけい
- 頚枝 けいし
- 唾液腺 だえきせん

顔面神経(第Ⅶ脳神経)は頭蓋から出ると6つの枝に分かれて,それぞれ別の領域に分布する。顔面神経には,運動神経,感覚神経と自律神経の3種類の線維が含まれている。運動神経線維は笑ったり眉をひそめたりといった顔面の表情をつくる筋に分布し,また頭皮を動かす。顔面神経の知覚神経線維は舌の前2/3の味覚情報を脳に伝達する。さらに副交感神経線維を含んでおり,身体内部環境を無意識下に調節する。この副交感神経線維は涙腺と唾液腺(顎下腺と舌下腺)に分布し,涙や唾液の分泌調節をおこなう。

器官系	末梢神経系
位置	脳に始まり,顔面と他の構造に分布
主な機能	顔面や頭皮の筋を支配する。舌の前2/3から味覚情報を脳に伝達する。唾液(顎下腺)や涙の分泌を調節する
構成要素	後耳介神経,側頭枝,頬骨枝,頬枝,下顎枝,頚枝
関連構造	舌,表情筋,唾液腺,涙腺,脳

内耳神経 ないじしんけい

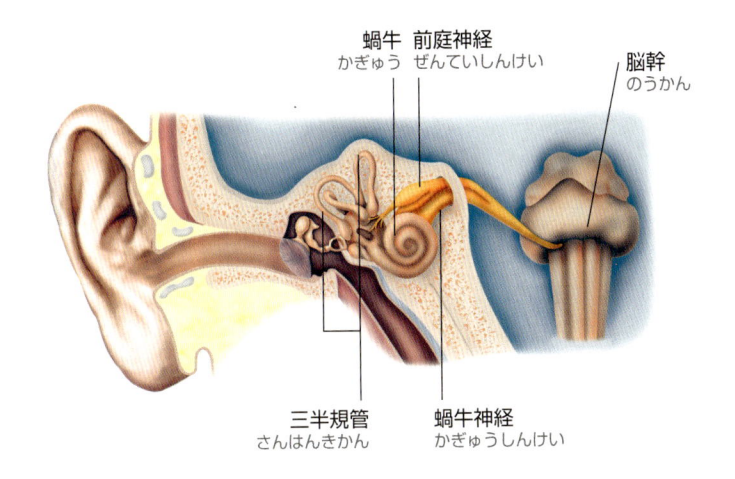

頭頚部

蝸牛 かぎゅう
前庭神経 ぜんていしんけい
脳幹 のうかん
三半規管 さんはんきかん
蝸牛神経 かぎゅうしんけい

内耳神経（第Ⅷ脳神経）は，内耳から聴覚野へ平衡覚情報と聴覚情報を伝える感覚神経である。内耳神経は前庭神経と蝸牛神経の2つの部分からなる。この2つはそれぞれ内耳の同名の領域に対応している。前庭神経は，内耳の三半規管と前庭にある動きを感受する有毛細胞からの頭部の位置と動きに関する情報を伝える。蝸牛神経は内耳蝸牛内にあるコルチ器の聴覚受容細胞から音の情報を伝える。これらの2つの神経が内耳から出る時に合わさり，内耳神経となって脳幹につながる。

器官系	末梢神経系
位置	内耳から脳幹までを走行
主な機能	音，位置，平衡覚などの情報を脳に伝達する
構成要素	前庭神経，蝸牛神経
関連構造	内耳，脳

頭頸部

聴覚路 ちょうかくろ

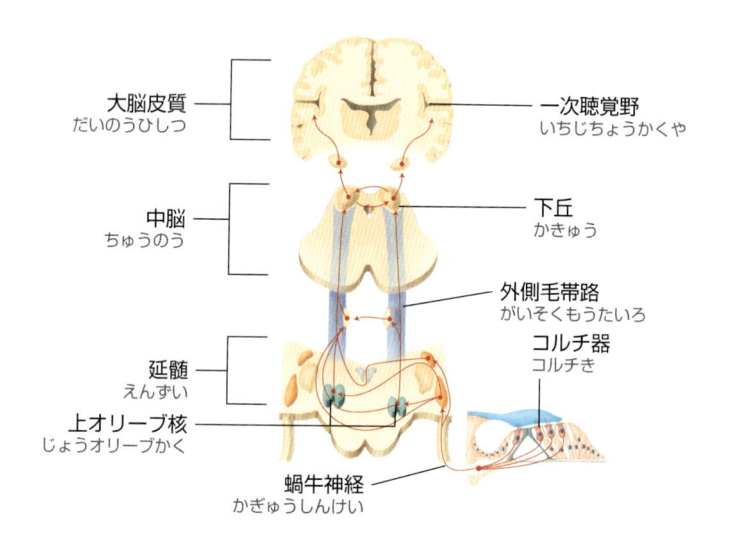

大脳皮質 だいのうひしつ
一次聴覚野 いちじちょうかくや
中脳 ちゅうのう
下丘 かきゅう
外側毛帯路 がいそくもうたいろ
コルチ器 コルチき
延髄 えんずい
上オリーブ核 じょうオリーブかく
蝸牛神経 かぎゅうしんけい

音の情報は内耳から複雑な聴覚路を通って脳に伝えられて認識される。この経路は，まず蝸牛のコルチ器で音刺激が電気信号(神経インパルス)に変えられることから始まる。これらの電気信号は蝸牛神経から延髄の上オリーブ核を通り，そこから外側毛帯路を上行し，中脳の下丘に達する。最終的に，電気信号は視床を経由して，大脳側頭葉の一次聴覚野に到達する。聴覚野の周囲はウェルニッケ野と呼ばれ，ここで音情報が分析・解析される。

器官系	特殊感覚(平衡聴覚系)
位置	内耳から大脳皮質まで走行する経路
主な機能	音に関連した情報の上行性神経経路
構成要素	コルチ器，蝸牛神経，上オリーブ核，外側毛帯路，下丘，視床，大脳皮質
関連構造	耳，大脳皮質

頭頚部

迷走神経 めいそうしんけい

迷走神経の枝の分布図

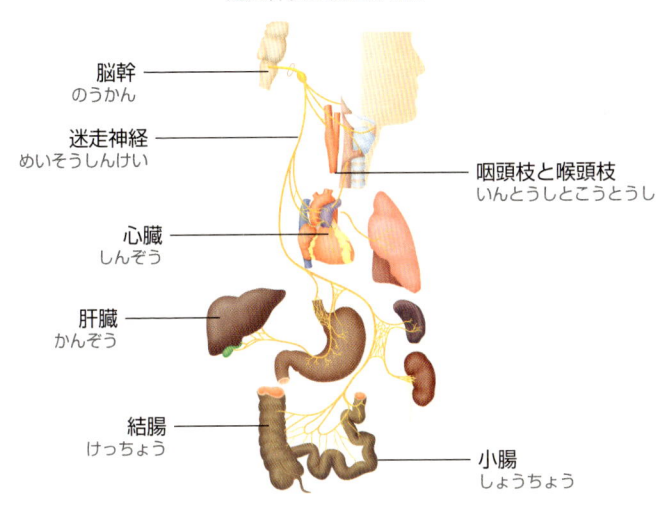

- 脳幹 のうかん
- 迷走神経 めいそうしんけい
- 咽頭枝と喉頭枝 いんとうしとこうとうし
- 心臓 しんぞう
- 肝臓 かんぞう
- 結腸 けっちょう
- 小腸 しょうちょう

迷走神経（第X脳神経）は，頭頚部から腹部にまで及び，脳神経の中で最も広い領域に分布している。迷走神経の役割は呼吸や消化機能の調節で，それは生きていく上できわめて重要である。舌より後方，咽頭や喉頭の味覚情報は迷走神経によって伝えられる。運動神経線維は軟口蓋（口腔の天井），咽頭，喉頭の筋肉に分布している。迷走神経はまた副交感神経を含み，これは胸腹部の臓器に分布し，正常な臓器の活動を維持するために重要な働きをしている。

器官系	末梢神経系
位置	頭頚部から腹部までの広範囲に分布
主な機能	舌，咽頭，喉頭，胸腹部臓器からの知覚情報を伝達する。咽頭と喉頭の筋肉を支配する。胸腹部内臓に副交感神経を送る
構成要素	運動神経線維，知覚神経線維，副交感神経線維，神経節
関連構造	口，咽頭，喉頭，胸腹部の臓器，脳

頭頸部

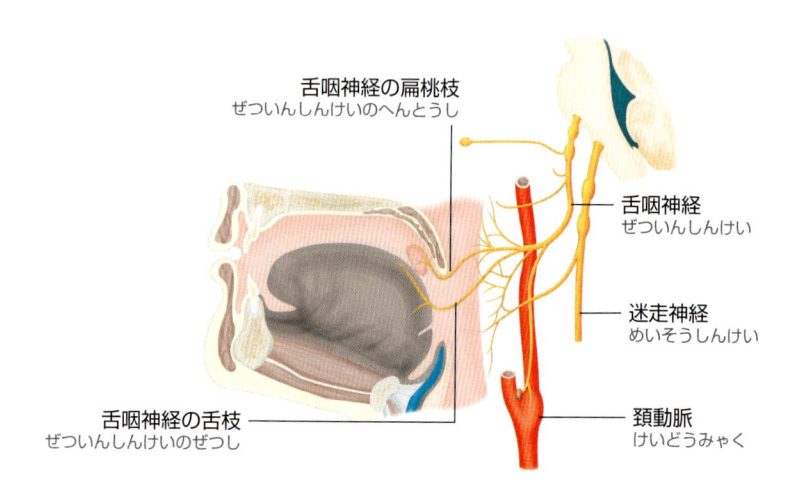

舌咽神経 ぜついんしんけい

舌咽神経の扁桃枝
ぜついんしんけいのへんとうし

舌咽神経
ぜついんしんけい

迷走神経
めいそうしんけい

舌咽神経の舌枝
ぜついんしんけいのぜつし

頚動脈
けいどうみゃく

　舌咽神経(第Ⅸ脳神経)は主に舌と咽頭に分布する。知覚神経線維と運動神経線維，さらに自律神経系の副交感神経線維の枝も含まれている。舌咽神経によって，脳に舌の後1/3の味覚や知覚および咽頭の知覚情報が伝えられる。血中酸素レベルは頚動脈小体(頚部の頚動脈内の組織)から舌咽神経を介して伝達される。この神経の運動神経線維は，嚥下や話す時に使われる咽頭にある縦走筋の1つである茎突咽頭筋につながっている。

器官系	末梢神経系
位置	脳幹から咽頭と舌の後部までを走行
主な機能	舌の後1/3の味覚と知覚や血中酸素レベルを脳に伝達する。嚥下時に用いられる筋肉(咽頭筋)を支配する
構成要素	知覚神経線維，運動神経線維，副交感神経線維
関連構造	舌，咽頭，脳

頭頚部

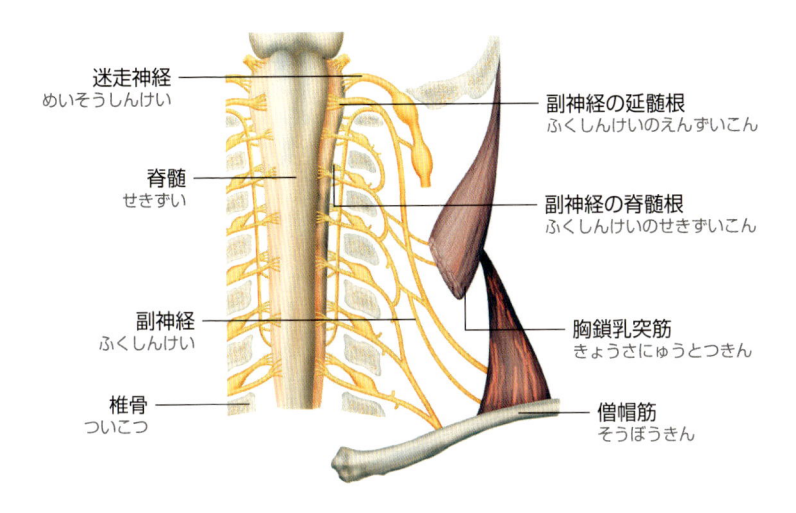

副神経 ふくしんけい

迷走神経
めいそうしんけい

脊髄
せきずい

副神経
ふくしんけい

椎骨
ついこつ

副神経の延髄根
ふくしんけいのえんずいこん

副神経の脊髄根
ふくしんけいのせきずいこん

胸鎖乳突筋
きょうさにゅうとつきん

僧帽筋
そうぼうきん

副神経(第XI脳神経)は脳神経の中では特異である。それは脊髄根(脊髄から出る)と延髄根(脳幹から出る)の2つの根をもっているからである。副神経は頭蓋の頚静脈孔から出て，ここで再度分かれてまったく異なった機能をもつようになる。延髄根からの神経線維は太い迷走神経と合流し，軟口蓋，咽頭，喉頭，食道の筋に分布する。脊髄根からの神経線維は副神経として下行し，内頚動脈にそって走行し，胸鎖乳突筋と頚部の底部で僧帽筋に到達する。これらの2つの筋肉は頭と首を動かすのに働く。

器官系	末梢神経系
位置	脳幹と脊髄から頚部までを走行
主な機能	運動機能を司る。喉頭，咽頭，食道，僧帽筋，胸鎖乳突筋に分布する
構成要素	延髄根，脊髄根
関連構造	喉頭，咽頭，食道，僧帽筋，胸鎖乳突筋，脳

47

頭頚部

舌下神経 ぜっかしんけい

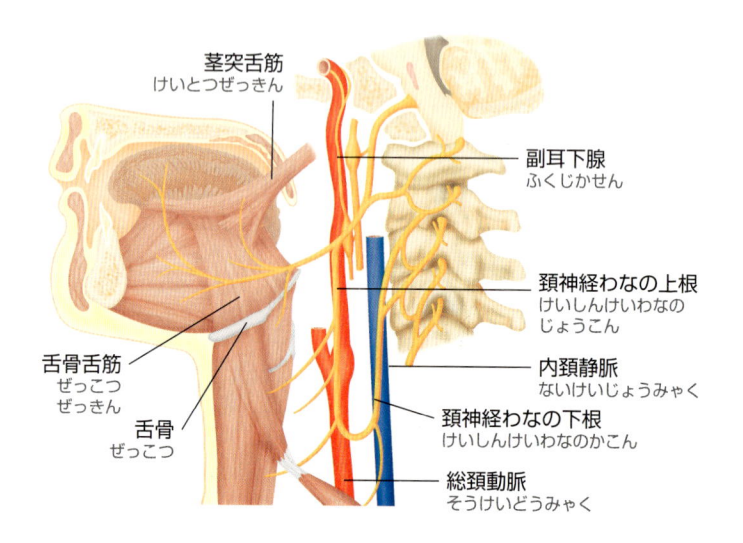

図の標識:
- 茎突舌筋（けいとつぜっきん）
- 副耳下腺（ふくじかせん）
- 頚神経わなの上根（けいしんけいわなのじょうこん）
- 舌骨舌筋（ぜっこつぜっきん）
- 内頚静脈（ないけいじょうみゃく）
- 舌骨（ぜっこつ）
- 頚神経わなの下根（けいしんけいわなのかこん）
- 総頚動脈（そうけいどうみゃく）

舌下神経（第XII脳神経）は，その名前が示すように「舌の下」を意味し，内舌筋群である茎突舌筋，舌骨舌筋，おとがい舌筋に分布する。舌下神経は咀嚼，嚥下，話すといった動作に重要な役割を果たしている。この脳神経は第1頚神経からの線維と合流して，他の構造に分布している。これらの線維は舌の運動に関与する頚部の舌骨に付着する筋肉にも分布している。

器官系	末梢神経系
位置	脳幹に始まり，頚部の構造に広がる
主な機能	舌と一部の頚部の筋肉に分布する。枝は脳の後部で硬膜に分布する
構成要素	運動神経線維
関連構造	舌，硬膜，脳

頭頸部

顔面筋 がんめんきん

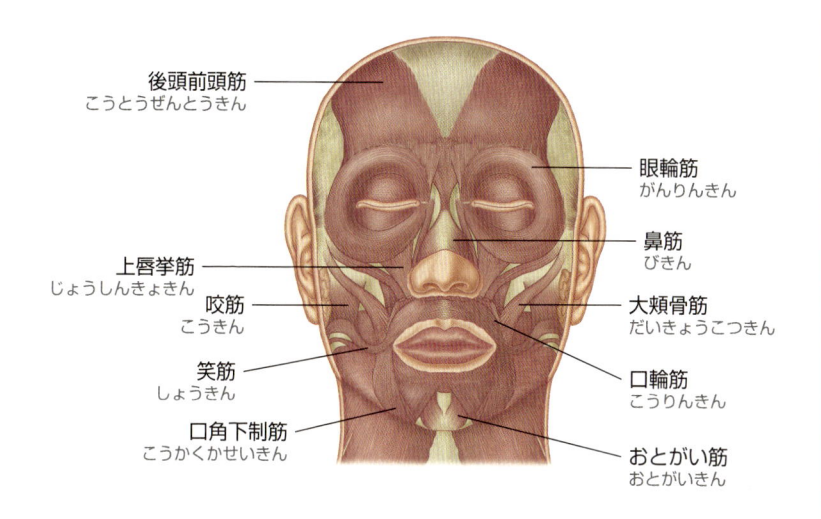

- 後頭前頭筋 こうとうぜんとうきん
- 眼輪筋 がんりんきん
- 上唇挙筋 じょうしんきょきん
- 鼻筋 びきん
- 咬筋 こうきん
- 大頬骨筋 だいきょうこつきん
- 笑筋 しょうきん
- 口輪筋 こうりんきん
- 口角下制筋 こうかくかせいきん
- おとがい筋 おとがいきん

頭皮や顔面の皮下には表情筋とも呼ばれる非常に薄い筋群がある。これらの筋は顔の表情をつくり出してコミュニケーションの手段となり，また，眼や口を開閉させる括約筋でもある。ほとんどの顔面筋は，頭蓋から起こり，皮膚の真皮に停止している。これらの筋が収縮や弛緩することにより顔の表情が変化し，人は正しく発音することができる。また，数多くの小さな散大筋によって口は開けられる。これらの筋は口角から外方に広がっており，口を開閉したり，口唇を上げ下げしたり，横に引いたりする。

■器官系	筋骨格系
■位置	頭蓋から起こり，顔の皮膚の真皮に停止
■主な機能	顔の表情をつくる。口や眼を開閉させる。正しい発音の助けとなる
■構成要素	後頭前頭筋，眼輪筋，鼻筋，大頬骨筋，口輪筋，おとがい筋，口角下制筋，咬筋，笑筋，上唇挙筋など
■関連構造	頭皮，頭蓋，顔面

49

頭頸部

咀嚼筋群 そしゃくきんぐん

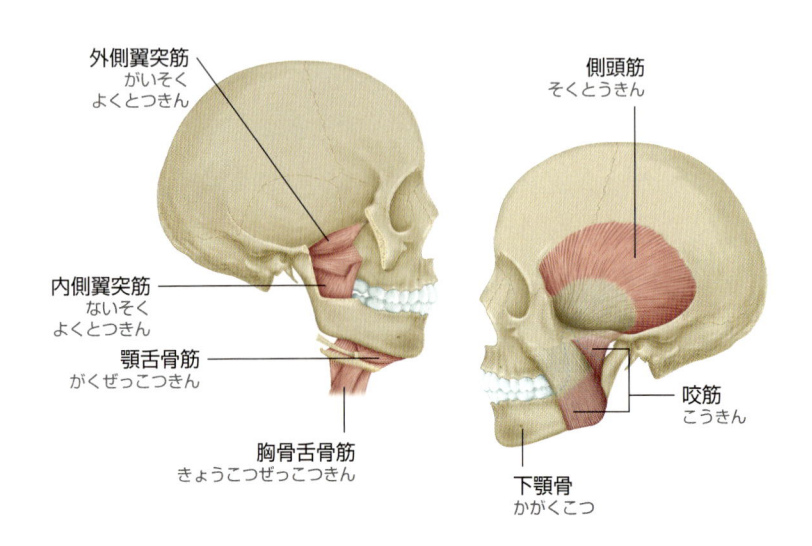

外側翼突筋 がいそくよくとつきん

内側翼突筋 ないそくよくとつきん

顎舌骨筋 がくぜっこつきん

胸骨舌骨筋 きょうこつぜっこつきん

側頭筋 そくとうきん

咬筋 こうきん

下顎骨 かがくこつ

咀嚼筋群は下顎骨を上下前後に動かすことにより，口を開閉している。この動作は話す時やあくびをする時にも用いられる。側頭筋は扇形の筋で，頭蓋の前頭骨と下顎骨をつないでいて，下顎骨をあげたり引っ込めたりする。咬筋は厚みのある強大な筋肉で，頬骨弓から起こり下顎骨の下部に付き，顎を閉じるために働く。小型の翼突筋はすり合わせをおこなう。頚部の胸骨舌骨筋は唾液や食物，さらに液体を嚥下する際に働くとともに，話す際にも使われる。

■器官系	筋骨格系
■位置	頭部，頚部
■主な機能	咀嚼を可能にする。話をする際や嚥下の際にも働く
■構成要素	側頭筋，咬筋，外側翼突筋，内側翼突筋，胸骨舌骨筋，顎舌骨筋
■関連構造	頭蓋，下顎骨，舌骨

広頚筋 こうけいきん

口輪筋 こうりんきん

下唇下制筋 かしんかせいきん

広頚筋 こうけいきん

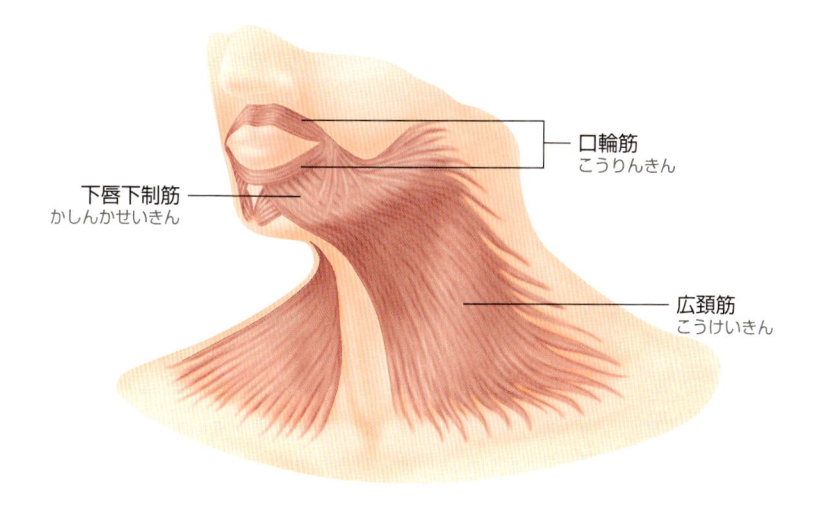

広頚筋は広く薄い筋で，頚部の皮膚直下に接している。厳密にいえば頭部の筋ではないが，顔の表情をつくり出すのに重要な働きをしている。広頚筋は薄いシート状で，鎖骨の下方から起こり，下顎骨にまで広がっている。広頚筋は頚部の前面をおおい，ここで皮膚をぴんと張っている。そして口角でこの筋と皮膚は結合している。広頚筋の役割は頚部の皮膚を引っぱって下顎骨を引き下げることにより，顔の表情をつくることである。この筋が口を引き下げると，嫌悪の表情となる。この筋はまた下唇の動きにも作用する。男性が顎の下のひげを剃る際には，広頚筋を緊張させる。

器官系	筋骨格系
位置	頚部
主な機能	表情をつくり出す
構成要素	骨格筋線維
関連構造	表情筋，下顎骨

頭頸部

頭頸部の静脈 とうけいぶのじょうみゃく

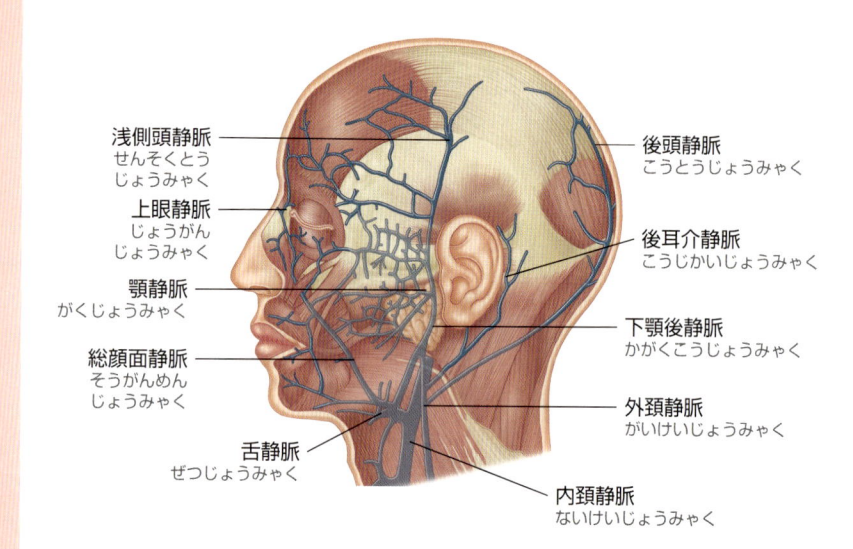

- 浅側頭静脈（せんそくとうじょうみゃく）
- 上眼静脈（じょうがんじょうみゃく）
- 顎静脈（がくじょうみゃく）
- 総顔面静脈（そうがんめんじょうみゃく）
- 舌静脈（ぜつじょうみゃく）
- 後頭静脈（こうとうじょうみゃく）
- 後耳介静脈（こうじかいじょうみゃく）
- 下顎後静脈（かがくこうじょうみゃく）
- 外頚静脈（がいけいじょうみゃく）
- 内頚静脈（ないけいじょうみゃく）

主に頚椎の周りの3対の静脈（椎骨静脈，内頚静脈，外頚静脈）によって頭頸部から心臓に血液が戻される。これらの太い静脈は頚部で枝分かれし，さらに数多くの細い枝となって頭部全体に分布している。静脈は動脈と似た位置に分布しており，多くは動脈と同名である。身体の他の部位の静脈とは異なり，頭頸部の静脈は逆流防止の弁がない。なぜならば，重力によって心臓に戻ることができるからである。頭部の主な静脈は顔面静脈と下顎後静脈である。この2本の静脈に，顔面や頭皮からのほとんどの静脈血が流れ込んでいる。

器官系	心臓血管系
位置	頭部と頚部
主な機能	顔面と頚部の組織からの酸素の乏しい血液を心臓に戻す
構成要素	総頚静脈，内頚静脈，外頚静脈，椎骨静脈，浅側頭静脈，後頭静脈，顎静脈，上眼静脈，総顔面静脈，舌静脈，下顎後静脈，後耳介静脈
関連構造	頭部の構造物，他の血管，心臓

頭頸部

眼　球 がんきゅう

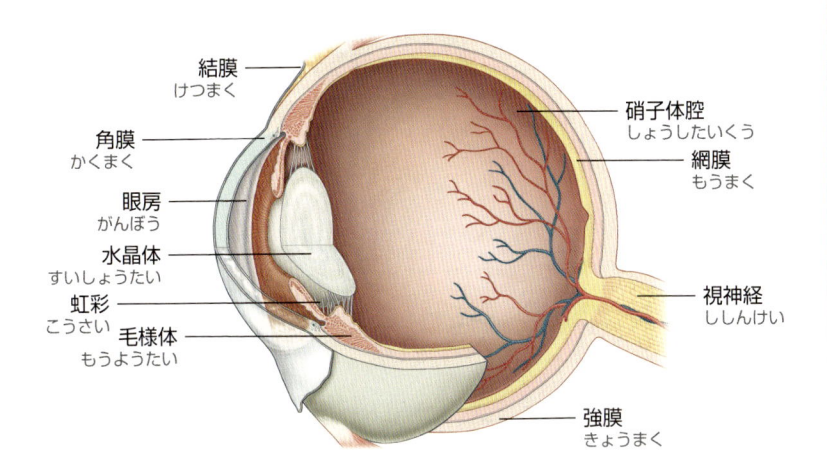

- 結膜 けつまく
- 角膜 かくまく
- 眼房 がんぼう
- 水晶体 すいしょうたい
- 虹彩 こうさい
- 毛様体 もうようたい
- 硝子体腔 しょうしたいくう
- 網膜 もうまく
- 視神経 ししんけい
- 強膜 きょうまく

　眼はみることに特化した器官で，光の明暗と色を検出する。眼球は頭蓋内の骨で囲まれた眼窩の中にあり，脂肪組織に包まれ保護されている。眼球の中は3つの部分に分けられる。前眼房と後眼房は眼球の前部にあり，虹彩（眼の色が付いた部分）で前後に分けられている。これらの眼房は，透明で水様の眼房水で満たされている。この眼房水は毛様体でつくられる。最も大きい部分は硝子体腔で，眼房の後ろにあり，水晶体とそれを支えている毛様体小帯によって分けられている。硝子体腔は透明で，ゼリー状の硝子体がつまっている。

器官系	特殊感覚（視覚系）
位置	頭部で，鼻の両側に位置する
主な機能	一連の屈折性の媒体を通して，光を網膜にある光感受性細胞に導く
構成要素	角膜，強膜，結膜，虹彩，水晶体，前眼房，後眼房，硝子体腔，網膜，視神経
関連構造	視神経，脳の視覚野

頭頸部

眼の層構造 めのそうこうぞう

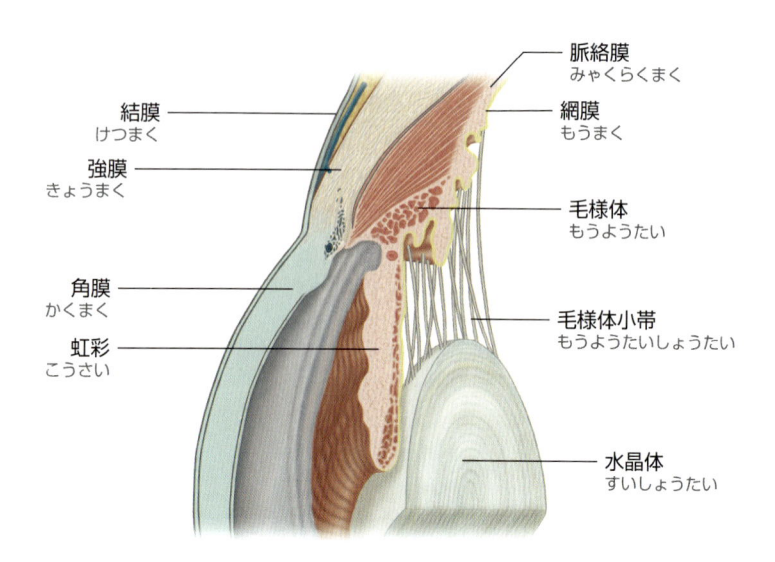

- 脈絡膜 みゃくらくまく
- 網膜 もうまく
- 結膜 けつまく
- 強膜 きょうまく
- 毛様体 もうようたい
- 角膜 かくまく
- 虹彩 こうさい
- 毛様体小帯 もうようたいしょうたい
- 水晶体 すいしょうたい

眼球の外側は3つの層構造によっておおわれ，それぞれ異なった機能をもっている。最外側の保護層は，強膜という強靱な組織で，白目としてみえている部分である。強膜は虹彩に達すると透明に変わり，眼に光を通すようになる。この部分を角膜と呼んでいる。強膜と角膜は眼の前部で，結膜という保護層によっておおわれている。中間層は，脈絡膜，毛様体，虹彩の3部分に分けられるブドウ膜で，多くの血管，神経，色素細胞を含んでいる。最内層は網膜で，硝子体腔にそってみられる光感受性細胞を含んだ神経組織層である。

器官系	特殊感覚（視覚系）
位置	眼球の最外層
主な機能	眼を保護する。光を通し網膜に達するようにしている
構成要素	強膜，角膜，結膜，ブドウ膜（脈絡膜，毛様体，虹彩），網膜
関連構造	眼瞼，視神経，脳の視覚野

頭頸部

眼の筋肉 めのきんにく

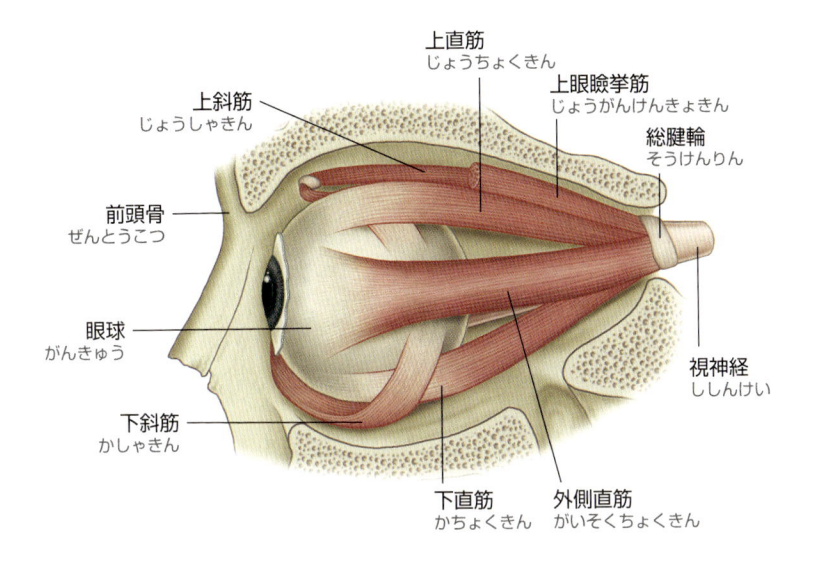

図中ラベル:
- 上斜筋 じょうしゃきん
- 上直筋 じょうちょくきん
- 上眼瞼挙筋 じょうがんけんきょきん
- 総腱輪 そうけんりん
- 前頭骨 ぜんとうこつ
- 眼球 がんきゅう
- 視神経 ししんけい
- 下斜筋 かしゃきん
- 下直筋 かちょくきん
- 外側直筋 がいそくちょくきん

眼球の回転運動は，強膜に直接付いている6本のひも状の外眼筋によって調節されている。これらの筋のうちの4つは上・下・外側（眼の側頭側）・内側（鼻側）直筋で，眼の後方にある強靭な線維性組織である総腱輪から起こる。残りの2つの外眼筋は斜筋である。これら以外に上眼瞼挙筋は眼窩にあり，上眼瞼を持ち上げる。これらの筋はそれぞれ異なった働きをする。例えば，下斜筋は眼を上方に向け，外側に回転させる。上直筋は眼を上方に引き上げ，内側に向ける。

器官系	筋骨格系
位置	眼の強膜に付着
主な機能	眼を上方，下方，左右に動かす
構成要素	上斜筋，下斜筋，上直筋，下直筋，外側直筋，内側直筋，上眼瞼挙筋
関連構造	眼球，総腱輪

頭頚部

眼の動き めのうごき

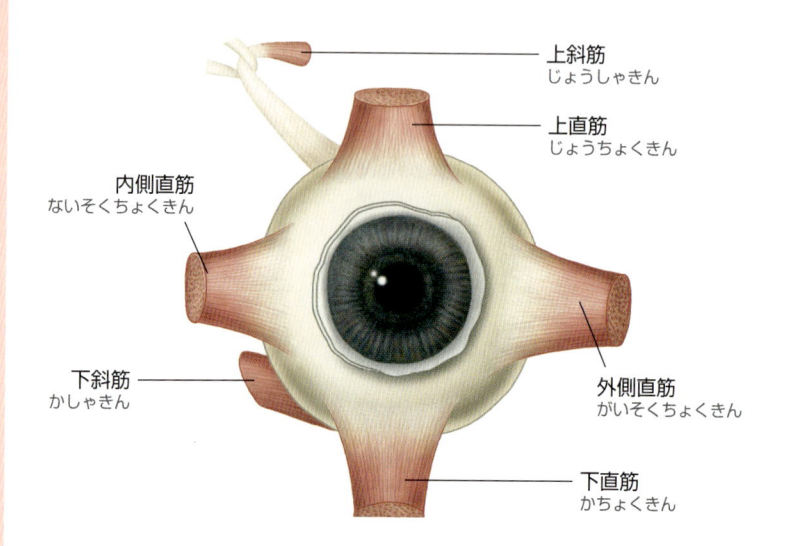

- 上斜筋 じょうしゃきん
- 上直筋 じょうちょくきん
- 内側直筋 ないそくちょくきん
- 下斜筋 かしゃきん
- 外側直筋 がいそくちょくきん
- 下直筋 かちょくきん

眼の周囲を取り囲んでいる外眼筋は滑車神経（第Ⅳ脳神経），動眼神経（第Ⅲ脳神経），外転神経（第Ⅵ脳神経）の3つの脳神経によって調節されている。外眼筋は個々に働いて眼球を動かすが，筋の回転方向は右眼と左眼では異なっている。例えば，右眼では外側直筋は眼を右に向けるが，左の眼では左に向ける。眼の動きは通常，左右同じ方向に起こる。それゆえ，それぞれの眼の異なった筋が眼を動かすために協調して作用する。例えば，左をみる場合，外側直筋が左眼を動かし，内側直筋が右眼を動かしている。

器官系	特殊感覚（視覚系）
位置	眼の強膜に付着
主な機能	眼を上下左右に動かす
構成要素	上斜筋，下斜筋，上直筋，下直筋，外側直筋，内側直筋
関連構造	眼球，総腱輪

頭頚部

眼　瞼 がんけん

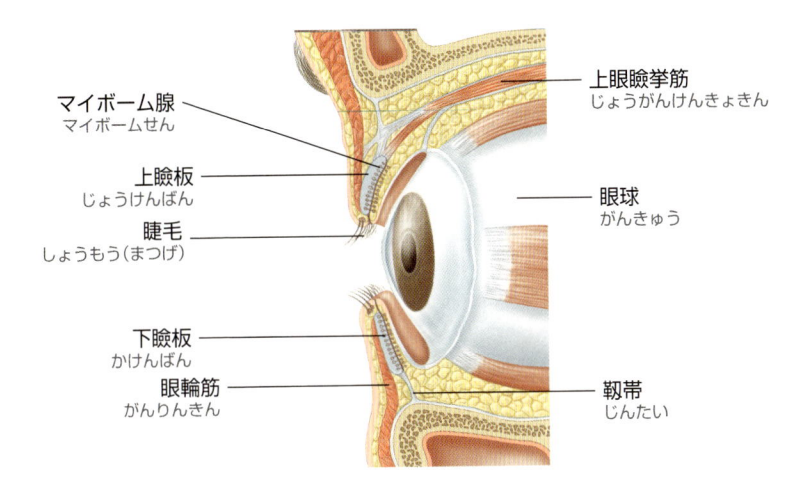

- マイボーム腺 (マイボームせん)
- 上瞼板 (じょうけんばん)
- 睫毛 しょうもう(まつげ)
- 下瞼板 (かけんばん)
- 眼輪筋 (がんりんきん)
- 上眼瞼挙筋 (じょうがんけんきょきん)
- 眼球 (がんきゅう)
- 靱帯 (じんたい)

眼瞼は皮膚のひだであり，眼をおおい，眼をまぶしい光やけがから守るために働いている。それぞれの眼瞼は瞼板という密な弾性結合組織によって補強されており，眼の曲率に合った弯曲を眼瞼につけている。各眼瞼の内と外の端は，小さな靱帯で直下の骨とつながっている。瞼板の中には小さなマイボーム腺があり，脂性の分泌物を出し，眼瞼が互いに付着するのを防いでいる。睫毛(まつげ)は眼瞼の自由縁から突き出ており，異物が眼に入るのを防いでいる。眼は上眼瞼が動くことにより閉じるが，これには眼輪筋が働いている。眼瞼は上眼瞼挙筋によって開かれる。

器官系	特殊感覚(視覚系)
位置	眼の上と下に存在
主な機能	眼をまぶしい光や損傷から守る。潤滑油の役目をする涙を眼の表面に広げる
構成要素	皮膚のひだ，瞼板
関連構造	眼輪筋，上眼瞼挙筋

頭頸部

結　膜 けつまく

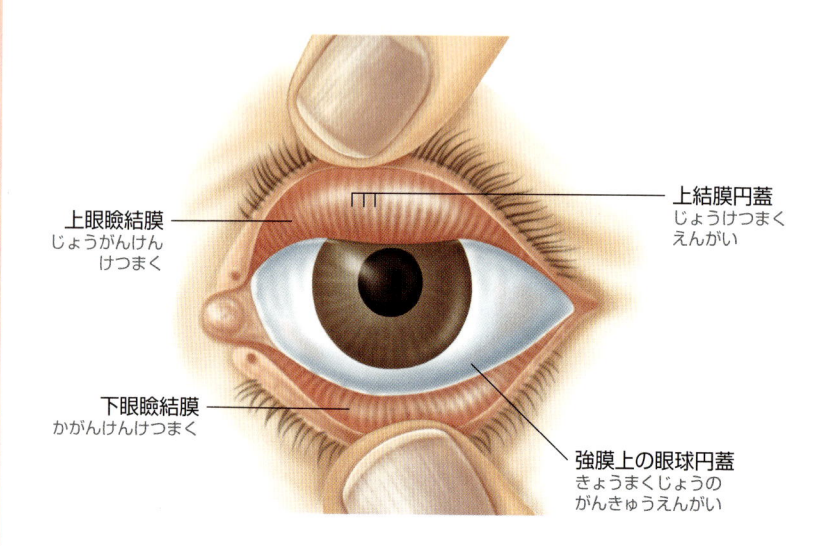

- 上眼瞼結膜　じょうがんけんけつまく
- 上結膜円蓋　じょうけつまくえんがい
- 下眼瞼結膜　かがんけんけつまく
- 強膜上の眼球円蓋　きょうまくじょうのがんきゅうえんがい

結膜は眼球の表面と眼瞼の内面をおおい，それらの動きを滑らかにする非常に薄い膜である。結膜は2つの部分に分けることができる。眼球結膜は強膜（白目の部分）をおおい，眼瞼結膜は上下の眼瞼の内面をおおっている。眼球結膜は薄くて透明であり，強膜とは疎性結合組織で分けられている。眼球結膜は角膜（虹彩と瞳孔の上に存在する）をおおわず，その辺縁に付着している。眼瞼結膜は結膜円蓋という深い陥凹を形成し，ここで眼球結膜に変わる。通常，結膜は無色であるが，そこに分布する非常に細い血管が刺激や感染で炎症を起こすとピンク色になる。

■器官系	特殊感覚（視覚系）
■位置	眼球と眼瞼の内表面
■主な機能	傷つきやすい眼の表面の保護と潤滑化
■構成要素	眼球結膜，眼瞼結膜
■関連構造	眼の他の部分

頭頚部

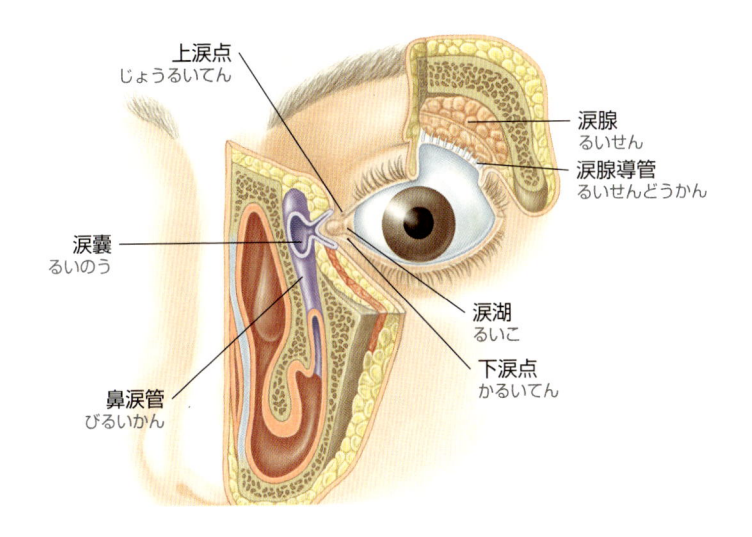

涙　器 るいき

- 上涙点 じょうるいてん
- 涙腺 るいせん
- 涙腺導管 るいせんどうかん
- 涙嚢 るいのう
- 涙湖 るいこ
- 下涙点 かるいてん
- 鼻涙管 びるいかん

眼は涙腺により絶え間なく産生・分泌される涙によって潤っている。また涙は抗菌物質を含み，感染から眼を守っている。ほとんどの涙は蒸発により失われるが，一部は鼻の後部に排泄されている。涙腺は眼の外側上部の眼窩のわずかに奥まったところに収まっている。それぞれの涙腺には 10～12 本の涙腺導管がつながっており，腺で産生された涙液はここから結膜嚢に分泌され，上眼瞼下の眼裂に流れる。眼の表面を潤した後に，涙は内眼角の涙湖に集められる。過剰な涙は小さな開口部である涙点から鼻涙管を通り，鼻腔の下鼻道に運ばれる。

器官系	特殊感覚(視覚系)
位置	眼の上方，内側，鼻腔
主な機能	眼を潤す。細菌感染を防ぐ
構成要素	涙腺，涙湖，上涙点，下涙点，鼻涙管，涙腺導管，涙嚢
関連構造	眼，鼻

頭頸部

鼻 はな

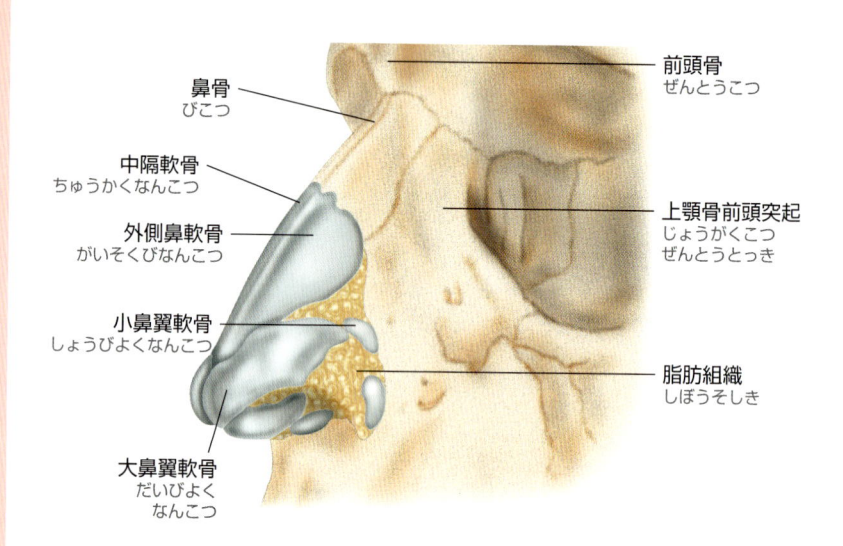

- 鼻骨（びこつ）
- 中隔軟骨（ちゅうかくなんこつ）
- 外側鼻軟骨（がいそくびなんこつ）
- 小鼻翼軟骨（しょうびよくなんこつ）
- 大鼻翼軟骨（だいびよくなんこつ）
- 前頭骨（ぜんとうこつ）
- 上顎骨前頭突起（じょうがくこつぜんとうとっき）
- 脂肪組織（しぼうそしき）

外鼻（がいび）は顔面の中心にあるピラミッドの形をした構造である。それに隠れている鼻腔（びくう）はかなり大きな空間であり，気道の最初の場所にあたる。鼻の上部は骨でできているが，下部は軟骨と線維性組織でできている。鼻梁（びりょう）はほぼ2つの鼻骨からなり，頭蓋の前頭骨の上縁に結合する，また側面では上顎骨とつながっている。鼻の下の部分は軟骨板からなり，その中の1つは鼻孔（びこう）（鼻の外開口部）を形づくっている。鼻孔は中隔軟骨（ちゅうかくなんこつ）で左右に分けられ，粘膜と鼻毛（ねんまく）でおおわれ，吸い込んだ空気をろ過している。

器官系	呼吸器系
位置	顔面の中心，鼻腔は頭蓋の後内方に広がる
主な機能	吸い込んだ空気をろ過，加温，加湿する。においを感じる
構成要素	鼻骨，中隔軟骨，鼻軟骨，鼻翼軟骨，鼻孔
関連構造	顔面骨，頭蓋

頭頸部

鼻　腔 びくう

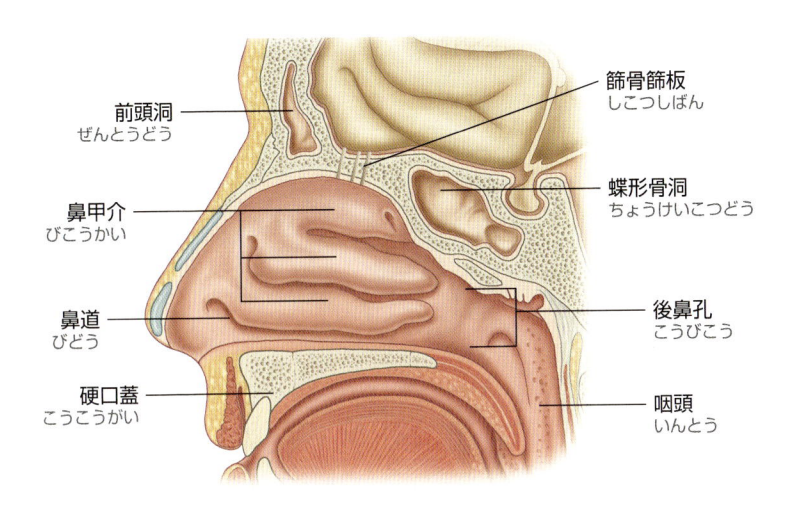

- 前頭洞　ぜんとうどう
- 鼻甲介　びこうかい
- 鼻道　びどう
- 硬口蓋　こうこうがい
- 篩骨篩板　しこつしばん
- 蝶形骨洞　ちょうけいこつどう
- 後鼻孔　こうびこう
- 咽頭　いんとう

粘膜におおわれた鼻腔は，鼻孔から咽頭まで続き，骨と軟骨でできている鼻中隔という垂直板で左右に分けられている。それぞれの鼻腔の前方は鼻孔で外界と，後方は後鼻孔で咽頭につながっている。鼻腔の天井は前方から後方に向かってアーチを形成している。この中央部分には篩骨篩板があり，この細長い骨には数多くの孔が開いている。篩骨篩板は脳を入れている頭蓋腔の一部である。鼻腔の側壁には鼻甲介という3つの水平に走る突出があり，それぞれの鼻甲介の下部空間が鼻道で空気の通り道である。

器官系	呼吸器系
位置	鼻孔と咽頭の間の拡張した部分
主な機能	吸い込んだ空気をろ過，加温，加湿する。においを感じる
構成要素	鼻孔，篩骨篩板，上・中・下鼻道，上・中・下鼻甲介，後鼻孔
関連構造	咽頭，頭蓋，鼻涙管

頭頚部

副鼻腔 ふくびくう

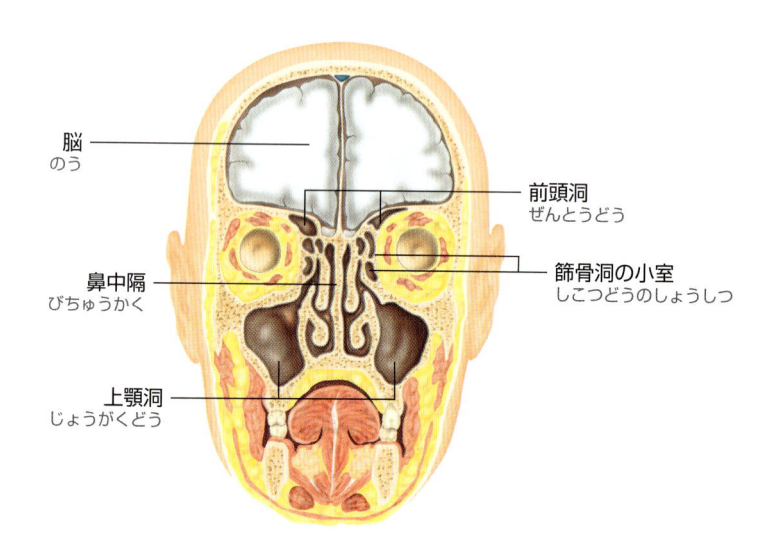

脳
のう

前頭洞
ぜんとうどう

鼻中隔
びちゅうかく

篩骨洞の小室
しこつどうのしょうしつ

上顎洞
じょうがくどう

副鼻腔は鼻腔の周りにある空気を容れる複雑な空所である。副鼻腔は，上顎洞，篩骨洞，前頭洞，蝶形骨洞（図示されていない）の4対がある。それぞれの副鼻腔は粘液分泌細胞におおわれ，副鼻腔口という小さな開口部を通して鼻腔につながり，ここから粘液を排泄している。副鼻腔は声の共鳴箱として重要な働きをしている。また，吸い込んだ冷気が脳組織を冷やさないように温度を絶縁する働きがあるとも考えられている。3つ目の働きとして，副鼻腔があることにより頭蓋の重さが軽減されていると考えられている。

器官系	呼吸器系
位置	鼻腔を取り巻く骨の内部
主な機能	声の共鳴箱となる。頭蓋を軽くする。冷気で脳が冷やされるのを防ぐ。粘液を産生する
構成要素	上顎洞，篩骨洞，前頭洞，蝶形骨洞
関連構造	鼻腔，頭蓋，脳

頭頚部

副鼻腔の内面 ふくびくうのないめん

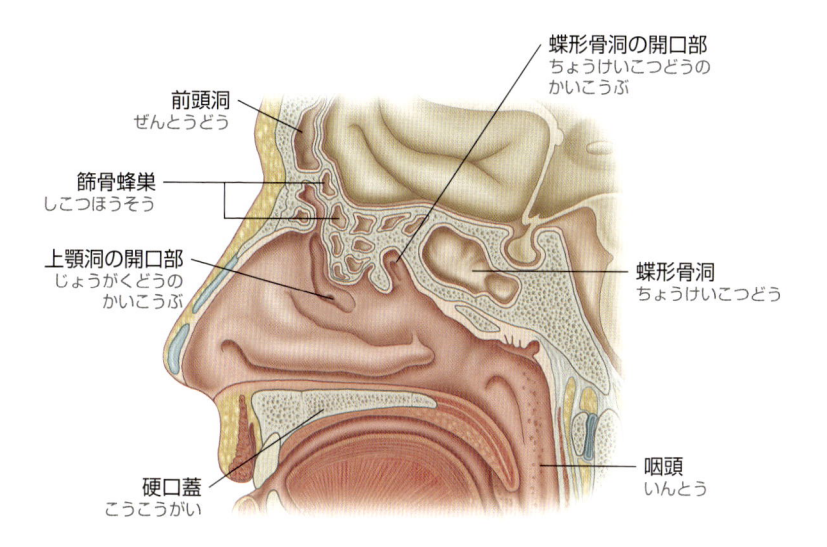

- 前頭洞 ぜんとうどう
- 篩骨蜂巣 しこつほうそう
- 上顎洞の開口部 じょうがくどうの かいこうぶ
- 蝶形骨洞の開口部 ちょうけいこつどうの かいこうぶ
- 蝶形骨洞 ちょうけいこつどう
- 硬口蓋 こうこうがい
- 咽頭 いんとう

　蝶形骨洞は鼻腔の天井の後方で，蝶形骨内に位置している。左右の蝶形骨洞は隣り合わせにあって，薄い骨の中隔によって分けられ，鼻腔の最上部に開口している。篩骨洞は眼窩の薄い内壁の間に位置し，他方の側面は鼻腔である。他の副鼻腔と違って，篩骨洞は多数の小室が連結した篩骨蜂巣からなり，上鼻腔と中鼻腔に開口している。上顎洞は最も大きな副鼻腔で，上顎骨内に存在する。上顎洞は他の副鼻腔に比べて分泌物が排泄しづらいので，感染や炎症が起こりやすい。

器官系	呼吸器系
位置	鼻腔を取り巻く骨の内部
主な機能	声の共鳴箱となる。頭蓋を軽くする。冷気で脳が冷やされるのを防ぐ。粘液を産生する
構成要素	上顎洞，篩骨洞，前頭洞，蝶形骨洞
関連構造	鼻腔，頭蓋，脳

頭頸部

口　腔 こうくう

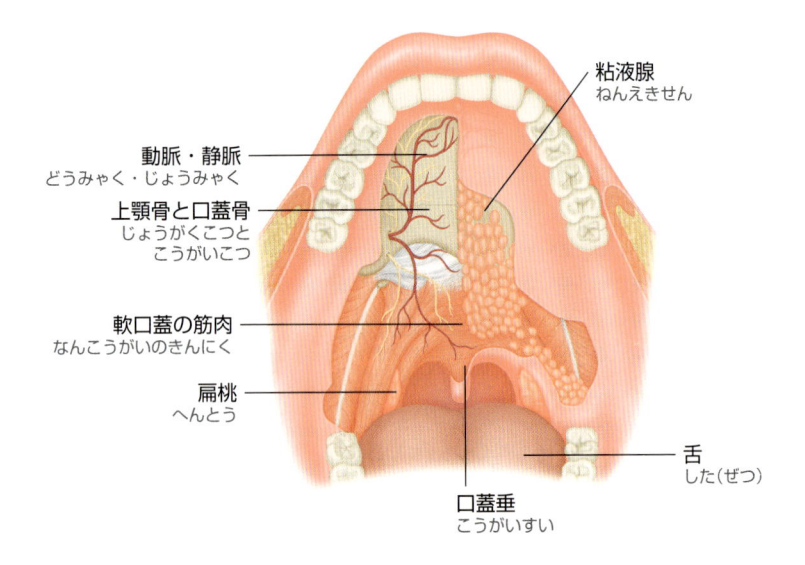

図中ラベル:
- 粘液腺 ねんえきせん
- 動脈・静脈 どうみゃく・じょうみゃく
- 上顎骨と口蓋骨 じょうがくこつとこうがいこつ
- 軟口蓋の筋肉 なんこうがいのきんにく
- 扁桃 へんとう
- 舌 した（ぜつ）
- 口蓋垂 こうがいすい

口腔（口）は口唇から口峡（咽頭につながる開口部）まで広がる部屋である。口腔の天井は図に示すように層をなしており，歯列弓と口蓋の2つの異なる構造がみられる。歯列弓は上顎骨の天井の前面から側面に向かって弯曲した部分であり，口蓋は口腔と鼻腔を分ける軟部組織でおおわれた板である。口蓋の前2/3は骨質で硬く（硬口蓋），残りの1/3は粘液腺と筋でできていてやわらかい（軟口蓋）。軟口蓋の筋は嚥下の際に口腔から鼻腔への通路を閉じる。口腔の後部には扁桃（輪状に配列したリンパ組織）と，軟口蓋が垂れ下がり拡張してできた口蓋垂がみられる。

器官系	消化器系
位置	口唇から咽喉までの部分
主な機能	空気と食塊の通路であり，舌や歯がある。唾液を産生し，消化を開始する
構成要素	口唇，歯，舌，軟口蓋，硬口蓋，扁桃，口蓋垂
関連構造	唾液腺，咽頭，鼻腔，気道

頭頸部

口腔底 こうくうてい

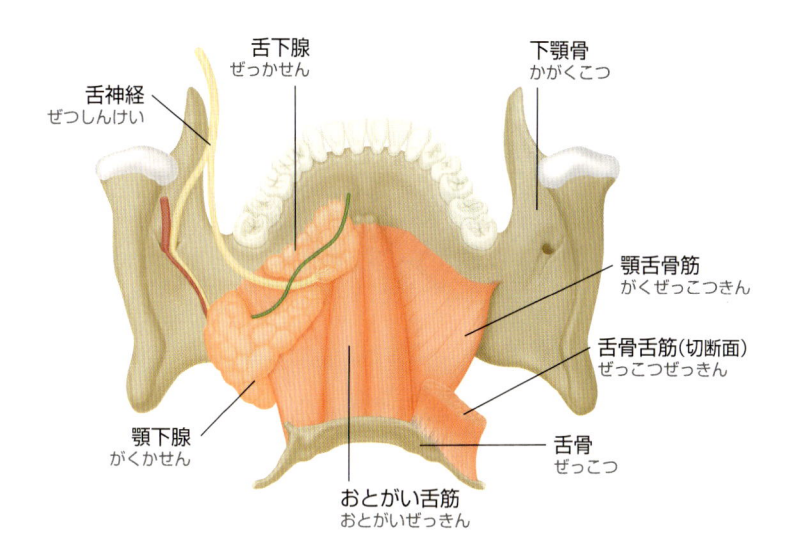

- 舌下腺 ぜっかせん
- 舌神経 ぜつしんけい
- 下顎骨 かがくこつ
- 顎舌骨筋 がくぜっこつきん
- 舌骨舌筋(切断面) ぜっこつぜっきん
- 顎下腺 がくかせん
- 舌骨 ぜっこつ
- おとがい舌筋 おとがいぜっきん

口腔底の境界線は下顎と歯によって形成される。口腔底自体は口腔の機能に欠くことのできない筋肉群と腺の土台となっている。舌(図示していない)は顎舌骨筋に付着し，その上にあるが，これは口腔の筋性の床になっている。舌骨舌筋は舌を舌骨(嚥下に関与)に付けて，舌背を突き上げる。おとがい舌筋は舌を前方に突き出す働きをもち，また舌が落ち込み気道を塞ぐのを防ぐために常に緊張している。口腔底の両側には1対の顎下腺と舌下腺が存在し，口腔内へ常に唾液を出している。

器官系	消化器系
位置	口唇から咽喉(のど)までの部分
主な機能	空気と食塊の通路であり，舌や歯がある。唾液を産生し，消化を開始する
構成要素	下顎骨，舌，顎舌骨筋，おとがい舌筋，舌骨舌筋，舌下腺，顎下腺
関連構造	口唇，歯，舌，気道

頭頸部

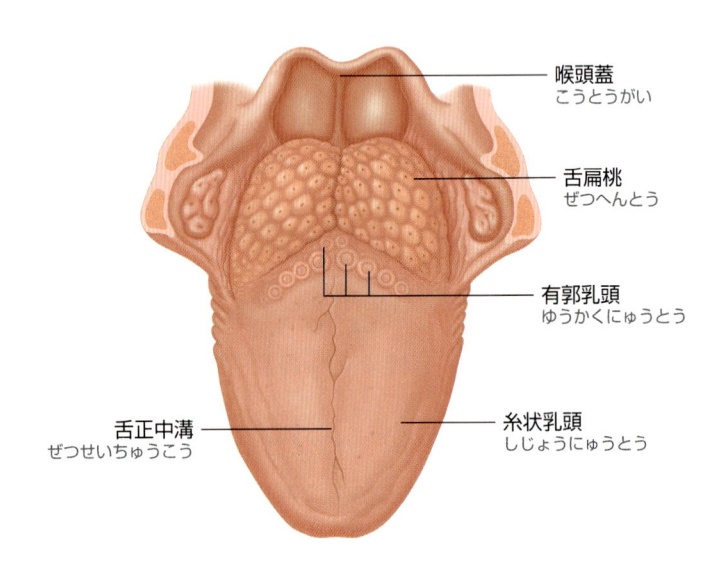

舌 した（ぜつ）

- 喉頭蓋 こうとうがい
- 舌扁桃 ぜつへんとう
- 有郭乳頭 ゆうかくにゅうとう
- 舌正中溝 ぜつせいちゅうこう
- 糸状乳頭 しじょうにゅうとう

舌の機能は，発音，咀嚼，嚥下，味覚受容など数多くある。舌は基本的には筋肉のかたまりであるが，その表面は数多くのごく細い突出である糸状乳頭でおおわれ，表面がざらついた感じになっている。この糸状乳頭の間にやや大きめの茸状乳頭があり，舌後部には有郭乳頭がみられる。とくに有郭乳頭には味蕾が数多く存在している。舌表面の後1/3は丸石を敷いたようにみえるが，これは40〜100個のリンパ組織が集まった舌扁桃というリンパ輪の一部である。舌のさらに奥には喉頭蓋がみられる。これは嚥下の際に気道を閉ざす働きをする。

器官系	消化器系
位置	口腔
主な機能	発音，咀嚼，嚥下，味覚受容
構成要素	筋肉，舌乳頭，舌扁桃
関連構造	歯，口腔，咽頭

頭頸部

味　蕾 みらい

糸状乳頭
しじょうにゅうとう

有郭乳頭
ゆうかくにゅうとう

舌扁桃
ぜつへんとう

味蕾
みらい

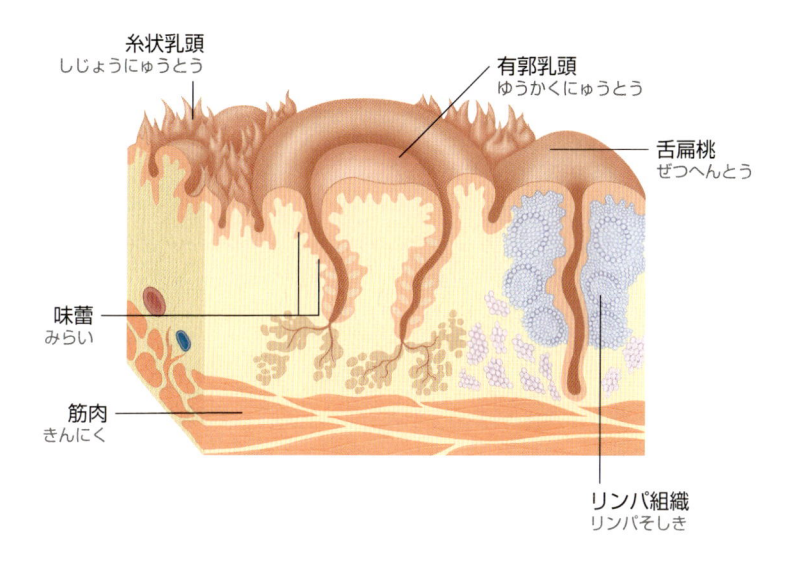

筋肉
きんにく

リンパ組織
リンパそしき

味蕾は溶液中の味物質を感知する細胞が集まってできている。味蕾は主に舌後部の有郭乳頭の溝に存在するが，舌の他の部位や頬の粘膜と咽頭にもみられる。味は塩味，甘味，苦味，酸味，うま味が区別され表現されるが，脳内の味覚中枢での処理過程は複雑である。味蕾の細胞から味情報が神経線維に伝達される場合に，これらの5原味のひとつひとつで神経線維が異なっていると考えられる。さらに，味覚は嗅覚と密接な関係があるので，ひどい風邪の時には(においがわからず)味がわからなくなる。

器官系	特殊感覚（味覚系）
位置	主に有郭乳頭の溝の中
主な機能	味を感受する
構成要素	味を感知する細胞の集まり
関連構造	舌の他の部位，脳，鼻

69

頭頚部

舌の筋肉 したのきんにく

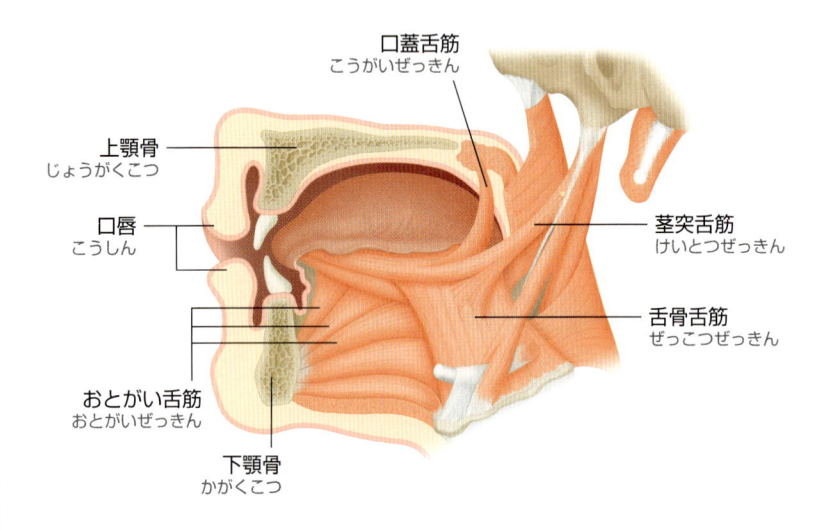

図中ラベル:
- 口蓋舌筋 こうがいぜっきん
- 上顎骨 じょうがくこつ
- 口唇 こうしん
- 茎突舌筋 けいとつぜっきん
- 舌骨舌筋 ぜっこつぜっきん
- おとがい舌筋 おとがいぜっきん
- 下顎骨 かがくこつ

舌の動きに関与する筋には内舌筋群と外舌筋群がある。内舌筋群は舌の内部にあり，舌の縦方向，横方向，深部方向に走行する筋線維束からなる。内舌筋群は主に舌の形を変化させる。外舌筋群は，おとがい舌筋，舌骨舌筋，茎突舌筋，口蓋舌筋などで，舌の外側から起こり，舌に入る。これらの筋の働きは舌の位置を変えることである。このように舌は多様な筋が集まってできているので，よく動き，咀嚼や嚥下を助ける他に，舌の大きさや位置を変えることで話す際に共鳴器としても働いている。

器官系	消化器系
位置	舌の中とその周囲
主な機能	発音，咀嚼，嚥下を助ける
構成要素	内舌筋群，おとがい舌筋，舌骨舌筋，茎突舌筋，口蓋舌筋
関連構造	口腔，歯，咽頭

頭頸部

舌のリンパ路 したのリンパろ

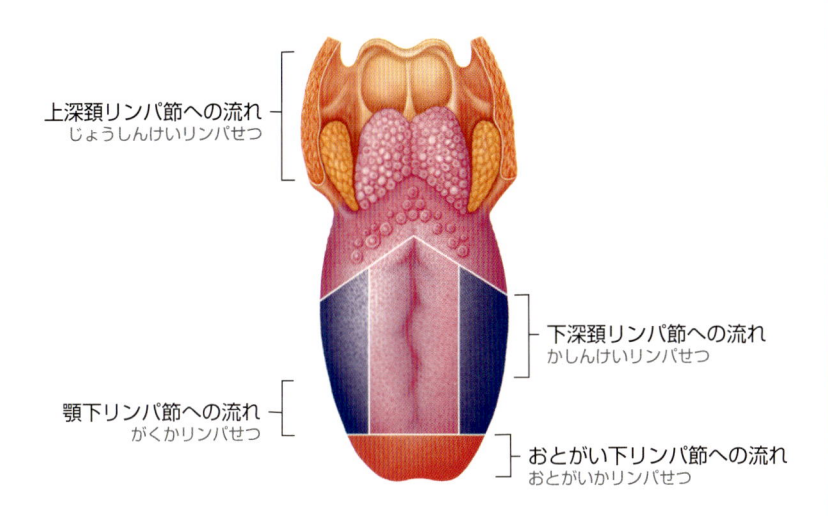

- 上深頸リンパ節への流れ
  じょうしんけいリンパせつ
- 下深頸リンパ節への流れ
  かしんけいリンパせつ
- 顎下リンパ節への流れ
  がくかリンパせつ
- おとがい下リンパ節への流れ
  おとがいかリンパせつ

リンパはリンパ管内を流れる液体である。リンパの主な機能は過剰な組織間の液体を集めて，それを血液循環に戻すことである。舌のリンパ管は独自の排液経路をもっている。舌尖の両側からのリンパは，おとがいの下にあるおとがい下リンパ節へ排出される。顎下リンパ節は顎の下にあり，舌縁からのリンパが注いでいる。舌の中央部のリンパは下深頸リンパ節へ注ぐが，このリンパ節は頸部の内頸静脈にそって存在する。上深頸リンパ節は舌の後部のリンパを受けている。

器官系	リンパ系
位置	頸部のリンパ節
主な機能	舌組織からの過剰な組織液を排泄する
構成要素	リンパ管，おとがい下リンパ節，顎下リンパ節，上深頸リンパ節，下深頸リンパ節
関連構造	他の部位のリンパ系

頭頸部

歯 は

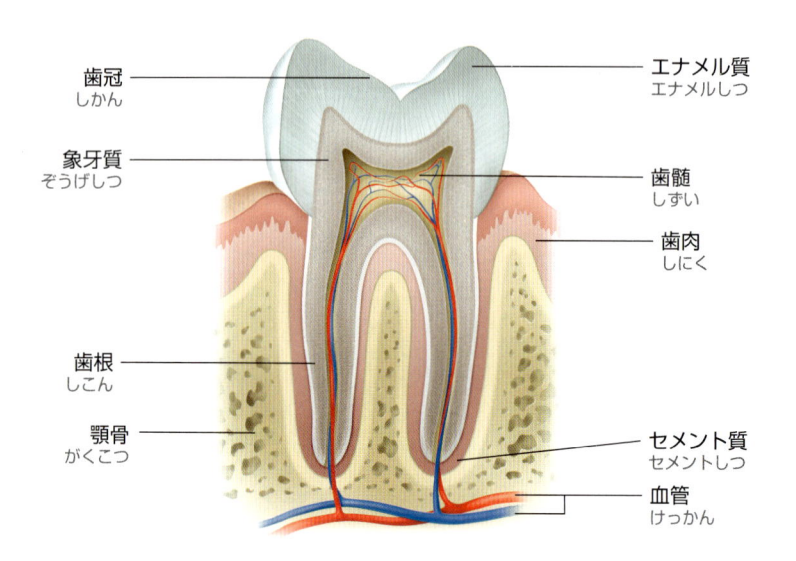

- 歯冠（しかん）
- 象牙質（ぞうげしつ）
- 歯根（しこん）
- 顎骨（がくこつ）
- エナメル質（エナメルしつ）
- 歯髄（しずい）
- 歯肉（しにく）
- セメント質（セメントしつ）
- 血管（けっかん）

歯は部分的に顎骨に埋め込まれた円錐形の硬い構造であり，食物をかみ切り，すりつぶす。目に見えている歯の部分を歯冠と呼び，主にカルシウムでできた象牙質が非常に硬いエナメル質でおおわれてできている。顎骨のソケット（歯槽）にはまっている部分は歯根で，ここはセメント質でおおわれ，骨と歯根膜線維でつなぎとめられている。歯の内側の空所は歯髄腔であり，やわらかい結合組織がつまっており，血管，神経が入っている。成人では，上下左右にそれぞれ，2本の切歯，1本の犬歯，2本の小臼歯，3本の大臼歯の8本の歯があり，全体で32本の永久歯が生えている。

■器官系	消化器系
■位置	口腔
■主な機能	食物を咀嚼する（かみ切る，すりつぶす）
■構成要素	エナメル質，象牙質，結合組織，血管，神経
■関連構造	口腔，上・下顎骨の歯槽

歯の発達 はのはったつ

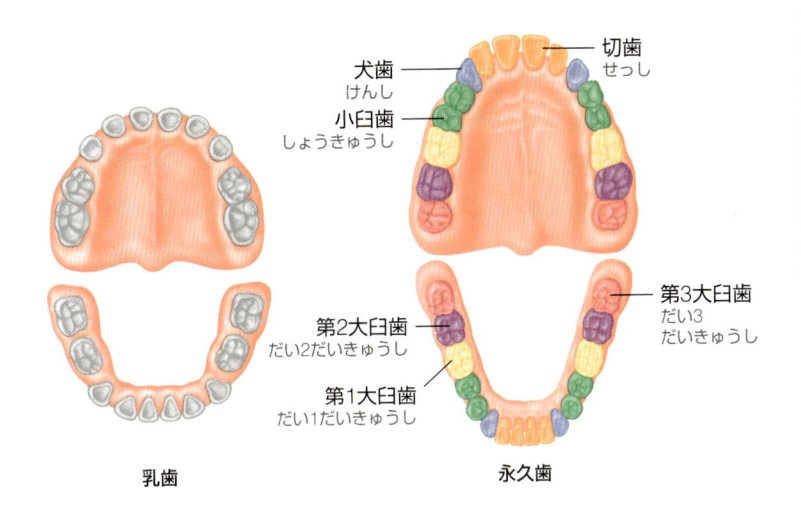

歯の主な2つの発達段階は小児期にみられる。それは頭部の成長と永久歯の発達である。ヒト胎児では，妊娠第6週の頃に歯が発生しはじめる。生後6〜8週に歯根部が成長し，歯冠が歯肉から押し出されてくる。この過程が生歯である。この最初に生えそろう1組の歯が乳歯である。乳歯の生える順序は，下の中央の切歯から始まり，次に上の中央の切歯が生えてくる。乳歯の成長と同時に，永久歯の歯芽もできてくるが，5〜7歳まで成長を休止する。次第に乳歯が抜けて，かわりに永久歯が生えてくる。

器官系	消化器系
位置	口腔
主な機能	食物を咀嚼する(かみ切る，すりつぶす)
構成要素	エナメル質，象牙質，結合組織，血管，神経
関連構造	口腔，上・下顎骨の歯槽

頭頚部

唾液腺 だえきせん

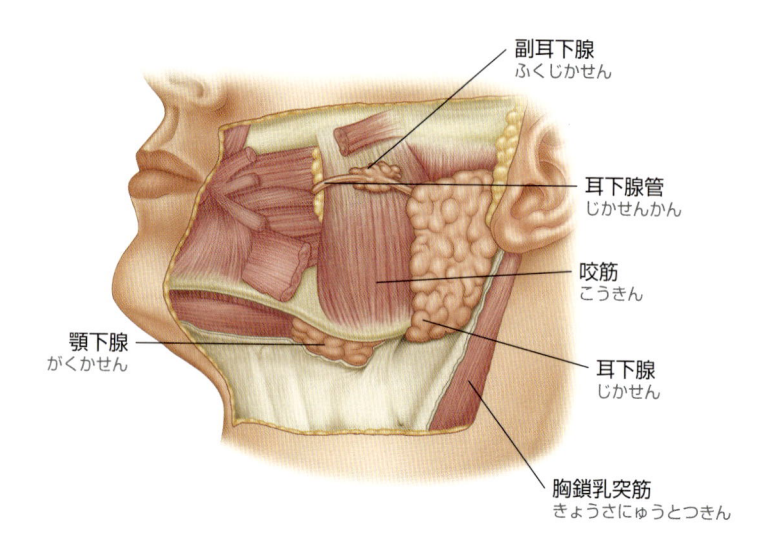

- 副耳下腺 ふくじかせん
- 耳下腺管 じかせんかん
- 咬筋 こうきん
- 顎下腺 がくかせん
- 耳下腺 じかせん
- 胸鎖乳突筋 きょうさにゅうとつきん

唾液腺は1日に約3/4Lの唾液を分泌している。唾液の主な役割は口腔と歯の動きをなめらかにし，保護することである。また，食物をかみくだき，嚥下することにも役立っている。唾液のおよそ90％は大唾液腺で産生されている。大唾液腺とは耳下腺（耳のちょうど前に位置する最大の唾液腺），顎下腺，舌下腺（図示されていない）の3対を指し，残りは頬，口唇，口蓋にある小唾液腺から出される。唾液を産生している細胞は唾液腺の導管の終末部にあり，細胞は2種類に区別できる。粘液性細胞は粘性の高いムチンを多く含む唾液を産生し，漿液性細胞は酵素であるアミラーゼを含んだ水様の唾液を産生している。

器官系	消化器系
位置	口腔を取り囲む
主な機能	唾液（潤滑の役目と食物消化の最初となる）を産生する
構成要素	耳下腺，顎下腺，舌下腺，小唾液腺
関連構造	口腔，いくつかの動脈と神経

顎下腺と舌下腺 がくかせんとぜっかせん

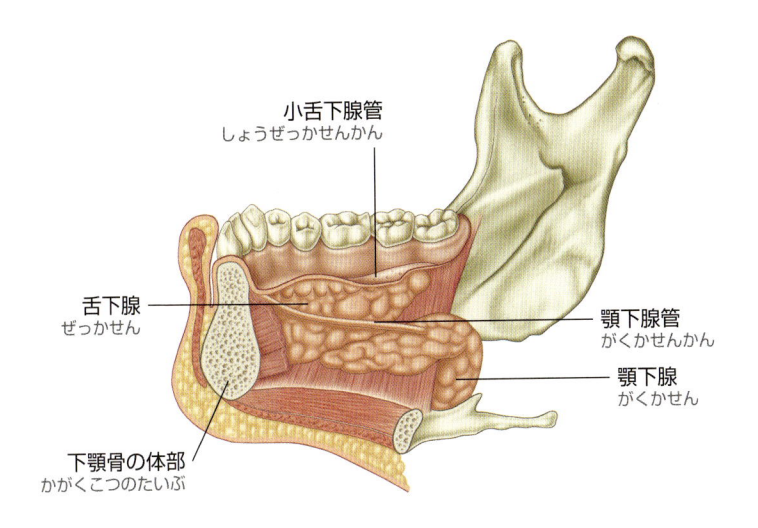

頭頚部

図中ラベル:
- 小舌下腺管 しょうぜっかせんかん
- 舌下腺 ぜっかせん
- 下顎骨の体部 かがくこつのたいぶ
- 顎下腺管 がくかせんかん
- 顎下腺 がくかせん

顎下腺と舌下腺はやや小型の唾液腺で、口底にある。顎下腺はおおよそクルミ大の腺で、大きな表層部と小さな深部の2ヵ所からなる。顎下腺で産生された唾液は顎下腺管を通り、舌下面へ運ばれ分泌される。舌下腺は大唾液腺の内で最も小さい唾液腺で、舌底部の舌下腺窩で正中線近くにある。他の唾液腺とは異なり、舌下腺には太い集合管はなく、かわりに多くの細い導管があり、舌小帯の両側に開口している。

器官系	消化器系
位置	口腔の周囲
主な機能	唾液（潤滑の役目と食物消化の最初となる）を産生する
構成要素	顎下腺, 舌下腺
関連構造	口腔, いくつかの動脈と神経

頭頸部

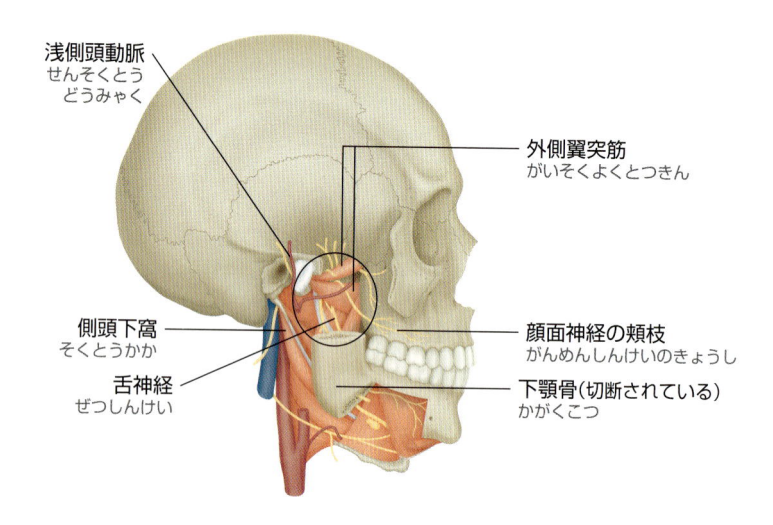

側頭下窩 そくとうかか

浅側頭動脈 せんそくとうどうみゃく

外側翼突筋 がいそくよくとつきん

側頭下窩 そくとうかか

舌神経 ぜつしんけい

顔面神経の頬枝 がんめんしんけいのきょうし

下顎骨（切断されている） かがくこつ

側頭下窩（窩とは「落ち込み」または「くぼみ」を意味する）は頭蓋の側面にあるくぼみで，多くの重要な神経，血管と咀嚼に関する筋肉を内包する。側頭下窩は頬骨の直下で耳の前に位置している。側頭下窩の中には顎を閉じるのを助ける翼突筋や，翼突筋静脈叢（翼突筋を取り囲んでいる血管の網目），顎動脈がある。さらに，顔面に分布する神経，つまり顔面神経や下顎神経，耳神経節（自律神経節）の枝がこの窩を通過する。

器官系	筋骨格系
位置	側頭部のくぼみ
主な機能	神経や血管，筋肉を内包する
構成要素	頭蓋を構成する骨により取り囲まれた領域
関連構造	翼突筋，下顎神経，顔面神経，耳神経節，顎動脈，翼突筋静脈叢

頭頸部

翼口蓋窩 よくこうがいか

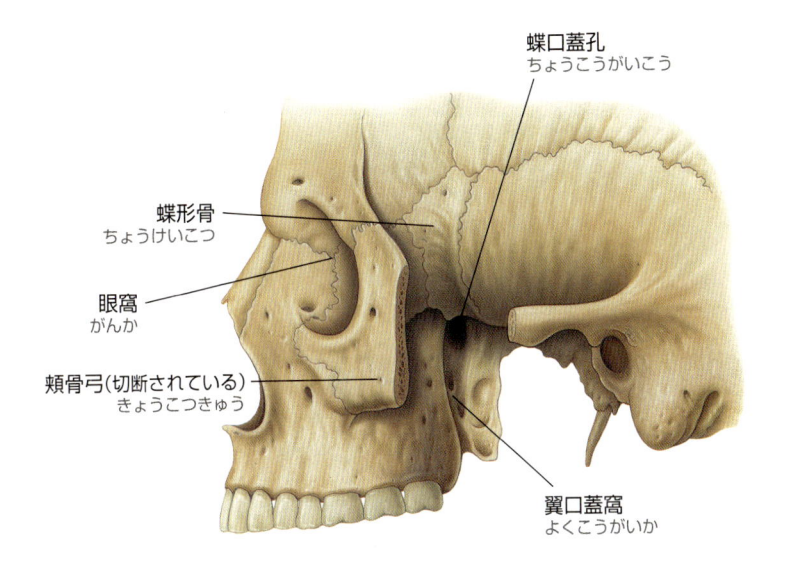

- 蝶口蓋孔 ちょうこうがいこう
- 蝶形骨 ちょうけいこつ
- 眼窩 がんか
- 頬骨弓（切断されている） きょうこつきゅう
- 翼口蓋窩 よくこうがいか

　上顎骨（じょうがくこつ）の後部の小さな漏斗（ろうと）形の空間を翼口蓋窩と呼んでいる。翼口蓋窩は頭部の口，鼻，眼，顔面，側頭下窩，さらに脳などの各所と交通する中心地である。翼口蓋窩には顎動脈や上顎神経，翼口蓋神経節など重要な神経や血管が含まれている。これらは蝶口蓋孔（ちょうがいこう）を通って頭蓋腔（とうがいくう）に出入りしている。異なった神経が翼口蓋窩の一点で翼口蓋神経節に集まり，ここで神経線維は中継されて，腺分泌の調節をおこなっている。

器官系	筋骨格系
位置	上顎骨の後部
主な機能	神経や血管を内包する
構成要素	頭蓋を構成する骨により取り囲まれた領域
関連構造	顎動脈，上顎神経，翼口蓋神経節

77

頭頚部

顎動脈 がくどうみゃく

- 粘膜におおわれた鼻中隔 ねんまくにおおわれたびちゅうかく
- 翼口蓋窩 よくこうがいか
- 中硬膜動脈 ちゅうこうまくどうみゃく
- 顎動脈 がくどうみゃく
- 下歯槽動脈 かしそうどうみゃく
- 外頚動脈 がいけいどうみゃく

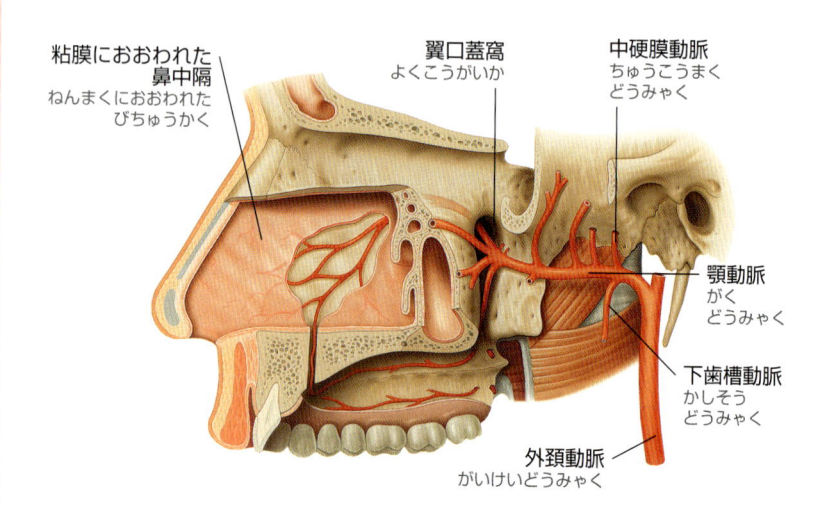

顎動脈は頚部にあり，外頚動脈の2本ある終末枝のうちの太い方である。顎動脈は外頚動脈から枝分かれしてほとんどすぐに数多くの枝を出す。それは下歯槽動脈，中硬膜動脈や内耳に分布する細い枝である。その後，上顎骨を通過し，外側翼突筋から翼口蓋窩にそって走行する。次に窩に入ると，動脈は多くの細い枝を出し，上歯や上唇，鼻腔，副鼻腔，眼窩，鼻に分布し，酸素化された血液を供給する。咀嚼に関する筋にもまた顎動脈が分布する。

器官系	心臓血管系
位置	外頚動脈の終末枝
主な機能	酸素化された血液を頭部の多くの構造に供給する
構成要素	多くの深枝や表層枝
関連構造	顔面，鼻腔，硬口蓋，軟口蓋，上顎歯，副鼻腔，内耳，外頚動脈，心臓

頭頚部

耳 みみ

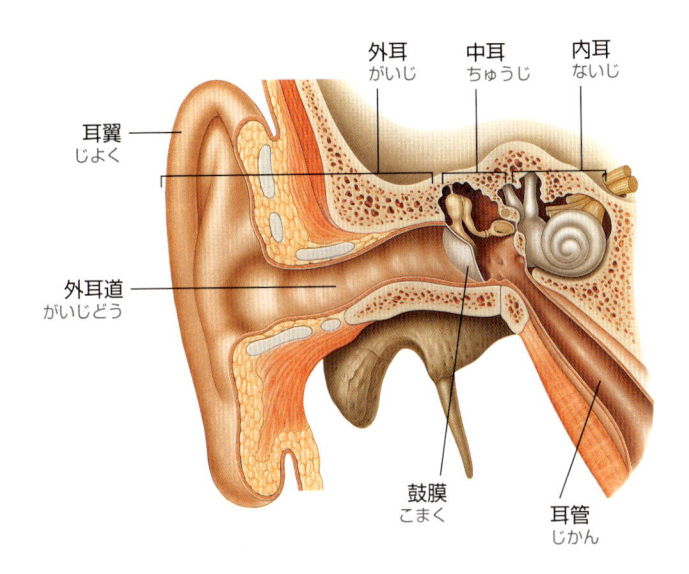

- 外耳 がいじ
- 中耳 ちゅうじ
- 内耳 ないじ
- 耳翼 じよく
- 外耳道 がいじどう
- 鼓膜 こまく
- 耳管 じかん

解剖学的には，耳は3部に分けられる。外耳と中耳は音を集めて伝える部分であり，内耳には聴覚と平衡覚の器官がある。外耳は眼にみえる部分で皮膚と軟骨からできた耳翼と，音波を中耳に伝える外耳道からなる。外耳道の内面には細かな耳毛が生えており，耳道腺が耳垢を分泌している。耳垢はろう様の分泌物で，これと耳毛によって耳にゴミや異物が入るのを防いでいる。外耳道の内耳側端には鼓膜があり，外耳と中耳の境界となっている。これは音波に反応し振動する。

器官系	特殊感覚(平衡聴覚系)
位置	頭部の両側にあり，内部に広がる
主な機能	音波を集め伝える。聴覚と平衡覚を感知する
構成要素	外耳，中耳，内耳
関連構造	頭蓋，内耳神経，脳

頭頸部

中 耳 ちゅうじ

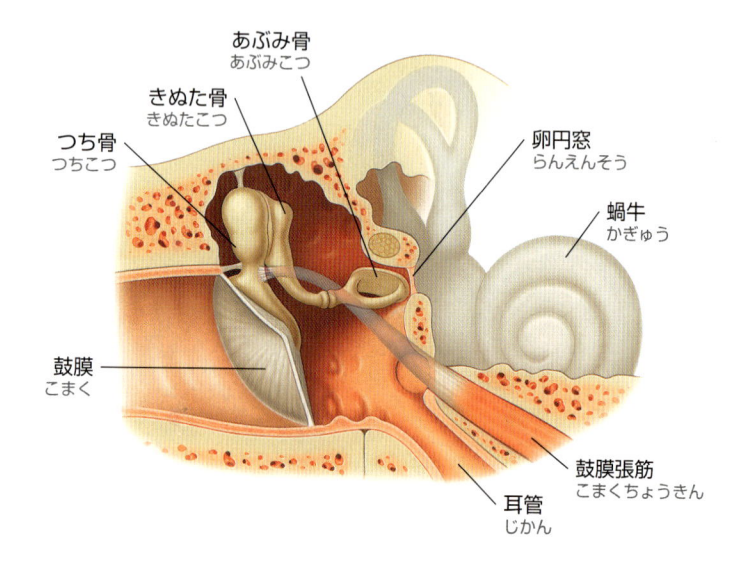

- あぶみ骨 あぶみこつ
- きぬた骨 きぬたこつ
- つち骨 つちこつ
- 卵円窓 らんえんそう
- 蝸牛 かぎゅう
- 鼓膜 こまく
- 鼓膜張筋 こまくちょうきん
- 耳管 じかん

鼓膜の奥は中耳となる。ここは空気が満たされた部屋で，内耳に音を伝える。また上咽頭と耳管（ユースタキー管）によってつながっている。中耳内には3つの小さな骨，耳小骨がある。耳小骨は互いに関節でつながっており，音はこれらの骨を介して，鼓膜から内耳の入口である卵円窓に伝達される。耳小骨の1番目の骨であるつち骨の一端は鼓膜の内面に付着し，他端は2番目の骨であるきぬた骨につながっている。あぶみ骨は3番目の耳小骨であり，きぬた骨と卵円窓をつないでいる。これら3つの耳小骨は小さな靱帯によって定位置に保たれている。

■器官系	特殊感覚（平衡聴覚系）
■位置	鼓膜と内耳の間
■主な機能	音を振動波の形で鼓膜から内耳に伝える。中耳の内圧を適切に保つ
■構成要素	つち骨，きぬた骨，あぶみ骨，耳管
■関連構造	外耳，内耳，咽頭

頭頸部

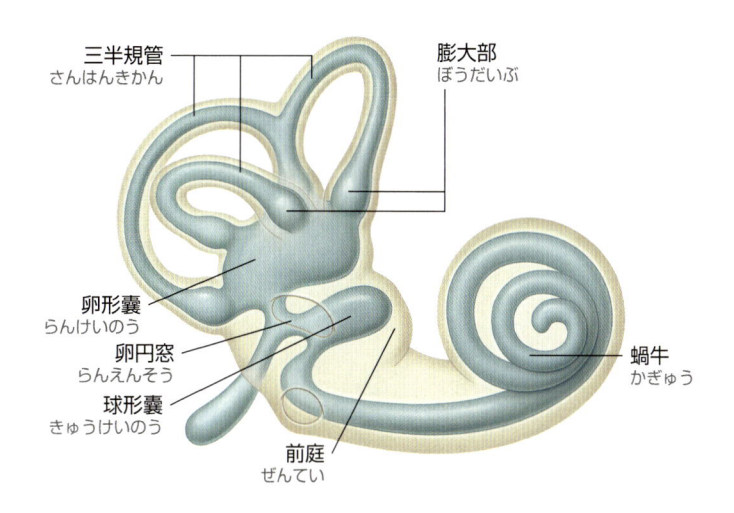

内 耳 ないじ

三半規管 さんはんきかん
膨大部 ぼうだいぶ
卵形嚢 らんけいのう
卵円窓 らんえんそう
球形嚢 きゅうけいのう
前庭 ぜんてい
蝸牛 かぎゅう

内耳には平衡覚と聴覚に関与する器官が含まれる。内耳は2部に分けられる。外側の骨迷路は溝の集まりで、前庭、三半規管、蝸牛からなる。その中にある膜迷路は連結した嚢（袋構造）で骨迷路の中にある。前庭は骨迷路の中心部分で、球形嚢と卵形嚢という2つの膜性嚢をもち、頭部の位置情報を感知する。また、三半規管には頭部の動きを感知する受容器がある。蝸牛は骨性のらせん管で、コルチ器という聴覚器を容れている。

器官系	特殊感覚（平衡聴覚系）
位置	頭蓋の深部で眼窩の背部
主な機能	聴覚と平衡覚器官を含む
構成要素	外部の骨迷路は前庭、三半規管、蝸牛からなり、その中に膜迷路を含む
関連構造	外耳、中耳、内耳神経、脳

81

頭頸部

頸部の内部 けいぶのないぶ

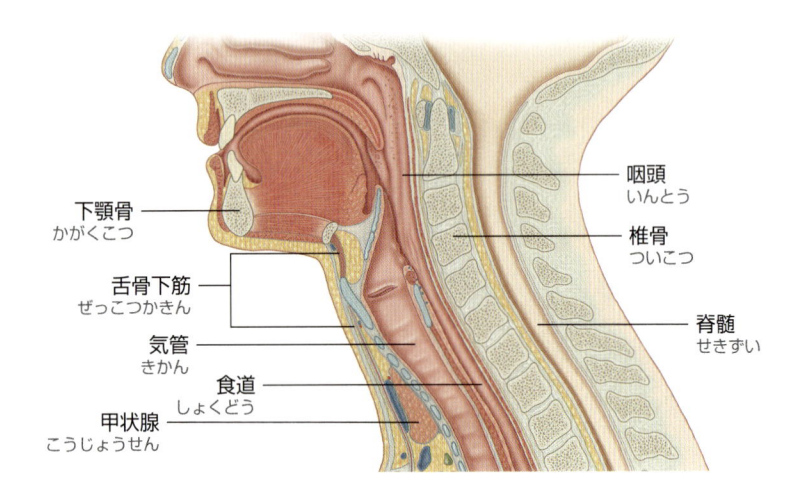

- 下顎骨 かがくこつ
- 舌骨下筋 ぜっこつかきん
- 気管 きかん
- 食道 しょくどう
- 甲状腺 こうじょうせん
- 咽頭 いんとう
- 椎骨 ついこつ
- 脊髄 せきずい

頸部(首)は下顎底から鎖骨上部の間の部分である。この比較的狭い領域には，数多くの生命に関わる器官が結合組織層に包まれて存在するが，この結合組織はこれらの構造を保護し，固定するのに役立っている。気管と食道は口から始まり，頸部を下行し，最後はそれぞれ肺と胃につながる。甲状腺は気管の前面をおおうように存在し，身体の内部環境をコントロールするホルモンを分泌する。頸部で最も重要な構造は脊髄で，頸椎に囲まれ保護されている。

■器官系	各器官系が存在
■位置	下顎と鎖骨の間
■主な機能	頭部と胴体をつなぐ。頭部が動くのを助ける。気管や食道など重要な構造を含む
■構成要素	皮膚，筋，結合組織，脊髄，椎骨，気管，食道，甲状腺
■関連構造	頭部，胸郭

頭頸部

頚部の筋肉 けいぶのきんにく

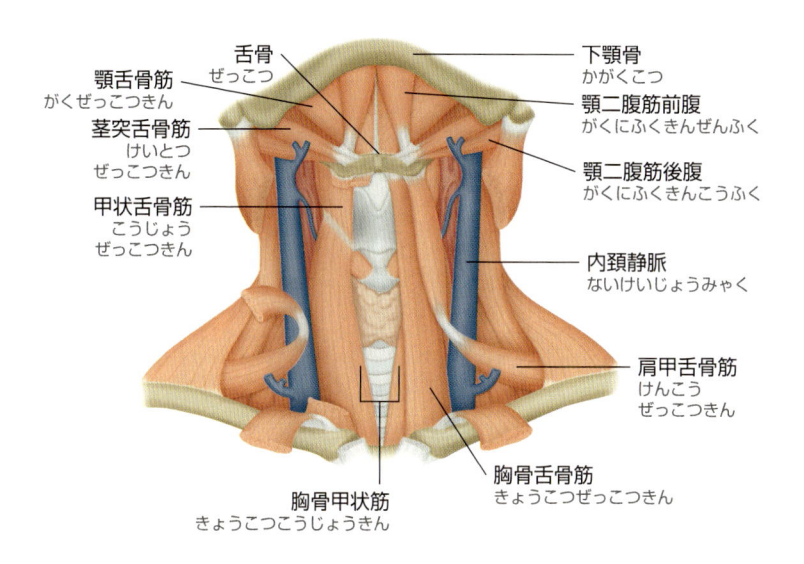

図の説明:
- 舌骨 ぜっこつ
- 顎舌骨筋 がくぜっこつきん
- 茎突舌骨筋 けいとつぜっこつきん
- 甲状舌骨筋 こうじょうぜっこつきん
- 下顎骨 かがくこつ
- 顎二腹筋前腹 がくにふくきんぜんふく
- 顎二腹筋後腹 がくにふくきんこうふく
- 内頚静脈 ないけいじょうみゃく
- 肩甲舌骨筋 けんこうぜっこつきん
- 胸骨舌骨筋 きょうこつぜっこつきん
- 胸骨甲状筋 きょうこつこうじょうきん

2つの筋肉群——舌骨上筋群と舌骨下筋群——は，頚部の前面の下顎骨から胸骨の間に伸びている。これらの筋肉は下顎，舌骨や喉頭の動きに関与し，特に嚥下には重要な働きをしている。両側の舌骨上筋群は下顎骨と舌骨の間にある。2つの筋腹が腱でつながっている顎二腹筋，茎突舌骨筋，おとがい舌筋，そして口腔底を形成している顎舌骨筋である。帯状の舌骨下筋群は舌骨と胸骨の間にあって，胸骨舌骨筋，肩甲舌骨筋，甲状舌骨筋，胸骨甲状筋が含まれる。

器官系	筋骨格系
位置	頚部前面を縦方向に伸びる
主な機能	下顎骨，舌骨や喉頭の動きに関与し，特に嚥下に重要である
構成要素	舌骨上筋群，舌骨下筋群
関連構造	頚部の他の構造，下顎骨，鎖骨

頭頸部

斜角筋，椎前筋 しゃかくきん，ついぜんきん

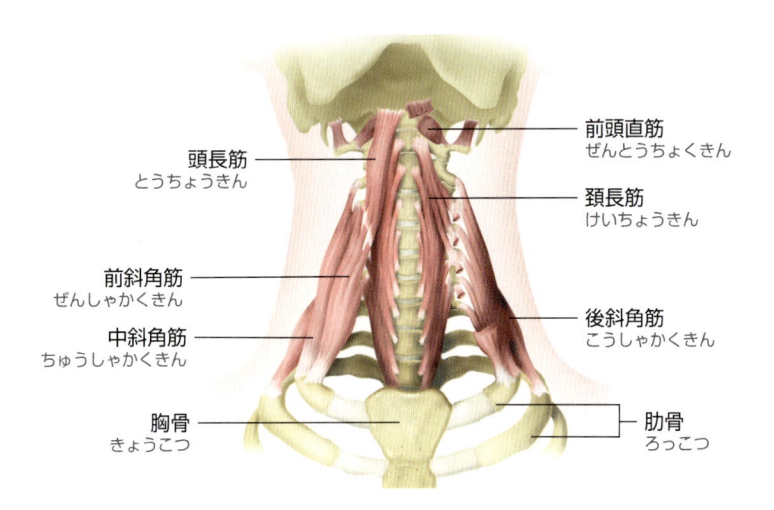

- 前頭直筋 ぜんとうちょくきん
- 頭長筋 とうちょうきん
- 頚長筋 けいちょうきん
- 前斜角筋 ぜんしゃかくきん
- 中斜角筋 ちゅうしゃかくきん
- 後斜角筋 こうしゃかくきん
- 胸骨 きょうこつ
- 肋骨 ろっこつ

頭部の重心は脊柱の前にあるので，背中や頚部の筋肉や靱帯は頭が前に傾かないように支えている。頭部の前方や側方への屈曲は，頚部の屈筋群である斜角筋，椎前筋と強大な胸鎖乳突筋の共同作業によりなされている。3つの斜角筋は頚椎の両側から起こり，第1，第2肋骨に付いている。これらの筋はまた第1，第2肋骨を持ち上げて吸気を補助している。椎前筋は頚椎の前面にあり，いくつかは頭蓋から起こり，第1頚椎に付く。他は頚部と胸部の接合部まで下がっている。

器官系	筋骨格系
位置	斜角筋は頚椎から肋骨までの間，椎前筋は頭蓋から頚椎または胸骨までの間
主な機能	頭部を安定した位置に保持し，脊柱を直立させる。頭頸部を屈曲させる。吸気時に第1，第2肋骨を持ち上げる
構成要素	前斜角筋，中斜角筋，後斜角筋，椎前筋，頭長筋，頚長筋
関連構造	頭蓋，椎骨，肋骨

頭頸部

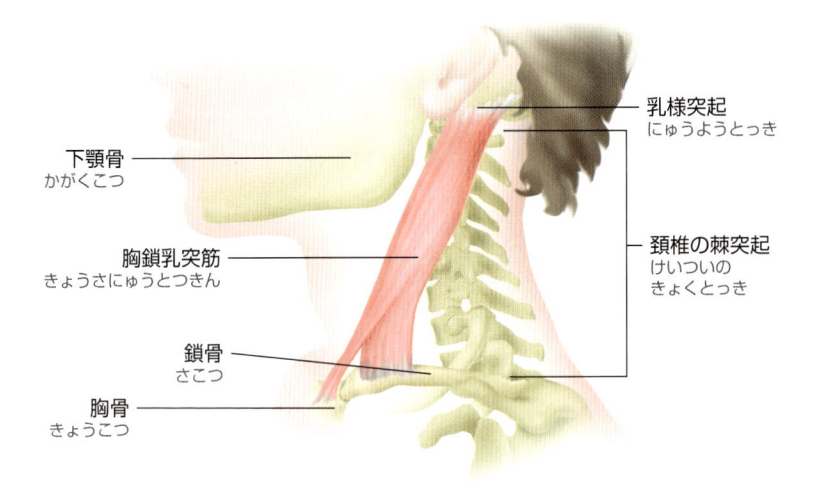

胸鎖乳突筋 きょうさにゅうとつきん

- 乳様突起 にゅうようとっき
- 下顎骨 かがくこつ
- 頚椎の棘突起 けいついのきょくとっき
- 胸鎖乳突筋 きょうさにゅうとつきん
- 鎖骨 さこつ
- 胸骨 きょうこつ

胸鎖乳突筋は頭部の主な屈筋である。この強大な筋は頚部前面の両側の皮下で非常に目立っている。胸骨と鎖骨から起こり，乳様突起（頭蓋底の突起）に付いている。この起始は2部に分かれており，一方は胸骨上部の前面に付着し，他方は鎖骨の深部に付着する。胸鎖乳突筋は他の頚部の屈筋とともに首を屈曲させたり，回転させたりする。胸鎖乳突筋が単独で作用する場合，一方の胸鎖乳突筋が収縮すると，頭部は反対側に向いたり，傾いたり，側方に屈曲する。

器官系	筋骨格系
位置	乳様突起から胸骨と鎖骨までの間
主な機能	頭を傾け，屈曲させる。首を屈曲させ，回転させる
構成要素	二頭の骨格筋
関連構造	頭蓋，胸骨，鎖骨，他の頭部屈曲筋

頭頸部

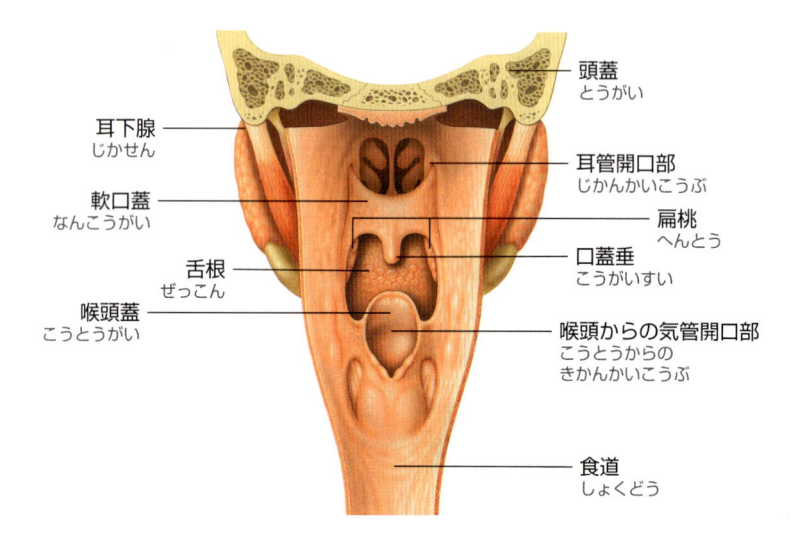

咽　頭 いんとう

図中ラベル:
- 頭蓋 とうがい
- 耳下腺 じかせん
- 耳管開口部 じかんかいこうぶ
- 軟口蓋 なんこうがい
- 扁桃 へんとう
- 舌根 ぜっこん
- 口蓋垂 こうがいすい
- 喉頭蓋 こうとうがい
- 喉頭からの気管開口部 こうとうからのきかんかいこうぶ
- 食道 しょくどう

咽頭は頸部の深層にある筋性の管で，食物を食道に導き，空気を気管に送る部分である。上図は咽頭を切り開き背部から眺めたもので，3部分を区別することができる。鼻咽頭は軟口蓋よりも上部にある。鼻咽頭の両側には管状の隆起がみられる。これは耳管の開口部で，咽頭と中耳の空気圧を同じにする働きをもっている。口腔咽頭部（中咽頭）はのどの背部に位置する。その天井は軟口蓋の下面であり，その床面は舌背である。咽頭喉頭部は喉頭蓋から輪状軟骨の下部まで広がり，そこで食道につながる。

器官系	呼吸器系と消化器系
位置	鼻腔から食道の上までの間
主な機能	空気と食物の通路となる
構成要素	鼻咽頭，口腔咽頭部，咽頭喉頭部
関連構造	口，鼻腔，食道，気管

頭頸部

咽頭の筋肉　いんとうのきんにく

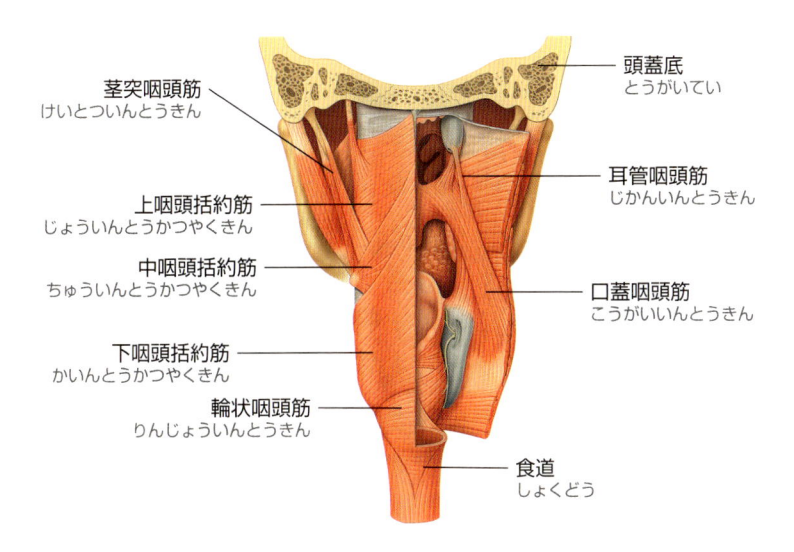

- 茎突咽頭筋　けいとついんとうきん
- 頭蓋底　とうがいてい
- 上咽頭括約筋　じょういんとうかつやくきん
- 耳管咽頭筋　じかんいんとうきん
- 中咽頭括約筋　ちゅういんとうかつやくきん
- 口蓋咽頭筋　こうがいいんとうきん
- 下咽頭括約筋　かいんとうかつやくきん
- 輪状咽頭筋　りんじょういんとうきん
- 食道　しょくどう

咽頭は6対の筋肉からできている。上・中・下の咽頭括約筋（いんとうかつやくきん）からなる3対の括約筋で1つの筋群を形づくり，咽頭を横断している。これらの筋は咽頭を締め付けて，食物を押しつぶし食道に流しこむ。これらの括約筋は下から順に互いに重なり合い（積み重ねられた3個のカップに似ている），その中に咽頭の重要な構造が容れられている。もう一方の筋群は耳管咽頭筋，茎突咽頭筋，口蓋咽頭筋の3対の筋からなり，咽頭の上部から下部に向けて走行している。これらは嚥下の際に咽頭を引き上げ，さらに喉頭を上げて気道を閉じ，気道に物が落ち込まないようにしている。

器官系	筋骨格系
位置	咽頭を横断するものと，上から下に向けて走行するもの
主な機能	食物を押しつぶし食道に流しこむ。嚥下の際に咽頭を引き上げる。喉頭を上昇させて気道を保護する
構成要素	上咽頭括約筋，中咽頭括約筋，下咽頭括約筋，耳管咽頭筋，茎突咽頭筋，口蓋咽頭筋，輪状咽頭筋
関連構造	口，鼻腔，食道，気道

頭頚部

甲状腺 こうじょうせん

上甲状腺動脈・静脈
じょうこうじょうせん
どうみゃく・じょうみゃく

舌骨
ぜっこつ

甲状軟骨
こうじょうなんこつ

甲状腺
こうじょうせん

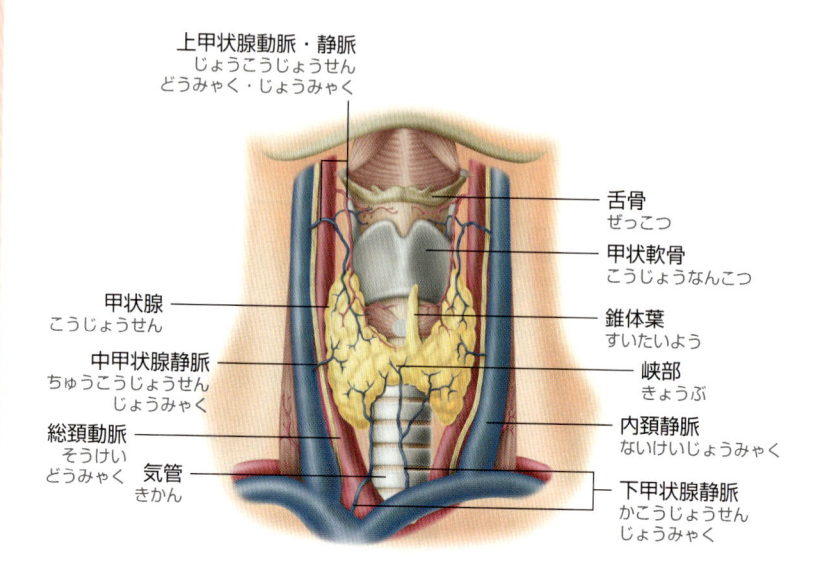

錐体葉
すいたいよう

中甲状腺静脈
ちゅうこうじょうせん
じょうみゃく

峡部
きょうぶ

総頚動脈
そうけい
どうみゃく

内頚静脈
ないけいじょうみゃく

気管
きかん

下甲状腺静脈
かこうじょうせん
じょうみゃく

甲状腺は蝶が羽を広げたような形をした大きな内分泌腺で，喉頭の下で気管を包みこむように存在する。この内分泌腺はトリヨードサイロニンとサイロキシンの2種類の重要なホルモンを産生し，成長や代謝(体内でおこなわれている化学反応)を調節している。甲状腺は血中カルシウム濃度を調節するカルシトニンも産生している。甲状腺は小さな袋(濾胞)の集合からなり，左右の2葉が真ん中の峡部でつながっている。時おり峡部から伸びる小さな錐体葉がみられることもある。上下の甲状腺動脈が甲状腺に1分間に80〜120 mLという多量の血液を供給している。

器官系	内分泌系
位置	喉頭の下で気管を取り囲む
主な機能	成長や代謝，カルシウム調節に関与するホルモンを分泌する
構成要素	2葉とそれをつなぐ峡部
関連構造	血液循環，気管

上皮小体（副甲状腺）
じょうひしょうたい（ふくこうじょうせん）

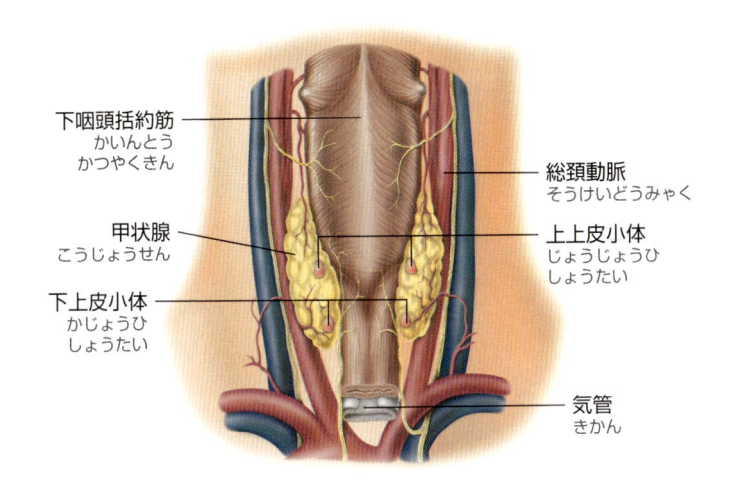

- 下咽頭括約筋（かいんとうかつやくきん）
- 甲状腺（こうじょうせん）
- 下上皮小体（かじょうひしょうたい）
- 総頸動脈（そうけいどうみゃく）
- 上上皮小体（じょうじょうひしょうたい）
- 気管（きかん）

米粒ほどの大きさの上皮小体（副甲状腺）は，甲状腺の裏面に埋まっている。通常は4つであるが，その数は個人で異なる。また上皮小体は時おり，頸部の別の部位や胸部などにみられることもある。上皮小体にはパラトルモンを分泌する主細胞が大量に含まれる。このパラトルモンは，カルシトニンやビタミンDとともに体内のカルシウム濃度を調節している。パラトルモンは血中カルシウム濃度が正常より下がると分泌される。それによって，骨からカルシウムが血中にとけ出し，腎臓によるカルシウムの再吸収が増加する。

器官系	内分泌系
位置	通常は甲状腺の裏面に埋まっている
主な機能	パラトルモンを産生し，血中カルシウム濃度を調節する
構成要素	分泌細胞である主細胞を含む腺構造
関連構造	甲状腺，骨，腎臓

頭頚部

頭頚部のリンパ路 とうけいぶのリンパろ

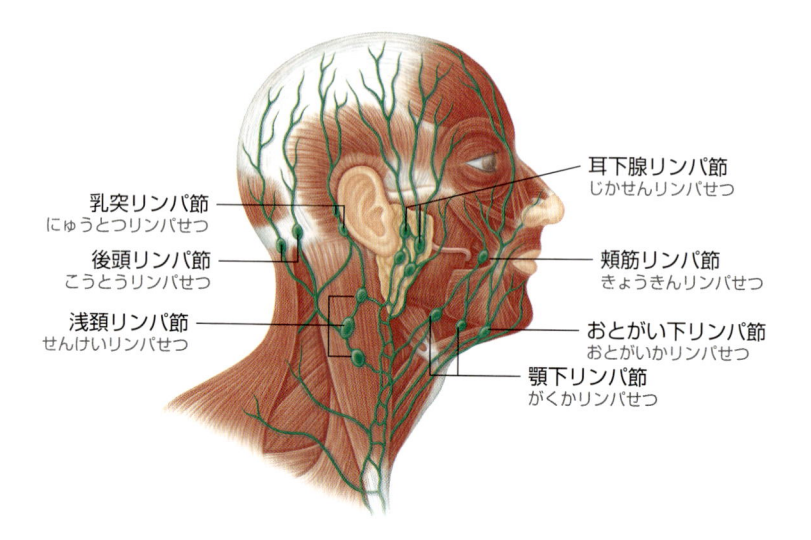

耳下腺リンパ節
じかせんリンパせつ

乳突リンパ節
にゅうとつリンパせつ

後頭リンパ節
こうとうリンパせつ

頬筋リンパ節
きょうきんリンパせつ

浅頚リンパ節
せんけいリンパせつ

おとがい下リンパ節
おとがいかリンパせつ

顎下リンパ節
がくかリンパせつ

リンパ系はリンパ管とリンパ節からなるネットワークで，全身に分布する。その役割は身体の組織から排泄された過剰な組織液(リンパ)を排泄し，血液循環に戻すことである。リンパ管の途中にあるリンパ節は，リンパを濾過し，異物をみつけて，時にそれを破壊する。頭頚部のリンパ節には，頚椎領域の頚リンパ節，耳下腺に隣接した耳下腺リンパ節などがある。1対の舌扁桃はそれら自体がリンパ節の集まりのようなものである。頚部深層には咽頭，喉頭，気管を取り囲み，それらの構造から出されるリンパを集めるリンパ節がある。

器官系	リンパ系
位置	頭頚部に分布するリンパ節とリンパ管
主な機能	組織や細胞から出た過剰な組織液(リンパ)の排泄。炎症に対する防衛
構成要素	数多くのリンパ管，後頭リンパ節，乳突リンパ節，耳下腺リンパ節，頬筋リンパ節，顎下リンパ節，おとがい下リンパ節，後頚リンパ節，浅頚リンパ節
関連構造	頭頚部のさまざまな構造物

頚椎と頚椎靱帯 けいついとけいついじんたい

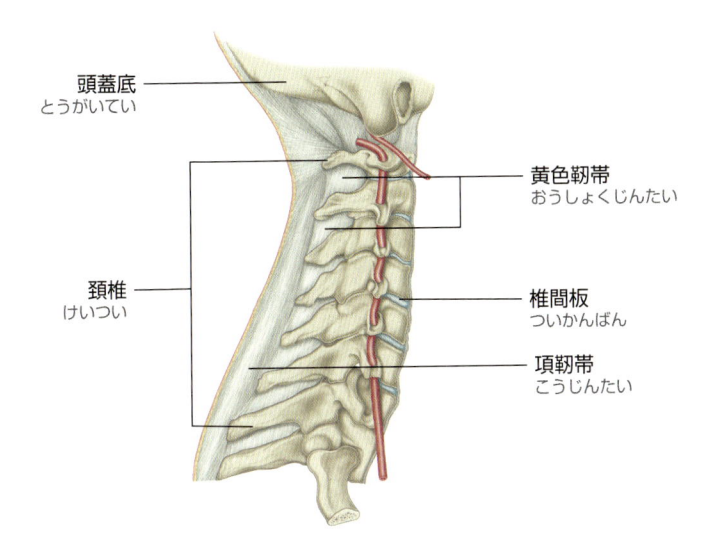

- 頭蓋底 とうがいてい
- 頚椎 けいつい
- 黄色靱帯 おうしょくじんたい
- 椎間板 ついかんばん
- 項靱帯 こうじんたい

頚椎は7個あり、それらが上下に並んで頚部の骨格をつくっている。これらの椎骨は脊髄を保護し、頭部を支持している。第1、第2、第7頚椎は他の頚椎とは構造的に異なっている。第1頚椎は環椎と呼ばれる薄い輪状の骨で、頭蓋をのせている。第2頚椎の軸椎は、環椎を支えて水平に回旋する。第7頚椎は隆椎で、全頚椎の中で最も大きな棘突起をもっており、これは体表から触れることができる。頚部の靱帯は個々の頚椎と頭蓋をつないで、首が広範囲に動けるようにしている。

器官系	筋骨格系
位置	椎骨は頭蓋と胸椎の間にある。靱帯は椎骨間と上は頭蓋にまで伸びる
主な機能	椎骨は脊髄を保護し、支持する。また頭部を支持し、首が動けるようにする。靱帯は椎骨の安定性と保持に関わる
構成要素	7つの椎骨、深層と浅層のさまざまな靱帯
関連構造	頭蓋、脊髄、胸椎

脊椎と脊髄

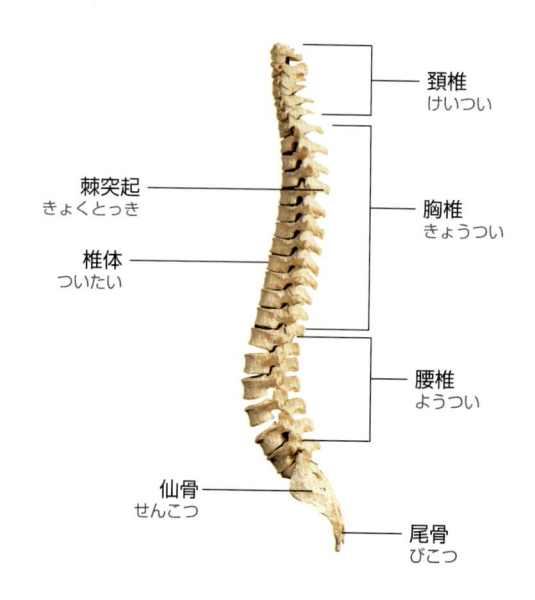

脊　柱 せきちゅう

- 頚椎 けいつい
- 棘突起 きょくとっき
- 椎体 ついたい
- 胸椎 きょうつい
- 腰椎 ようつい
- 仙骨 せんこつ
- 尾骨 びこつ

弯曲している脊柱（背骨）は頭蓋をのせて骨盤まで伸びている。脊柱は全身の支柱となってバランスをとっている。また肋骨と背中の筋肉の付着部でもある。脊柱は壊れやすい脊髄を容れ保護している。脊髄は脳の底部から始まり，脊柱の中の脊柱管内を下行する。26個の骨がこの脊柱という円柱を形成しているが，それらは柔軟な動きができるようにつながっている。脊柱は5つの部位に区別することができる。頚部の7個の頚椎，胸部の12個の胸椎，腰を支える5個の腰椎，それに仙骨と尾骨である。

器官系	筋骨格系
位置	頭蓋から骨盤までの間
主な機能	身体を保持し安定させる。肋骨と筋肉の付着部となる。背部の柔軟な動きを可能にする。脊髄を保護する
構成要素	頚椎，胸椎，腰椎，仙骨，尾骨
関連構造	頭蓋，肋骨，骨盤，筋，靱帯

脊椎と脊髄

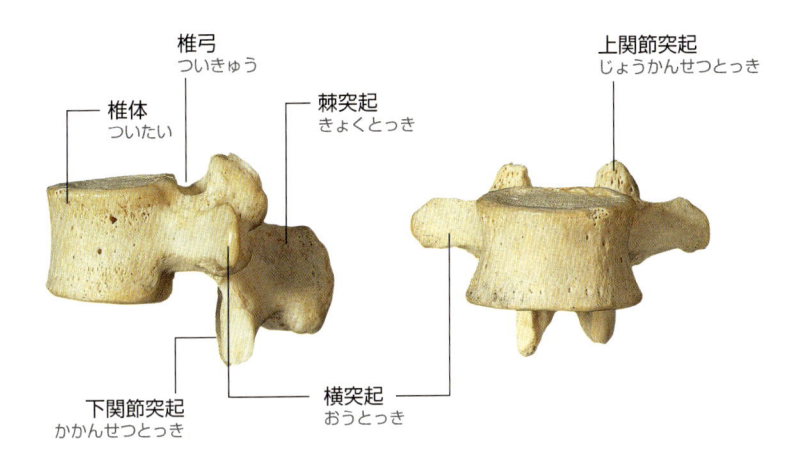

椎　骨 ついこつ

- 椎体 ついたい
- 椎弓 ついきゅう
- 棘突起 きょくとっき
- 上関節突起 じょうかんせつとっき
- 下関節突起 かかんせつとっき
- 横突起 おうとっき

　脊柱を構成する椎骨には様々な大きさや形があるが，基本的に同じ構造をしている。それぞれの骨は円柱形の重力支持部である椎体が前部にあり，その背部が椎弓で骨性の突出物である突起をつけている。椎体と椎弓の間には椎孔と呼ばれる穴がある。各椎骨の椎孔をつらねる管を脊柱管と呼び，ここを脊髄が通る。7つの突起が椎弓から外に突出している。棘突起と2つの横突起は筋や靱帯が付着するためのものである。上・下関節突起は椎骨間の関節をつくり，脊柱の動きを可能にしている。

器官系	筋骨格系
位置	脊柱を形成
主な機能	身体を保持し安定させる。肋骨と筋肉の付着部となる。背部の柔軟な動きを可能にする。脊髄を保護する
構成要素	椎体，椎弓，棘突起，横突起，上関節突起，下関節突起
関連構造	頭蓋，肋骨，骨盤，筋，靱帯

95

脊椎と脊髄

椎間円板 ついかんえんばん

椎体
ついたい

椎間円板
ついかんえんばん

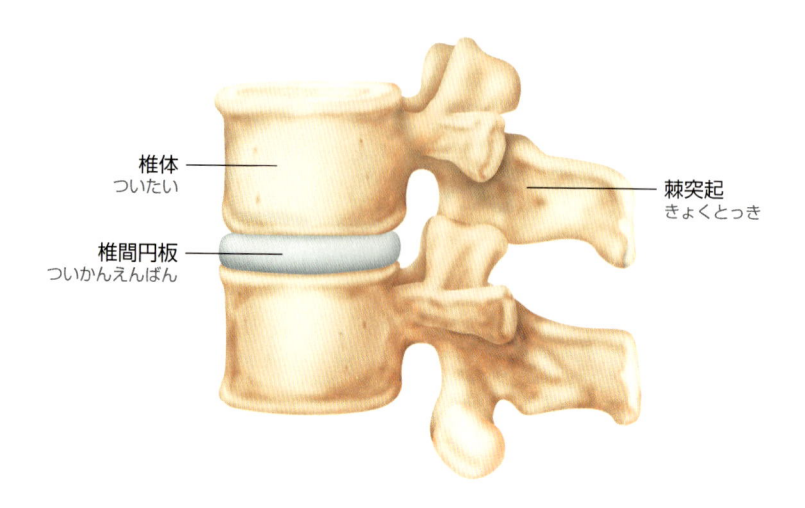

棘突起
きょくとっき

　それぞれの椎体の間には平らな円盤状の椎間円板があり，クッションとして骨を保護し，歩く時や走る時，さらに飛び上がった時に，脊柱の衝撃緩衝材となっている。椎間円板が圧縮されることにより，個々の骨の間でわずかな動きが可能となる。それが合わさることで，脊柱全体ではかなり大きく屈曲できる。椎間円板は中心にやわらかいゼリー状の髄核があり，それを結合組織が取り囲んで形成されている。それゆえ，椎間円板は弾性をもち，圧に耐えられるようになっている。髄核を取り囲む線維輪は線維軟骨組織でできた丈夫な層で，髄核が飛び出すのを防ぎ，脊柱の伸張を防いでいる。

器官系	筋骨格系
位置	脊柱の各椎骨の間
主な機能	運動時の衝撃緩衝材となる。脊柱がねじれたり屈曲したりする際に柔軟性をもたらす
構成要素	中心の髄核，外側の線維層である線維輪
関連構造	椎骨，脊柱の靱帯

脊椎と脊髄

仙骨と尾骨　せんこつとびこつ

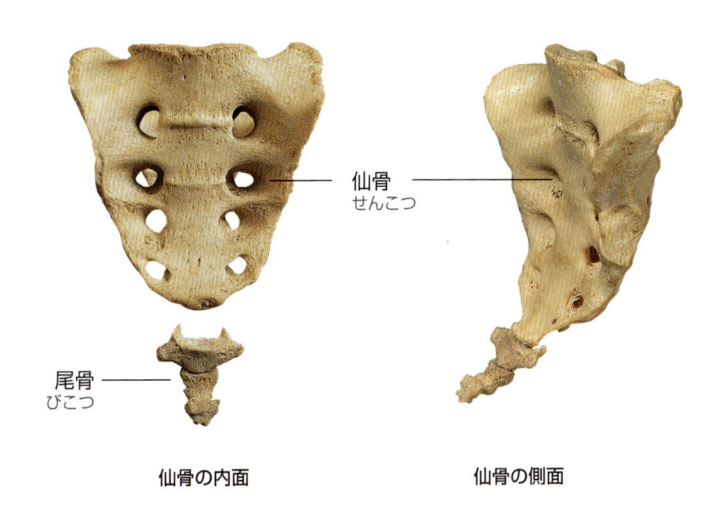

仙骨の内面

仙骨の側面

脊柱の下端には仙骨と尾骨がある。仙骨は逆三角形であるが，これはもともと 5 個の仙椎だったものが成人初期に融合してできたものである。その機能には，脊柱と下肢帯の骨とをつなぎ合わせる，体重を支える，膀胱などの骨盤内臓を保護する，大腿を動かす筋肉の付着部位になる，などがある。尾骨は仙骨底につながっているが，霊長類の仲間にみられる尾の遺残である。尾骨は小さなピラミッド形の骨で，4 個の小さい尾椎が融合してできたもので，ここに靱帯や肛門括約筋となる筋肉が付着する。

器官系	筋骨格系
位置	脊柱の末端
主な機能	脊柱を下肢帯につなげる。体重を支えるのを助ける。骨盤内臓を保護する。筋肉を付着させる
構成要素	仙骨は 5 つ，尾骨は 4 つの融合した椎骨
関連構造	脊柱，下肢帯，さまざまな筋肉

脊椎と脊髄

仙骨神経叢 せんこつしんけいそう

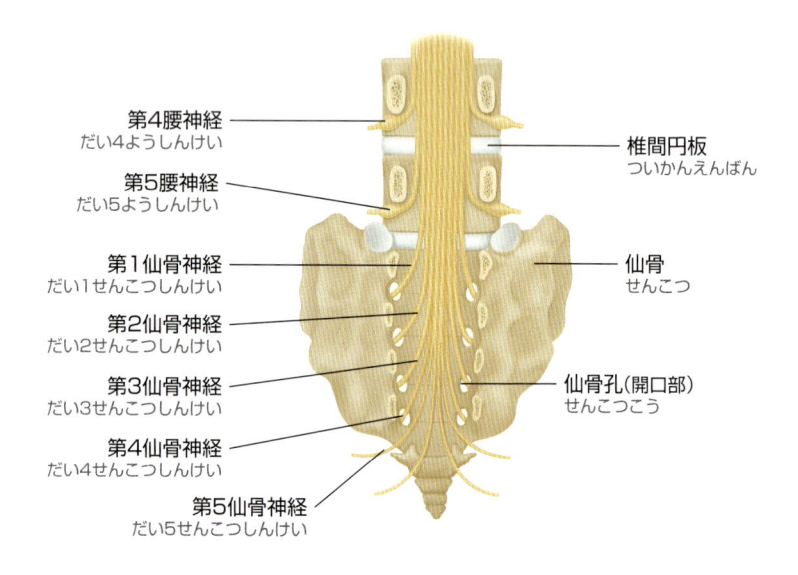

- 第4腰神経　だい4ようしんけい
- 第5腰神経　だい5ようしんけい
- 第1仙骨神経　だい1せんこつしんけい
- 第2仙骨神経　だい2せんこつしんけい
- 第3仙骨神経　だい3せんこつしんけい
- 第4仙骨神経　だい4せんこつしんけい
- 第5仙骨神経　だい5せんこつしんけい
- 椎間円板　ついかんえんばん
- 仙骨　せんこつ
- 仙骨孔（開口部）　せんこつこう

骨盤と下肢に分布する知覚神経と運動神経は，仙骨神経叢という脊髄神経前枝の複雑な神経網から出る。これは仙骨の前面にある。仙骨神経叢の神経は第4，第5腰神経根と仙骨神経の前枝からなる。仙骨神経叢で，これらの神経根は神経線維が複雑に絡み合った後に，改めて太い神経となる。殿部に分布する上殿神経や下殿神経，下肢の筋に分布する坐骨神経などが仙骨神経叢から出る。副交感（内臓）神経（第1，第2，第3仙骨神経に含まれている）は会陰部の括約筋に作用することにより，排尿や排便を調節している。また陰茎の動脈を拡張することにより勃起を起こす働きもある。

器官系	末梢神経系
位置	仙骨前面の骨盤腔後面
主な機能	殿部，下肢，生殖器に分布する神経網。排尿や排便，陰茎の勃起を調節する
構成要素	仙骨神経 S1〜S5 の前枝，腰神経 L4〜L5 の前枝
関連構造	脊髄，数多くの神経

脊　髄 せきずい

脊髄は脳と身体の他の部位との間を結ぶ情報の通路である。31対ある脊髄神経は脊髄と身体各部とを連絡する神経で，脊髄から起こり，脊柱の椎間孔を通って左右両側に出る。脊髄はわずかにつぶれた円柱状で，長さ約40cmである。脊髄は脳幹の最下部である延髄に続いて始まり，脊柱管の中を下行する。脊髄自体は脊髄円錐で終わり，そこから出る脊髄神経は馬尾となって伸びている。脳と同じように，脊髄は硬膜，クモ膜，軟膜と3層からなる髄膜におおわれ，保護されている。

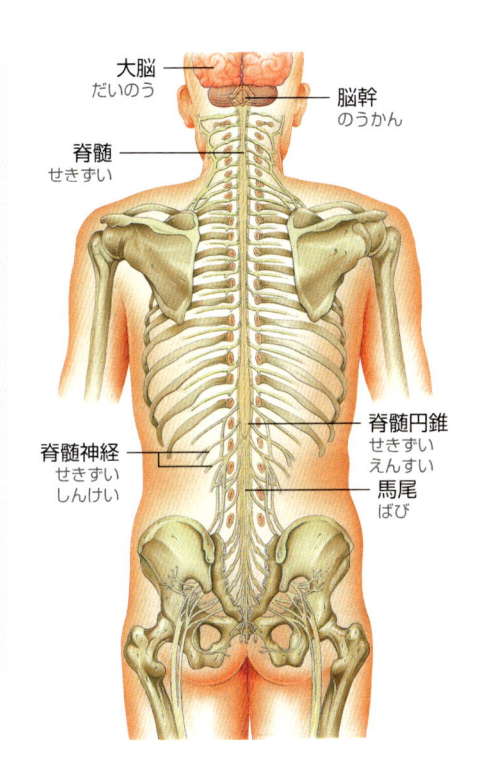

器官系	中枢神経系（脊髄），末梢神経系（脊髄神経）
位置	脳幹の延髄から腰椎部分までの間
主な機能	脳と身体各部との間で重要な神経インパルスを伝達する
構成要素	灰白質，白質
関連構造	脊柱，脳，身体各部

脊椎と脊髄

脊髄路 せきずいろ

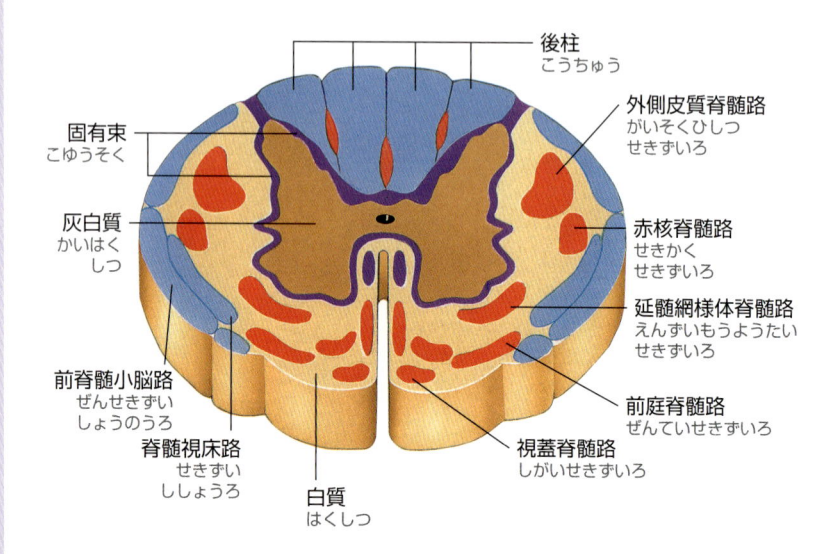

- 後柱 こうちゅう
- 外側皮質脊髄路 がいそくひしつせきずいろ
- 固有束 こゆうそく
- 灰白質 かいはくしつ
- 赤核脊髄路 せきかくせきずいろ
- 延髄網様体脊髄路 えんずいもうようたいせきずいろ
- 前脊髄小脳路 ぜんせきずいしょうのうろ
- 前庭脊髄路 ぜんていせきずいろ
- 脊髄視床路 せきずいししょうろ
- 視蓋脊髄路 しがいせきずいろ
- 白質 はくしつ

脊髄の横断面をみると，中心に蝶が羽を広げたような形の灰白質があり，そのまわりを白質が取り囲んでいる。白質には，数多くの対になった神経路が走行している。これは同じ起始，停止と機能をもった神経の軸索が束になったものである。上行路(ここでは青色で示してある)は触覚，圧覚，痛覚，温度覚などの知覚情報を全身から脳に伝達している。下行路(赤色)は脳から全身の各部に命令を伝達するもので，特に運動を調節している。錐体外路(紫色)は左右をつないでいる線維が通り，身体のバランスや協調運動，姿勢，筋緊張に関与している。

器官系	中枢神経系
位置	脊髄の白質内
主な機能	全身から脳に知覚情報を伝達する。脳から運動や平衡，姿勢に関する命令を伝達する
構成要素	上行路，下行路，錐体外路
関連構造	脊柱，脳，身体のさまざまな構造

脊髄神経 せきずいしんけい

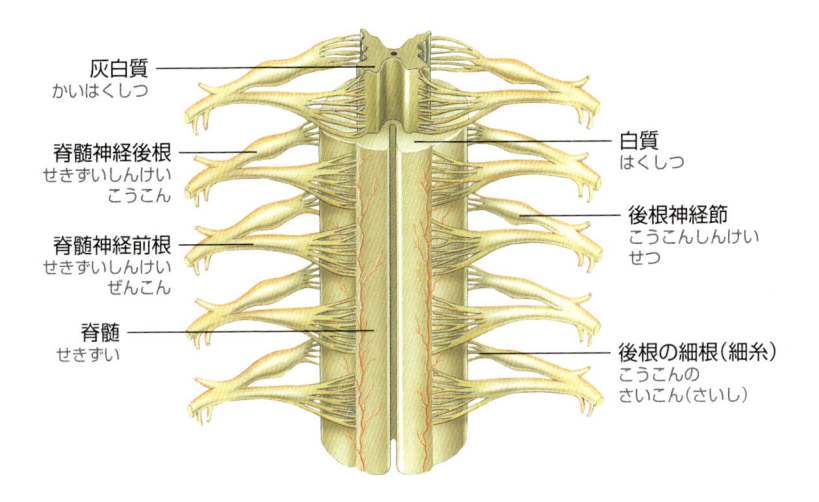

- 灰白質（かいはくしつ）
- 脊髄神経後根（せきずいしんけいこうこん）
- 脊髄神経前根（せきずいしんけいぜんこん）
- 脊髄（せきずい）
- 白質（はくしつ）
- 後根神経節（こうこんしんけいせつ）
- 後根の細根（細糸）（こうこんのさいこん（さいし））

脊髄神経は 31 対あり，脊髄の両側に出ている。上から 8 対の頸神経，12 対の胸神経，5 対の腰神経，5 対の仙骨神経，1 対の尾骨神経が区別される。各脊髄神経には 2 つの神経根がある。前根は運動神経の軸索が含まれ，これが送り出す電気信号（神経インパルス）は筋の運動を調節している。後根には，知覚神経の軸索が含まれ，知覚情報が脊髄に向かって運ばれる。各根は一連の細根からなり，これが脊髄本体につながっている。ひとつの後根から出た細根が分布する脊髄神経の領域を一分節としている。

器官系	末梢神経系
位置	脊髄の長軸にそってその両側に配置
主な機能	全身から脳に知覚情報を伝達する。脳から運動や平衡，姿勢に関する命令を伝達する
構成要素	8 対の頸神経，12 対の胸神経，5 対の腰神経，5 対の仙骨神経，1 対の尾骨神経
関連構造	脳，脊髄，身体のさまざまな構造

脊椎と脊髄

脊髄の髄膜 せきずいのずいまく

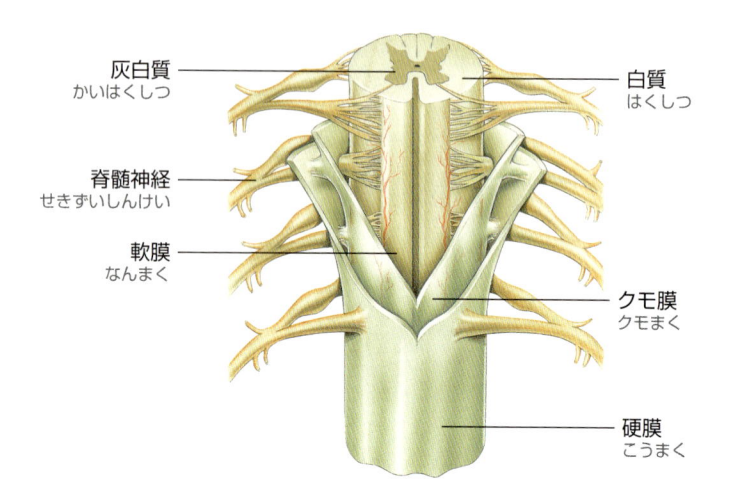

- 灰白質 かいはくしつ
- 白質 はくしつ
- 脊髄神経 せきずいしんけい
- 軟膜 なんまく
- クモ膜 クモまく
- 硬膜 こうまく

脊髄は椎骨によって囲まれ，保護されている。さらに，脳と同じように，脊髄も3層の保護膜で包まれている。これが脊髄髄膜で，頭蓋内の脳髄膜から移行している。硬膜は頑丈な最外側の膜で，椎骨とは硬膜上腔で切り離されており，ここには脂肪組織と静脈が入っている。中間の膜は繊細なクモ膜で，この膜と硬膜の間には薄い脳脊髄液の層がある。最内層は軟膜であり，脊髄を取り囲んでおり，細い血管が密に分布している。クモ膜と軟膜の間はクモ膜下腔で，ここにも脳脊髄液があり，脊髄のクッションになっている。

器官系	中枢神経系
位置	脊髄を取り囲む
主な機能	脊髄を保護する。脳脊髄液がクッションの役割をし，化学的な老廃物の排泄に役立つ
構成要素	硬膜，クモ膜，軟膜
関連構造	脳，脊髄

胸部

浅背筋 せんはいきん

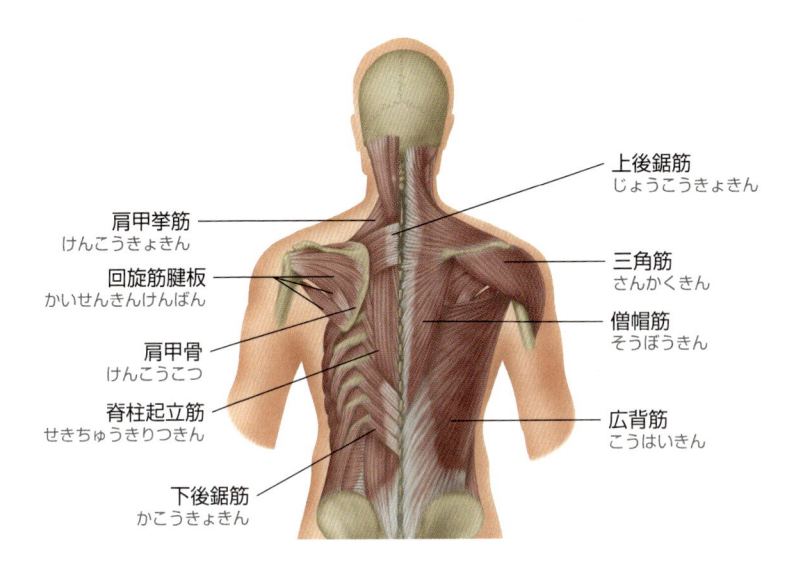

肩甲挙筋 けんこうきょきん
回旋筋腱板 かいせんきんけんばん
肩甲骨 けんこうこつ
脊柱起立筋 せきちゅうきりつきん
下後鋸筋 かこうきょきん

上後鋸筋 じょうこうきょきん
三角筋 さんかくきん
僧帽筋 そうぼうきん
広背筋 こうはいきん

浅背筋は首や背中，肩，上腕を動かす筋肉である。僧帽筋は大きな扇形の筋肉で，その上端は後頚部から肩さきに向かうカーブをつくっている。僧帽筋は頭蓋底に付着して頭部を支持し，回転するのを助け，また肩を後ろに固定するのに働く。背中で最大かつ最も強力な筋は広背筋で，腰椎と腸骨から起こり，上腕骨の上部に付く。この筋はかなり強い抵抗がかかっても腕を胴体側に後方まで引くことができる。肩の回旋筋腱板は肩甲骨と上腕骨頭との間を走行しているやや小型の筋肉の一群で，一緒になって上腕骨を肩関節に強く引きつけている。

■器官系	筋骨格系
■位置	背部，頚部と骨盤の間
■主な機能	首，背中，上腕の動きを可能にする。吸気時に胸郭を挙上する
■構成要素	僧帽筋，広背筋，肩甲挙筋，肩の回旋筋腱板，脊柱起立筋，上後鋸筋，下後鋸筋，三角筋
■関連構造	頭蓋，脊柱，肋骨，上腕骨，肩関節

103

胸部

深背筋 しんはいきん

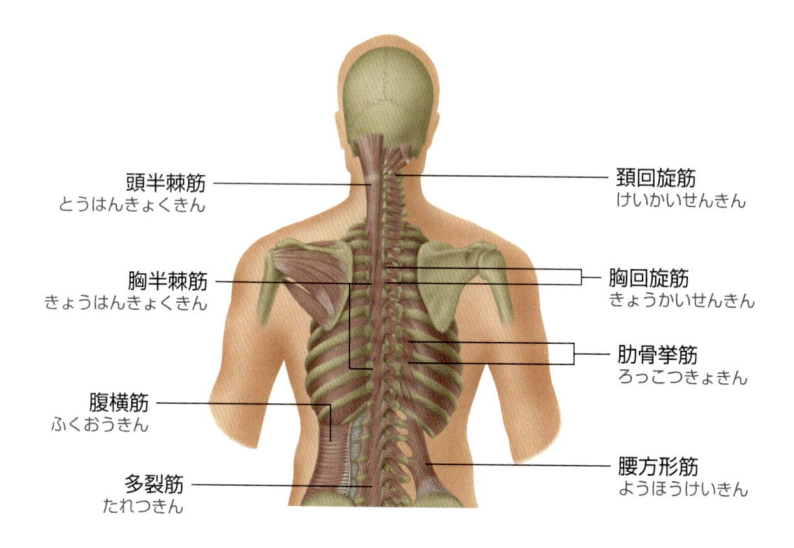

- 頭半棘筋 とうはんきょくきん
- 胸半棘筋 きょうはんきょくきん
- 腹横筋 ふくおうきん
- 多裂筋 たれつきん
- 頚回旋筋 けいかいせんきん
- 胸回旋筋 きょうかいせんきん
- 肋骨挙筋 ろっこつきょきん
- 腰方形筋 ようほうけいきん

浅背筋の深層には，脊柱の背面にそって一群の深背筋がある。これらの筋肉は層状に配列し，脊柱を滑らかに動かす。最も深い部分にある筋は非常に短く，それぞれの椎骨から直上の椎骨に向かって斜めに走行する。これらの筋に重なり，やや長めの筋が椎骨や近くの肋骨に向かって走行する。最表層の筋はさらに長くなり，一部は腸骨や後頭骨につく。これらの筋は共同して働くことで，脊柱のS字状の弯曲がつくられ，脊柱の屈伸やねじり，直立姿勢が可能となる。

■器官系	筋骨格系
■位置	背部，頚部と骨盤の間
■主な機能	脊柱を滑らかに動かし，直立姿勢を保つ
■構成要素	頭半棘筋，胸半棘筋，多裂筋，頚回旋筋，胸回旋筋，肋骨挙筋，腰方形筋
■関連構造	頭蓋，脊柱，肋骨，骨盤

胸部

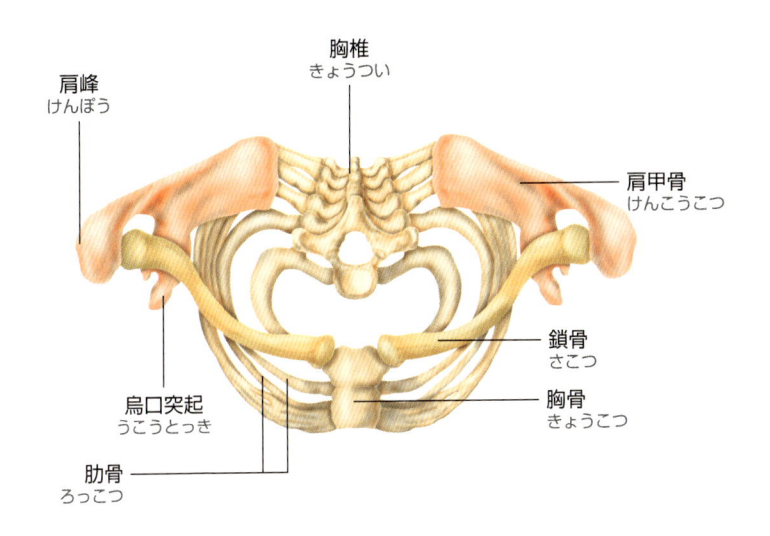

鎖　骨 さこつ

- 肩峰 けんぼう
- 胸椎 きょうつい
- 肩甲骨 けんこうこつ
- 鎖骨 さこつ
- 胸骨 きょうこつ
- 烏口突起 うこうとっき
- 肋骨 ろっこつ

上肢と胴体は上肢帯を介してつながっている。上肢帯は鎖骨と肩甲骨からなる。鎖骨はS字状の細い骨で，胸の頂部で水平に位置し，上腕を胸郭から離れた位置に保つ支持装置になっている。鎖骨の前上表面はほぼ滑らかであるが，下面には凹凸があり，靱帯や筋肉が付着するようになっている。鎖骨の内側端は大きな卵円形で，胸骨と連結して胸鎖関節をつくる。外側の端はやや小さな面で，肩甲骨の肩峰と肩鎖関節をつくる。

■器官系	筋骨格系
■位置	頚部と胸部の境目で水平に横切る
■主な機能	筋や靱帯の付着部位であり，上肢が胸郭から離れないようにつないでいる
■構成要素	2つの骨で，それぞれ胸骨と肩甲骨に連結している
■関連構造	上腕骨，胸骨，肩甲骨，肋骨，筋肉

胸部

胸鎖関節 きょうさかんせつ

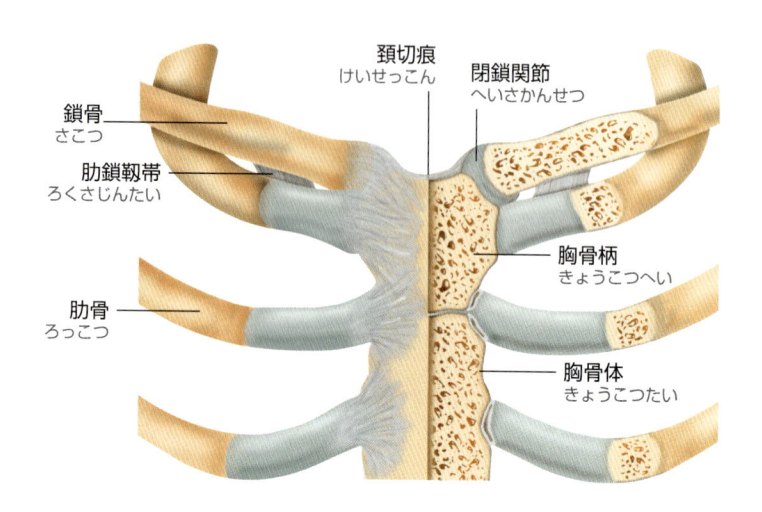

図の注記:
- 鎖骨 さこつ
- 肋鎖靭帯 ろくさじんたい
- 肋骨 ろっこつ
- 頚切痕 けいせっこん
- 閉鎖関節 へいさかんせつ
- 胸骨柄 きょうこつへい
- 胸骨体 きょうこつたい

胸鎖関節は上肢帯と胴体の骨格との間の唯一の骨性連結部分である。この関節は皮下に触れることができる。それは鎖骨の胸骨側端がかなり大きく，胸骨柄の頂部の上にのっているからである。この関節の間に頚切痕があり，前頚部の皮下に触れることができる。この関節の内部には線維軟骨でできた関節円板があり，骨の連結をよくし，その安定性を保っている。この関節は第1肋骨の裏面に付着している肋鎖靭帯によりさらに安定している。胸鎖関節はわずかな可動性しかないが，鎖骨の外側端は肩をすくめる時に上方に動かすことができる。

■器官系	筋骨格系
■位置	鎖骨と胸骨の間
■主な機能	鎖骨と胸骨の間の連結の安定性
■構成要素	関節円板，肋鎖靭帯
■関連構造	肋骨

胸部

肩甲骨 けんこうこつ

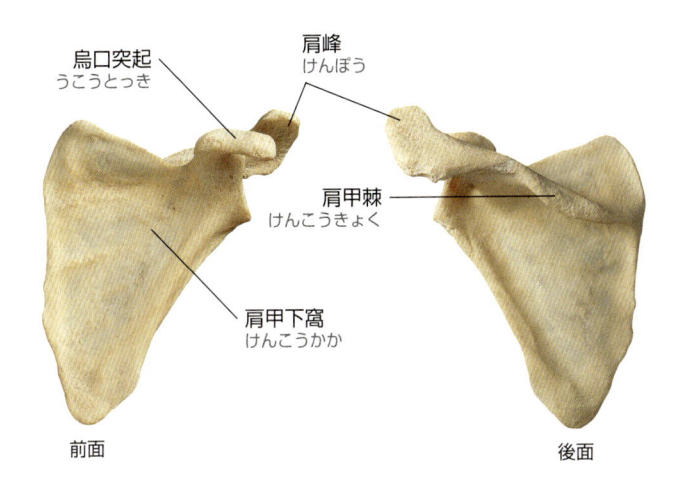

烏口突起
うこうとっき

肩峰
けんぽう

肩甲棘
けんこうきょく

肩甲下窩
けんこうかか

前面　　　　　　　　　　　　　　　　後面

> 鎖骨とともに，肩甲骨は上肢帯を形成している。肩甲骨は平らな三角形の骨であり，前面と後面の二面が区別される。肩甲骨が胸部後面の肋骨と向き合い凹面になっている面は肩甲下窩といい，その広い面は筋肉の付着部位になっている。肩甲骨の背面には肩甲棘が飛び出し横切っている。肩甲棘は背面上部の皮下で触れることができ，また肩甲骨の背面を棘上窩と棘下窩に二分している。この肩甲棘の一端は肩峰となっている。ここは肩の先端であり，鎖骨とつながる。

■器官系	筋骨格系
■位置	胸郭の背面で，第2～第7肋骨の間
■主な機能	筋肉や靱帯の付着部位であり，胸郭から上肢が離れないようにつないでいる
■構成要素	三角形の平坦な骨，肩甲棘，肩峰，肩甲下窩，烏口突起
■関連構造	上腕骨，鎖骨，肋骨

107

胸部

胸郭 きょうかく

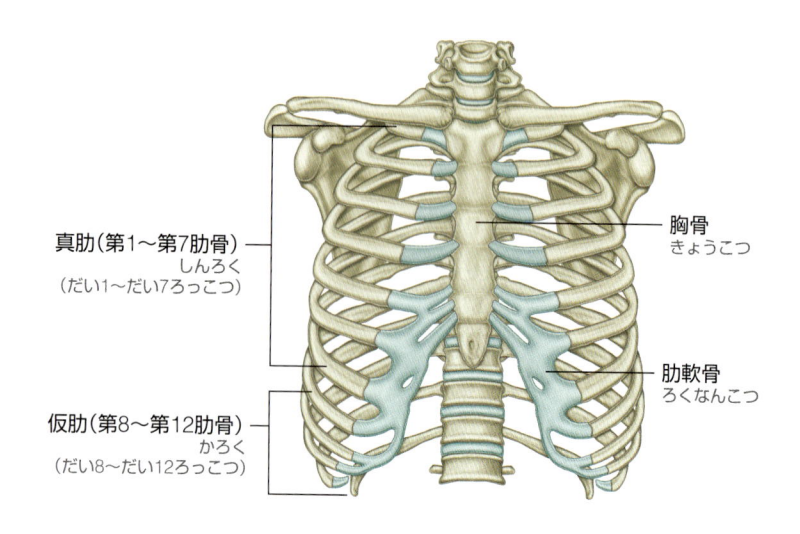

真肋(第1〜第7肋骨)
しんろく
(だい1〜だい7ろっこつ)

仮肋(第8〜第12肋骨)
かろく
(だい8〜だい12ろっこつ)

胸骨
きょうこつ

肋軟骨
ろくなんこつ

胸郭は胸部の臓器を保護するとともに背部，胸部，肩の筋肉の付着部位にもなっている。胸郭は 12 対の肋骨と，肋軟骨，胸骨からなる。胸郭はその背部を 12 の胸椎で支えられ，肋骨はそれぞれ対応する番号の胸椎に付着している。肋骨は体の正面に向かい，胸を取り囲むように弯曲している。肋骨はその前面の付着の仕方にしたがって，真肋と仮肋に区別できる。上部 7 対の真肋は胸骨にそれぞれ肋軟骨を介して直接付着する。第 8〜第 10 肋骨は融合した肋軟骨を介して間接的に付着し，さらに第 11，第 12 肋骨は短く，胸骨まで達しないで終わる。

■器官系	筋骨格系
■位置	頚部の真下で，胸を取り囲む
■主な機能	胸部内臓を保護する。さまざまな筋肉の付着部位となる
■構成要素	肋骨，肋軟骨，胸骨
■関連構造	脊柱，上肢帯，肺

胸部

胸　骨 きょうこつ

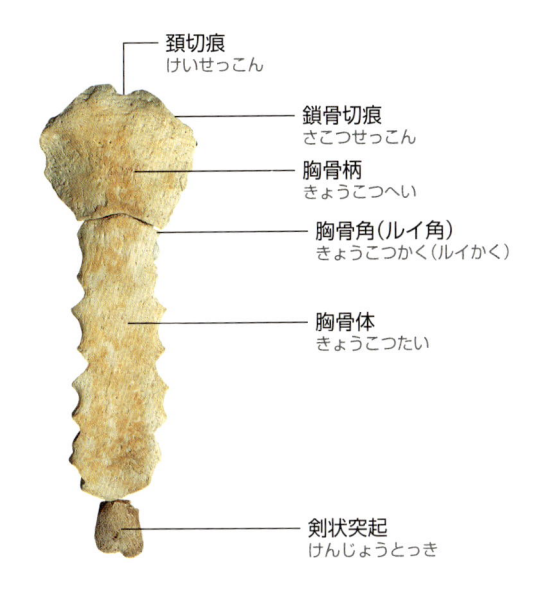

- 頸切痕 けいせっこん
- 鎖骨切痕 さこつせっこん
- 胸骨柄 きょうこつへい
- 胸骨角（ルイ角） きょうこつかく（ルイかく）
- 胸骨体 きょうこつたい
- 剣状突起 けんじょうとっき

胸郭の前面には縦に長く平坦な胸骨がある。胸骨は胸骨柄，胸骨体，剣状突起の3部からなる。胸骨柄は胸骨の上端にあり，おおよそ三角形で真ん中が隆起しており，上縁には頸切痕があり，触れることができる。胸骨体は胸骨の最も長い部分で，胸骨柄との間に関節（胸骨角，第2肋骨の肋軟骨が付着する）をつくり，呼吸時に動くことができるようになっている。剣状突起は胸骨の最下部で，小さなとがった骨が下後方に突出している。ここには横隔膜や腹直筋の一部が付着する。若い人では剣状突起は軟骨であるが，通常40〜50歳で骨に変わる。

■器官系	筋骨格系
■位置	胸郭の前面
■主な機能	胸郭の前面を形成する。胸部内臓を保護し，腹部の筋肉の付着部位となる
■構成要素	胸骨柄，胸骨体，剣状突起
■関連構造	肋骨，上肢帯

胸部

肋軟骨 ろくなんこつ

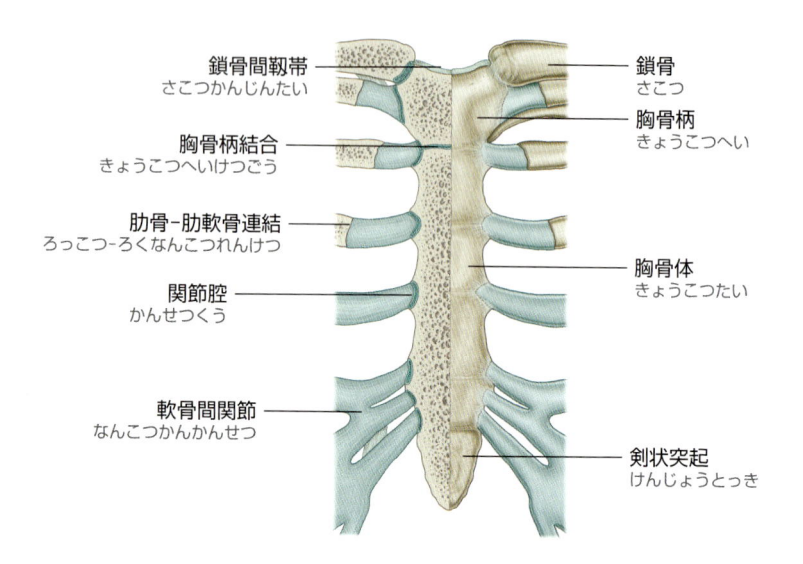

- 鎖骨間靱帯 さこつかんじんたい
- 胸骨柄結合 きょうこつへいけつごう
- 肋骨-肋軟骨連結 ろっこつ-ろくなんこつれんけつ
- 関節腔 かんせつくう
- 軟骨間関節 なんこつかんかんせつ
- 鎖骨 さこつ
- 胸骨柄 きょうこつへい
- 胸骨体 きょうこつたい
- 剣状突起 けんじょうとっき

肋骨と胸骨は肋軟骨を介してつながっている。その柔軟性と弾力性のある構造は、頑丈で弾性がある硝子軟骨（ガラス軟骨）でできており、そのために胸郭は動くことができる。吸気時には肋軟骨は伸ばされ、かつねじれるので、胸郭が持ち上げられ胸腔が拡張され、空気が肺内に入る。逆に呼気時には、反動でその形と位置が元に戻る。上部7本の肋軟骨は直接、胸骨に付着している。続く3本は直上の肋軟骨に付着する。ところが最後の2本の肋軟骨は、肋骨の頂部にちょうどキャップのようにかぶさり、側腹壁の軟部組織に付着している。

■器官系	筋骨格系
■位置	肋骨と胸骨の間
■主な機能	胸郭の動きに柔軟性を与える
■構成要素	硝子軟骨
■関連構造	肋骨，胸骨，肺

胸部

肋間筋 ろっかんきん

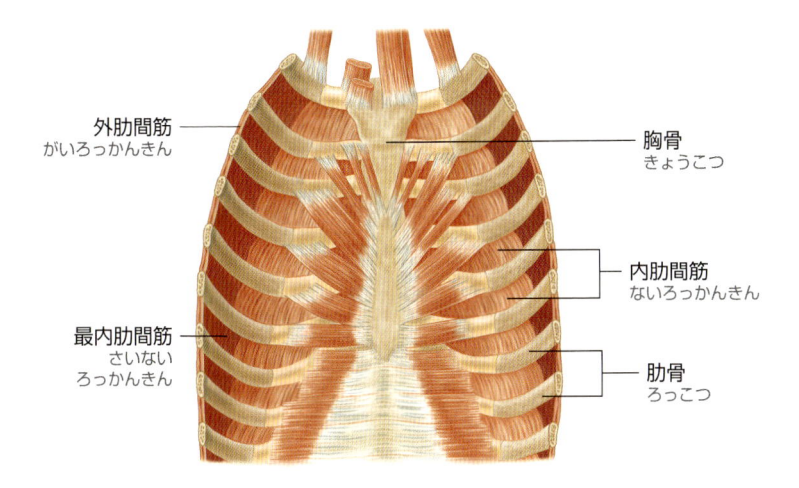

- 外肋間筋 がいろっかんきん
- 胸骨 きょうこつ
- 内肋間筋 ないろっかんきん
- 最内肋間筋 さいないろっかんきん
- 肋骨 ろっこつ

胸郭の骨格は幾層かの筋肉で包まれている。その中には上肢と背部の強力な筋肉も多く含まれる。胸郭固有の筋は呼吸にのみ関与している。これらの筋は胸壁を形成し，胸郭内の内臓を取り囲んでいる。肋間筋は層を形成し，11ある肋間腔(ろっかんくう)を埋めている。外肋間筋は表層にあり，収縮すると肋骨が挙上し，吸気が起こる。内肋間筋が収縮すると肋骨を引き下げて，呼気を補助する。最内肋間筋(さいないろっかんきん)は最も深い層にあり，神経や血管を含んだ結合組織によって内肋間筋と分けられる。

■器官系	筋骨格系
■位置	肋骨の間
■主な機能	呼吸に際して胸郭の拡張・収縮を可能にする
■構成要素	内肋間筋，外肋間筋，最内肋間筋
■関連構造	肋骨，胸骨，胸壁，呼吸補助筋，肺

胸部

胸郭の運動 きょうかくのうんどう

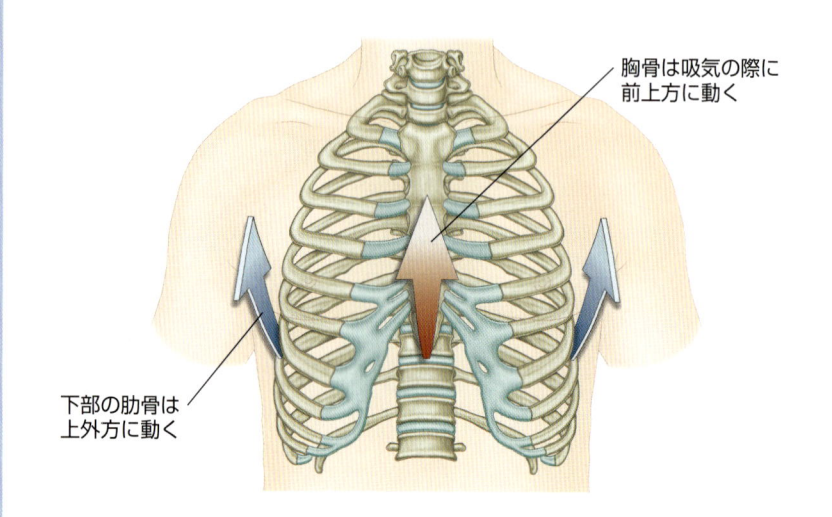

胸骨は吸気の際に前上方に動く

下部の肋骨は上外方に動く

吸気を起こすためには，肺内圧を大気圧よりも低くする必要がある。この圧差が肺容量の拡張を起こし（ボイルの法則），その結果，圧が等しくなるまで空気が自然に入る。この過程に関与する主な構造は外肋間筋と横隔膜であり，これらの収縮が胸郭を上外方に広げる。呼気は受動的に起こる。呼気の際には筋肉が弛緩し，肋骨は下がり，横隔膜は上がる。肺はもとの大きさに戻り，空気は肺から出ていく。胸骨は吸気時には前上方に動く。

■器官系	筋骨格系
■位置	頚部の真下で，胸部を取り囲む
■主な機能	肺容量を増加させる。肺内圧を減らして空気を吸入する
■構成要素	肋間筋，横隔膜，胸郭
■関連構造	肺

胸部

呼吸補助筋 こきゅうほじょきん

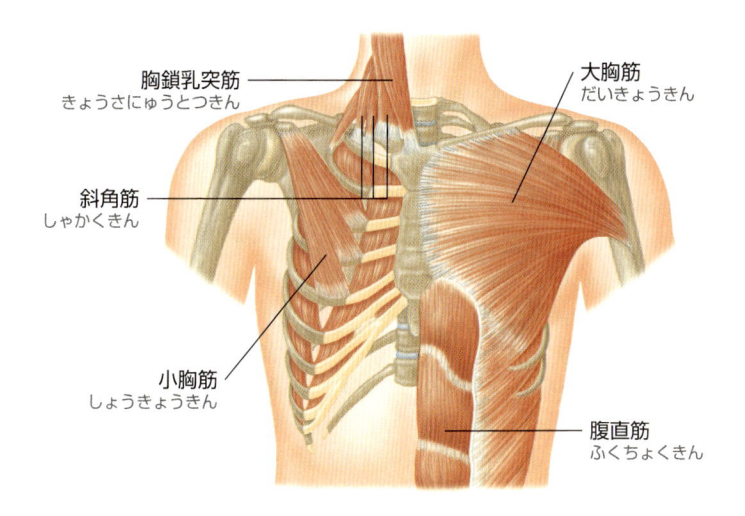

- 胸鎖乳突筋 きょうさにゅうとつきん
- 斜角筋 しゃかくきん
- 小胸筋 しょうきょうきん
- 大胸筋 だいきょうきん
- 腹直筋 ふくちょくきん

運動時のようにより多くの空気を肺に取り込む必要があった場合や，肺の病気で空気の吸入に対して抵抗が増加する場合，呼吸補助筋が働きはじめる。これらの筋は胸郭と上部の他の骨格との間にあるが，本来は頭頸部や上肢を動かしている。頸部の強大な胸鎖乳突筋は，頭部を回転させるのが本来の働きだが，深い吸気の際にも使われる。胸郭の大胸筋や小胸筋は胸郭を上外方に引き上げるのを助け，腹直筋は咳をするような強制的な呼気時に使われる。

■器官系	筋骨格系
■位置	上半身のさまざまな位置
■主な機能	通常の呼吸機能を超える場合に働く
■構成要素	胸鎖乳突筋，斜角筋，大胸筋，小胸筋，腹直筋
■関連構造	胸郭，胸骨，上肢帯，肺

胸部

胸壁の動脈 きょうへきのどうみゃく

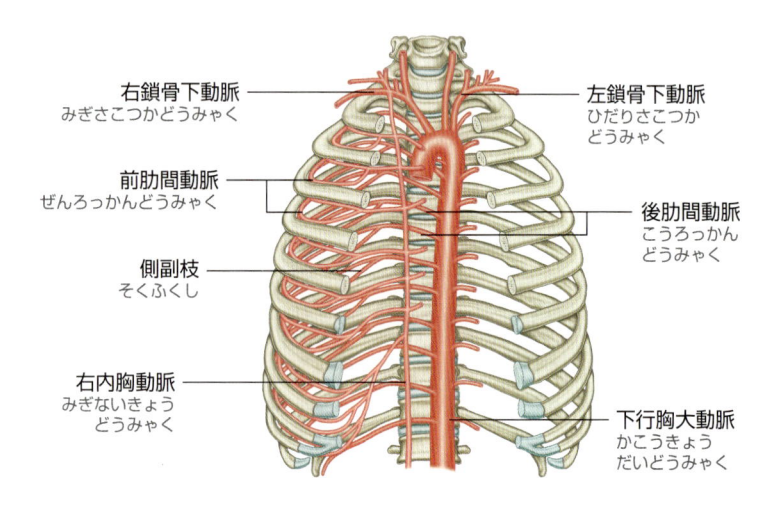

- 右鎖骨下動脈　みぎさこつかどうみゃく
- 前肋間動脈　ぜんろっかんどうみゃく
- 側副枝　そくふくし
- 右内胸動脈　みぎないきょうどうみゃく
- 左鎖骨下動脈　ひだりさこつかどうみゃく
- 後肋間動脈　こうろっかんどうみゃく
- 下行胸大動脈　かこうきょうだいどうみゃく

胸壁（胸郭とそれを取り囲む筋肉と組織）には，肋骨間を走行する肋間動脈により，豊富な血液が供給される。動脈は血管網をつくって胸壁を取り囲み，すべての構成組織に血液を供給する。それぞれの肋間には，脊柱の近くから起こる後肋間動脈と，胸骨の両側を垂直下方に走行する内胸動脈から起こる2本の前肋間動脈がある。後肋間動脈の後枝はそれぞれ背側に伸び，脊椎や背筋に分布する。そして小さな側副枝は肋骨の表面上部にそって下方に走行する。

■器官系	心臓血管系
■位置	内胸壁を取り囲む
■主な機能	胸郭とそれを取り囲む筋や他の組織に酸素や栄養分が豊富な血液を供給する
■構成要素	前肋間動脈，後肋間動脈，内胸動脈
■関連構造	大動脈，鎖骨下動脈

胸壁の静脈 きょうへきのじょうみゃく

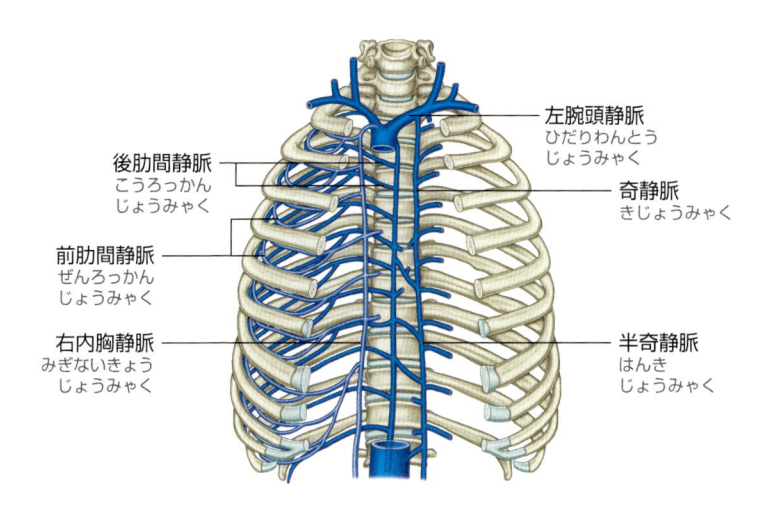

左腕頭静脈 ひだりわんとうじょうみゃく
後肋間静脈 こうろっかんじょうみゃく
奇静脈 きじょうみゃく
前肋間静脈 ぜんろっかんじょうみゃく
右内胸静脈 みぎないきょうじょうみゃく
半奇静脈 はんきじょうみゃく

肋間静脈は肋骨間を肋間動脈と並んで走行し，胸郭を取り囲む筋や組織からの二酸化炭素の多い血液を流している。11本の後肋間静脈と1本の肋下静脈（第12肋骨下にある）が胸骨の両側にあり，動脈と同様に，対応する前肋間静脈とともに胸郭を取り巻く血管網を形成している。後肋間静脈は血液を奇静脈系に戻す。この血管系は胸壁の後部，脊柱の前面にある。同じ位置の動脈と同じく，前肋間静脈は内胸動脈にそって走行する内胸静脈に注ぐ。

■器官系	心臓血管系
■位置	内胸壁を取り囲む
■主な機能	胸郭とそれを取り囲む筋やその他の組織からの二酸化炭素の多い血液を流す
■構成要素	前肋間静脈，後肋間静脈，内胸静脈
■関連構造	奇静脈，上大静脈，腕頭静脈

胸部

肋間神経 ろっかんしんけい

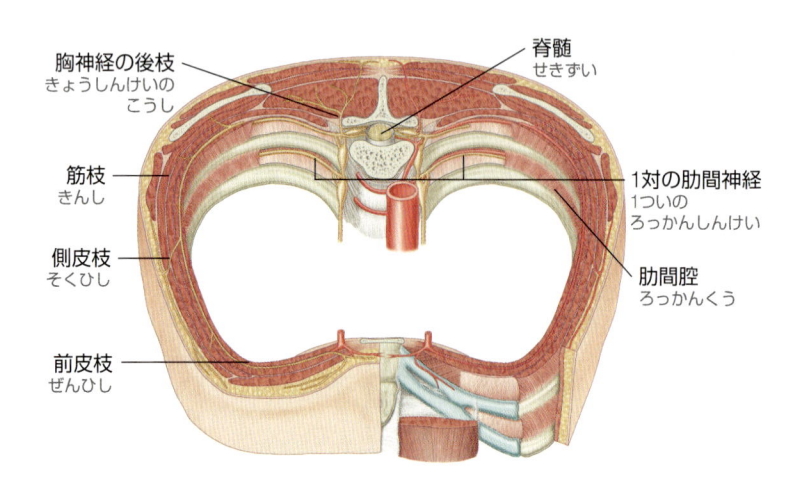

図中ラベル：
- 胸神経の後枝（きょうしんけいのこうし）
- 筋枝（きんし）
- 側皮枝（そくひし）
- 前皮枝（ぜんひし）
- 脊髄（せきずい）
- 1対の肋間神経（1ついのろっかんしんけい）
- 肋間腔（ろっかんくう）

12対の脊髄神経が胸椎に対応した胸髄（きょうずい）から起こっている。これらの胸神経の後枝（こうし）は背部の皮膚と筋に分布している。胸神経の前枝が肋間神経となる（ただし，第12肋間神経は肋下神経である）。それぞれの肋間神経は同名の動脈と静脈とともに走行しているが，各肋骨の下縁の肋骨溝に保護されている。典型的な肋間神経は知覚および運動神経を含み，側副枝（そくふくし），側皮枝（そくひし），前皮枝（ぜんひし），筋枝（きんし）の4枝を出している。これらの枝は肋間で胸壁内の筋や他の組織に分布している。

■器官系	神経系
■位置	脊髄から起こり，胸壁を肋骨下縁にそって走行する
■主な機能	運動および知覚神経を含み，胸壁の筋や他の組織に分布する
■構成要素	側副枝，側皮枝，前皮枝，筋枝
■関連構造	脊髄，胸壁の他の構造

胸部

男性の乳房 だんせいのにゅうぼう

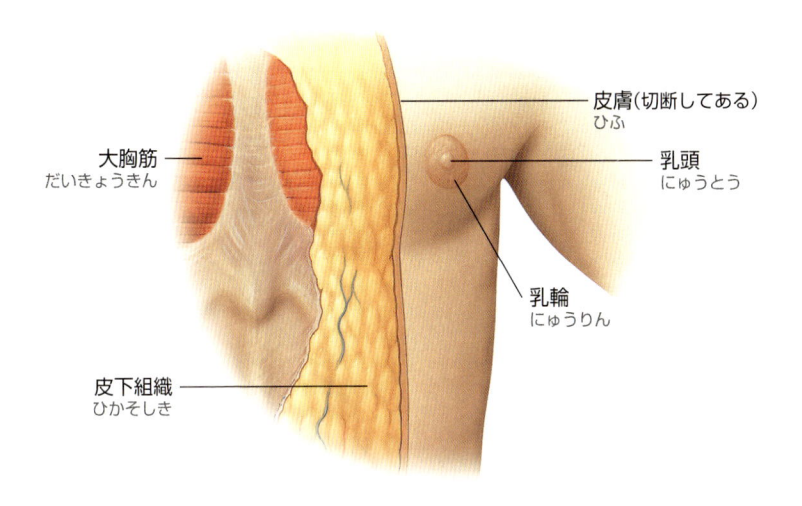

大胸筋
だいきょうきん

皮膚(切断してある)
ひふ

乳頭
にゅうとう

乳輪
にゅうりん

皮下組織
ひかそしき

男女ともに乳房組織をもっているが，乳房としてよく発達した構造をとるのは女性だけである。男性の乳房と女性の乳房とでは外形が非常に異なっているが，その基本となる構造は同じである。ともに脂肪と腺組織からなり，中心の乳頭には乳腺の導管があり，色素が沈着した乳輪がそれを取り囲んでいる。思春期以降，女性では女性ホルモンの影響を受けて発育し，乳房組織の発達で女性らしい乳房が形成されるが，男性ではほとんど発育しない。男性の乳房は前胸部の大きな扇形の大胸筋の上にあるので，大胸筋がよく発達していると，男性でも張り出すことになる。

■器官系	外皮系
■位置	胸前部で大胸筋の上
■主な機能	男性では乳房は明らかな機能はもたない
■構成要素	脂肪，未発達の腺組織
■関連構造	大胸筋

胸部

女性の乳房 じょせいのにゅうぼう

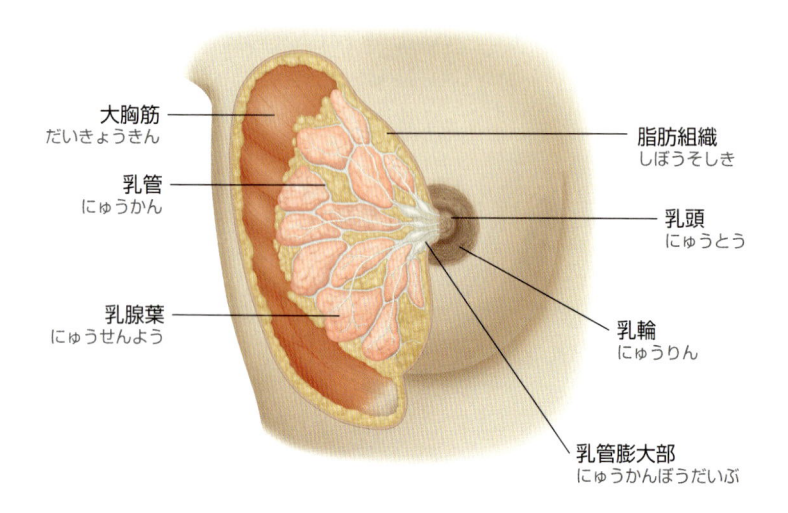

- 大胸筋（だいきょうきん）
- 乳管（にゅうかん）
- 乳腺葉（にゅうせんよう）
- 脂肪組織（しぼうそしき）
- 乳頭（にゅうとう）
- 乳輪（にゅうりん）
- 乳管膨大部（にゅうかんぼうだいぶ）

女性の乳房はお椀を伏せたような形で，第2肋骨から第6肋骨の高さに広がっている。さらに，乳腺組織が腋窩にまで伸びていることがあり，これは腋窩尾部（えきかびぶ）と呼ばれる。各乳房の中心は乳輪という色素沈着を起こした皮膚領域で，乳頭を取り囲んでいる。それぞれの乳房の内部にはおよそ15～20の乳腺葉（にゅうせんよう）がある。乳腺葉はさらに小さな乳腺小葉（しょうよう）と呼ばれる組織からなり，この乳腺組織が分娩後に乳汁（にゅうじゅう）を産生する。乳管は乳汁を乳頭に運び，皮膚表面に開口している。妊娠してない女性では，乳房の組織の大部分は脂肪組織で，腺構造は未発達である。

■器官系	生殖器系
■位置	胸壁の前面
■主な機能	新生児を育てる乳汁を産生する
■構成要素	脂肪組織，腺組織，乳頭，乳輪
■関連構造	大胸筋

胸部

乳房への血液供給
にゅうぼうへのけつえききょうきゅう

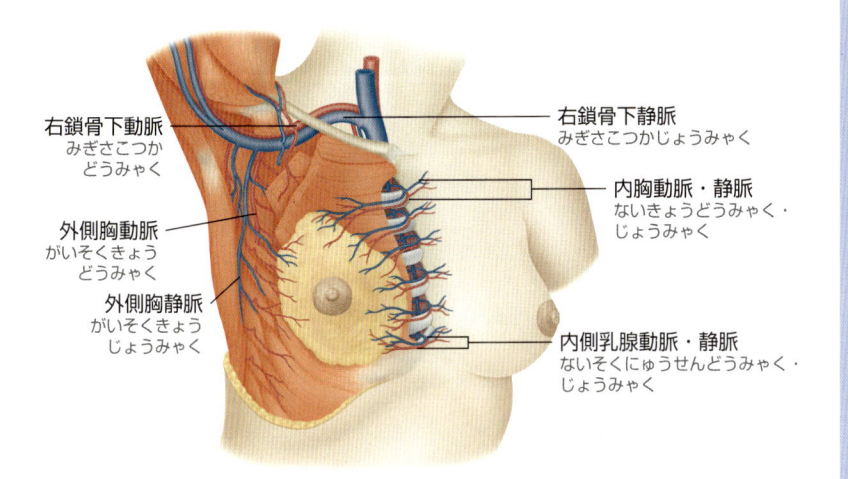

- 右鎖骨下動脈 みぎさこつかどうみゃく
- 外側胸動脈 がいそくきょうどうみゃく
- 外側胸静脈 がいそくきょうじょうみゃく
- 右鎖骨下静脈 みぎさこつかじょうみゃく
- 内胸動脈・静脈 ないきょうどうみゃく・じょうみゃく
- 内側乳腺動脈・静脈 ないそくにゅうせんどうみゃく・じょうみゃく

　乳房にはいくつかの動脈が流れこむ。その中には胸部前面を上下方向に走行し，そこから乳房の組織に枝を出している内胸動脈，乳房の外側部に分布する外側胸動脈などがある。胸部の皮下にある表層静脈網は特に乳輪領域で発達しており，妊娠中に目立つことが多い。これらの静脈に集められた血液は動脈と同じパターンで，内胸静脈と後肋間静脈を通り，大静脈に入り，心臓に血液を戻している。

■器官系	心臓血管系
■位置	胸壁や乳房組織内
■主な機能	酸素や栄養分の豊富な血液を乳房組織に供給し，二酸化炭素に富む血液を心臓に戻す
■構成要素	外側胸動脈・静脈，乳腺動脈・静脈，内胸動脈・静脈，鎖骨下動脈・静脈
■関連構造	近傍の血管，心臓

胸部

乳房のリンパ路 にゅうぼうのリンパろ

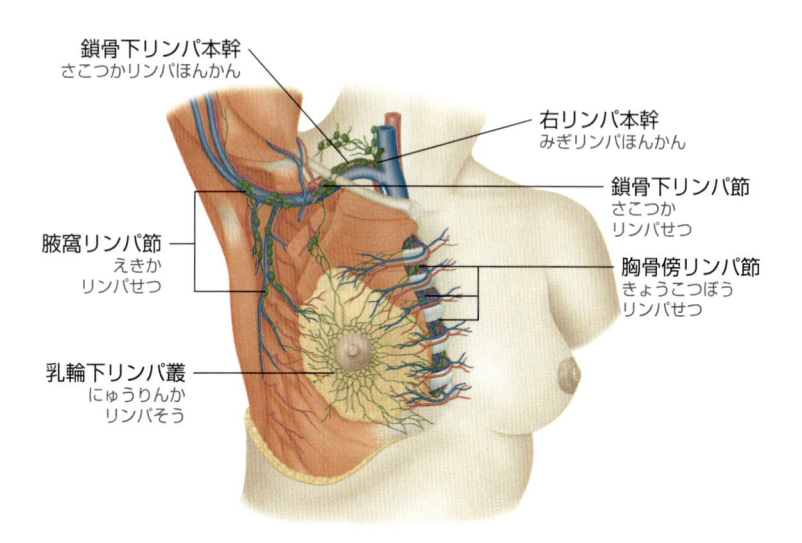

図中ラベル:
- 鎖骨下リンパ本幹（さこつかリンパほんかん）
- 右リンパ本幹（みぎリンパほんかん）
- 鎖骨下リンパ節（さこつかリンパせつ）
- 腋窩リンパ節（えきかリンパせつ）
- 胸骨傍リンパ節（きょうこつぼうリンパせつ）
- 乳輪下リンパ叢（にゅうりんかリンパそう）

リンパは血管から漏れ出した組織液で、リンパ管によって血液循環に戻される。リンパ節はリンパ管のところどころに間隔をおいて存在し、細菌や異物を濾過する役目を担っている。乳頭，乳輪，乳腺組織小葉から排泄されたリンパは、細いリンパ管網である乳輪下リンパ叢に入る。乳輪下リンパ叢からの約75％のリンパは腋窩リンパ節に流れこみ，そこから鎖骨下リンパ本幹に入る。乳房の内側半分からのものは，胸骨縁に存在する胸骨傍リンパ節に運ばれる。

■器官系	リンパ系
■位置	乳房組織内，腋窩，胸壁
■主な機能	乳房組織の細胞のまわりの過剰な組織液（リンパ）を排泄する。組織液から細菌や異物を排除するフィルターとなる
■構成要素	乳輪下リンパ叢，腋窩リンパ節，胸筋間リンパ節，鎖骨下リンパ本幹，鎖骨上リンパ節，鎖骨下リンパ節，胸骨傍リンパ節，右リンパ本幹
■関連構造	血管

胸部

横隔膜の腹腔面　おうかくまくのふくくうめん

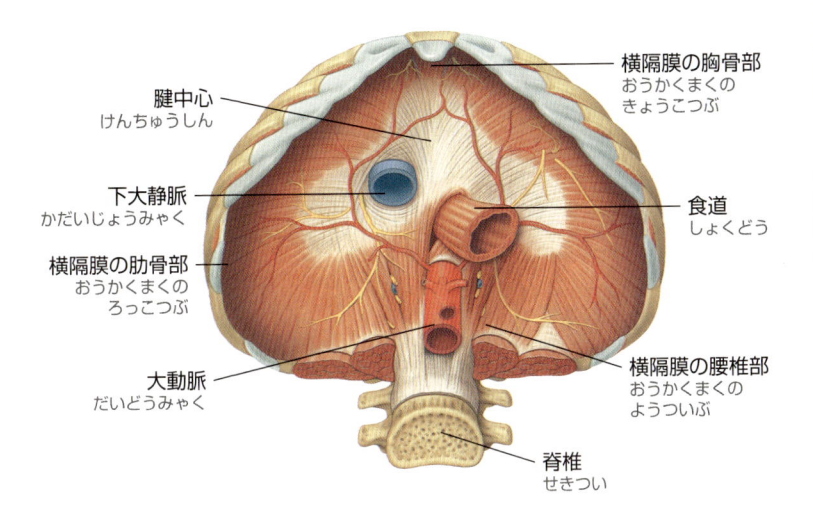

図中ラベル：
- 腱中心（けんちゅうしん）
- 下大静脈（かだいじょうみゃく）
- 横隔膜の肋骨部（おうかくまくのろっこつぶ）
- 大動脈（だいどうみゃく）
- 横隔膜の胸骨部（おうかくまくのきょうこつぶ）
- 食道（しょくどう）
- 横隔膜の腰椎部（おうかくまくのようついぶ）
- 脊椎（せきつい）

横隔膜は胸腔と腹腔を隔てるドーム状の強大な膜様の筋肉である。これは呼吸運動に関与する筋肉で、食道や大血管などの構造が通る孔が開いている。横隔膜の筋組織は胸壁の3部分から起こり、それらの部位にはそれぞれ胸骨部、肋骨部、腰椎部という名称がついている。これらの部分から筋線維が中央に集まり、腱膜様の腱中心を形成する。この腱中心は特徴的なクローバー様の形をしており、他の腱とは異なり、骨には付着していない。

器官系	筋骨格系
位置	胸腔と腹腔を分ける
主な機能	呼吸に関与する筋肉であり、この筋の収縮により胸腔が拡張し、肺に空気が入る
構成要素	胸骨部、肋骨部、腰椎部、腱中心
関連構造	胸腔や腹腔の構造物、大血管、椎骨、肋骨

121

胸部

横隔膜の胸腔面 おうかくまくのきょうくうめん

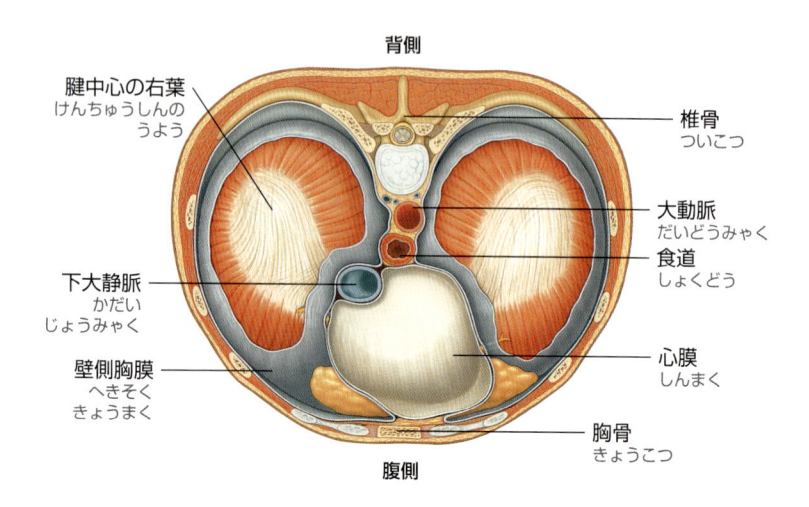

背側

- 腱中心の右葉 けんちゅうしんのうよう
- 椎骨 ついこつ
- 大動脈 だいどうみゃく
- 食道 しょくどう
- 下大静脈 かだいじょうみゃく
- 心膜 しんまく
- 壁側胸膜 へきそくきょうまく
- 胸骨 きょうこつ

腹側

横隔膜の上面は凸面で，胸腔の床面を形成している。横隔膜には腹腔まで伸びている大血管やいくつかの構造が通るための孔が開いている。横隔膜には3つの大きな孔がある。大静脈孔は下大静脈が通過し，食道裂孔は食道が腹腔に入るところにあり，大動脈裂孔は椎体の前面にあって，大動脈が通過する。横隔膜の中心部分は心臓を取り囲んでいる心膜によっておおわれている。横隔膜の胸腔面の他部分は壁側胸膜（胸腔をおおう薄い膜）の横隔膜部で裏打ちされている。

■器官系	筋骨格系
■位置	胸腔と腹腔を分ける
■主な機能	呼吸に関与する筋肉であり，この筋の収縮により胸腔が拡張し，肺に空気が入る
■構成要素	裂孔，孔，心膜，壁側胸膜，筋，腱中心
■関連構造	胸腔や腹腔の構造物，大血管，椎骨，肋骨

胸部

横隔膜の神経分布
おうかくまくのしんけいぶんぷ

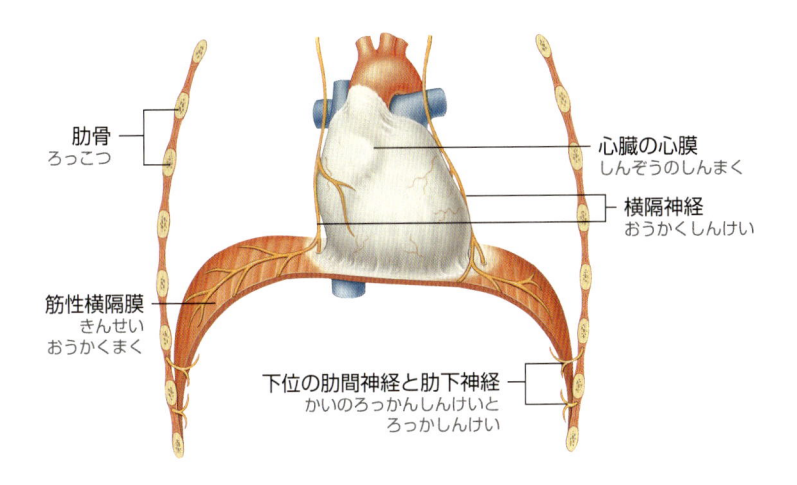

- 肋骨（ろっこつ）
- 心臓の心膜（しんぞうのしんまく）
- 横隔神経（おうかくしんけい）
- 筋性横隔膜（きんせいおうかくまく）
- 下位の肋間神経と肋下神経（かいのろっかんしんけいとろっかしんけい）

横隔膜に分布する運動神経（これが筋線維の収縮を起こす）はすべて横隔神経から起こり，筋表面に広がっている。この1対の横隔神経は頚部の頚神経叢（からみ合った複雑な神経網）から起こり，心臓の外層の線維性心膜にそって横隔膜に到達する。横隔神経はまた横隔膜の中心部分からの知覚神経を含んでおり，痛みや横隔膜の位置情報を伝える。これらの神経が過剰刺激されると横隔膜は断続的なけいれんを起こす。一般に「しゃっくり」として知られている症状である。横隔膜の辺縁は下位の肋間神経や肋下神経からの知覚神経が分布している。

■器官系	神経系
■位置	頚神経叢から横隔膜までの横隔神経
■主な機能	横隔膜に分布し，筋線維の収縮を起こす
■構成要素	横隔神経，肋間神経，肋下神経
■関連構造	脊髄，心臓

胸部

食　道 しょくどう

食道は柔軟性のある筋でできた管で，口腔から胃へいたる食物の通路である。食道が空っぽの時には前後に圧平されており，内腔をおおう食道ひだが内腔(すなわち中心の腔所)を埋めている。食物が飲み下される際には，食道内面と食道壁が拡張し，蠕動運動という筋の収縮波によって食塊が食道下方に運ばれる。食道は食道裂孔で横隔膜を貫通し，噴門で胃につながっている。横断面をみると食道は4層からなっている。最内層の粘膜は食塊の摩擦に耐えられるように重層扁平上皮でできており，粘膜下層には食物の通過を滑らかにするための粘液を分泌する粘液腺がある。3層目は筋層で，最外層は線維性の結合組織からなる外膜がおおっている。

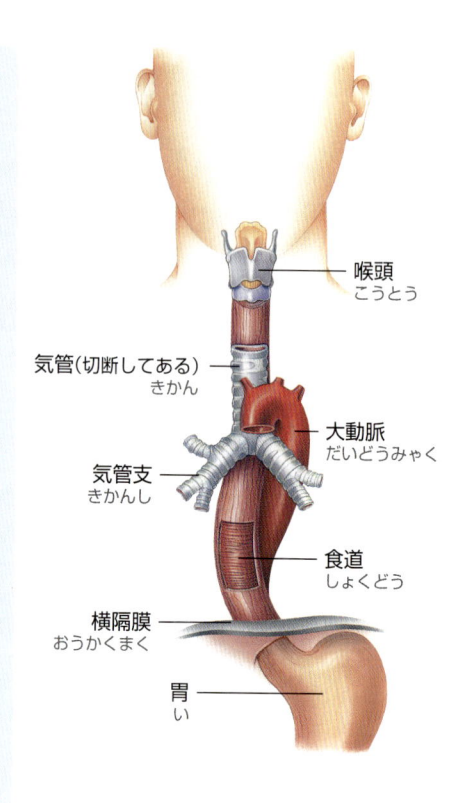

- 喉頭 こうとう
- 気管(切断してある) きかん
- 大動脈 だいどうみゃく
- 気管支 きかんし
- 食道 しょくどう
- 横隔膜 おうかくまく
- 胃 い

■器官系	消化器系
■位置	咽頭から胃までを走行
■主な機能	食塊を口腔から胃に運ぶ通路で，筋収縮により食塊を押し進める
■構成要素	粘膜，粘膜下層，筋層，外膜
■関連構造	口，咽頭，喉頭，胃，横隔膜，気管，大動脈，気管支

胸部

食道の神経 しょくどうのしんけい

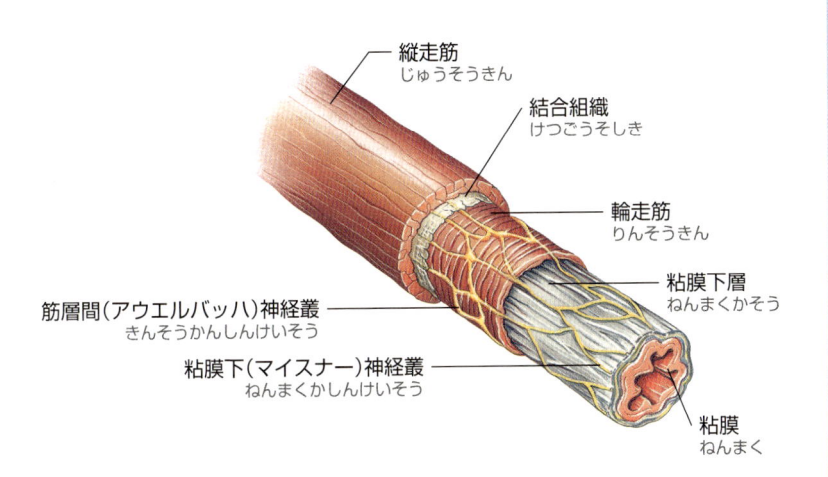

- 縦走筋 じゅうそうきん
- 結合組織 けつごうそしき
- 輪走筋 りんそうきん
- 粘膜下層 ねんまくかそう
- 筋層間(アウエルバッハ)神経叢 きんそうかんしんけいそう
- 粘膜下(マイスナー)神経叢 ねんまくかしんけいそう
- 粘膜 ねんまく

他の消化管と共通していることであるが，食道には固有の神経支配があり，蠕動運動(筋の収縮波)における食道の収縮と弛緩を外部刺激なしにおこなっている。この固有の神経支配は，主に食道壁内の2つの神経叢(神経のネットワーク)である，粘膜下(マイスナー)神経叢と筋層間(アウエルバッハ)神経叢によっておこなわれている。これらは互いに連携し，腺分泌や食道の運動を調節している。この固有の機能は自律神経系によって調節される。自律神経系は体内環境を調節する働きをもっている。

■器官系	神経系
■位置	食道壁内
■主な機能	食道の筋層を刺激して収縮と弛緩を起こし，食塊を胃へ押し進める
■構成要素	粘膜下(マイスナー)神経叢，筋層間(アウエルバッハ)神経叢
■関連構造	交感神経幹，迷走神経

胸部

肺 はい

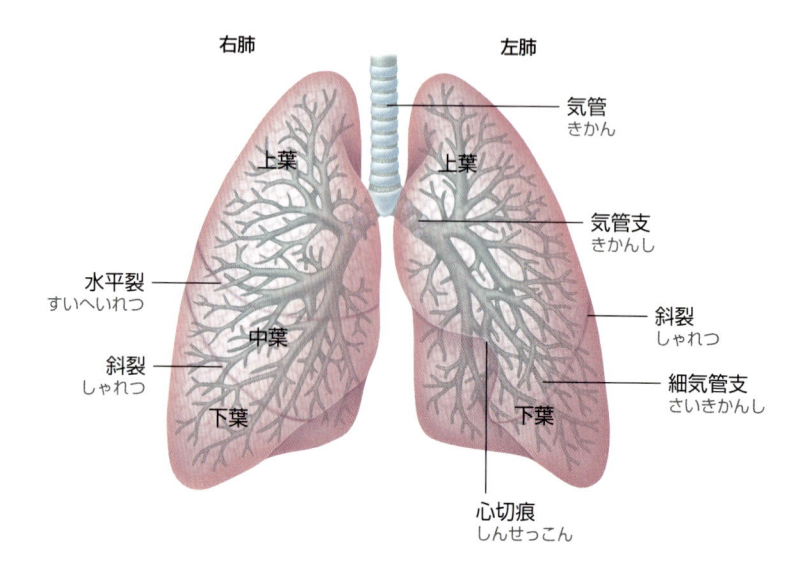

右肺 / 左肺

- 気管（きかん）
- 上葉
- 気管支（きかんし）
- 水平裂（すいへいれつ）
- 中葉
- 斜裂（しゃれつ）
- 斜裂（しゃれつ）
- 細気管支（さいきかんし）
- 下葉
- 下葉
- 心切痕（しんせっこん）

左右1対からなる肺は，やわらかい，スポンジ様の円錐形の呼吸器官で，胸腔内で心臓の両側に位置している。それぞれの肺は膜性の袋である胸膜に包まれている。その頂部である肺尖は頚部の底部に突出し，鎖骨の背側にあたる。また肺底は横隔膜上にのり，縦隔面は凹面になっている。肺は深い切れこみ（裂）で，胸膜とともに肺葉に分けられている。右肺は3葉からなり，左肺はわずかに小さく（これは心臓が左胸部にあるという位置関係による）2葉からなる。各肺葉は他の肺葉から独立しており，それぞれ固有の葉気管支によって吸気を取り込んでいる。

■器官系	呼吸器系
■位置	胸腔内，心臓の両側
■主な機能	途切れることなく酸素を身体に供給し，老廃物である二酸化炭素を体外に排泄する
■構成要素	肺胞，細気管支，気管支，胸膜
■関連構造	心臓血管系，上気道

胸部

胸　膜 きょうまく

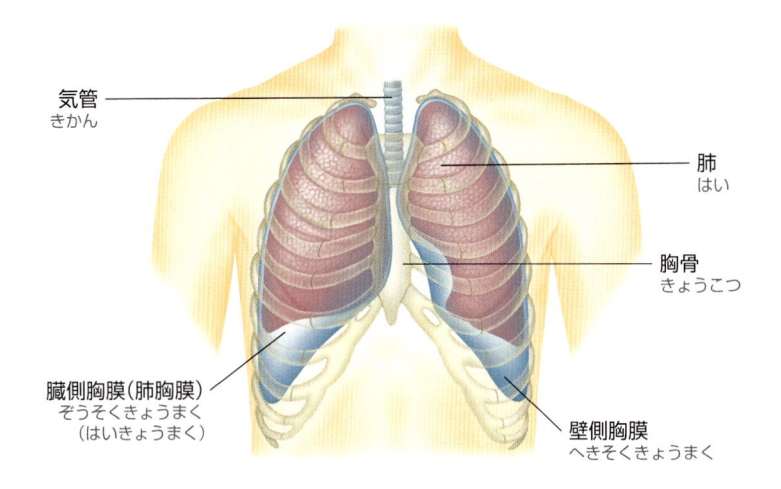

気管 きかん
肺 はい
胸骨 きょうこつ
臓側胸膜（肺胸膜） ぞうそくきょうまく（はいきょうまく）
壁側胸膜 へきそくきょうまく

肺は胸膜という薄い膜でおおわれている。胸膜は肺の外表面（肺胸膜，臓側胸膜）と胸腔壁の内表面（壁側胸膜）をおおっている。肺胸膜は肺表面をおおい，肺葉間の肺裂内に落ちこんでいる。肺胸膜は肺門で肺に出入りする肺根を包んだのち，壁側胸膜に移行する。壁側胸膜は胸壁と胸腔内の構造物の表面をおおう。壁側胸膜は部位によって分けられている。肋骨胸膜は胸郭の内面をおおい，縦隔胸膜は縦隔をおおう。そして横隔胸膜は横隔膜の上表面をおおい，胸膜頂は頚部に突出している肺尖部をおおっている。

■器官系	呼吸器系
■位置	肺表面をおおう
■主な機能	表面は滑らかでつるつるしており，呼吸時に肺が胸郭内で抵抗なく動けるようにしている
■構成要素	壁側胸膜，臓側胸膜（肺胸膜）
■関連構造	肺，胸郭，横隔膜，縦隔

胸 部

胸膜腔と胸膜洞 きょうまくくうときょうまくどう

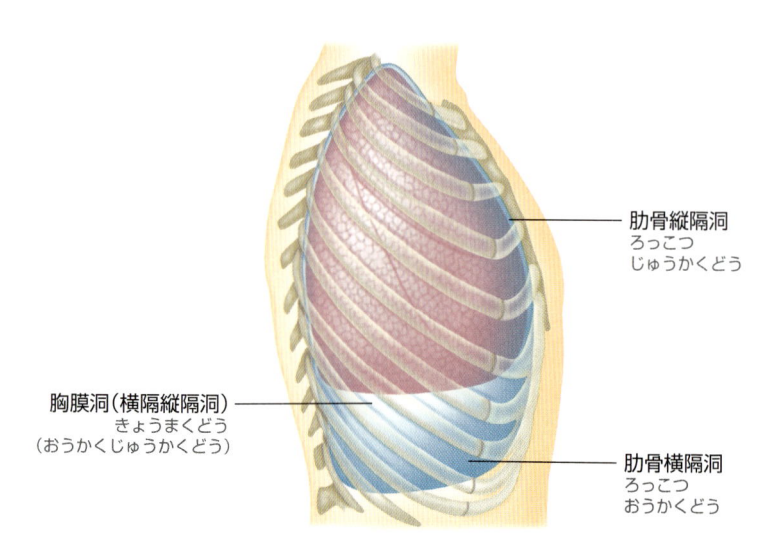

- 肋骨縦隔洞
  ろっこつ
  じゅうかくどう

- 胸膜洞（横隔縦隔洞）
  きょうまくどう
  （おうかくじゅうかくどう）

- 肋骨横隔洞
  ろっこつ
  おうかくどう

胸膜腔は臓側胸膜(肺胸膜)と壁側胸膜の間にある狭いすき間で，少量の胸膜液で満たされている。この液体は胸腔内での肺の動きを滑らかにし，肺が胸壁や横隔膜に対してその位置を保つための表面張力による密な充填剤としての働きをもつ。この充填剤の働きにより，吸気時に横隔膜が収縮し，胸郭が持ち上げられる際に肺の弾性組織の拡張が引き起こされる。平静呼吸時には，肺中の肺胞が完全には膨らんでいない。胸膜洞には肺拡張のためのスペースがあり，深吸息時に肺は拡張して，胸膜洞内に入りこむ。

■器官系	呼吸器系
■位置	臓側胸膜と壁側胸膜の間
■主な機能	胸膜液は胸膜を円滑に動かすのに役立ち，また密な充填剤にもなる。胸膜洞は深吸息の際に肺の最大限の拡張を可能にする
■構成要素	胸膜液，肋骨縦隔洞，肋骨横隔洞，胸膜洞
■関連構造	肺，胸郭

胸部

気管と気管支 きかんときかんし

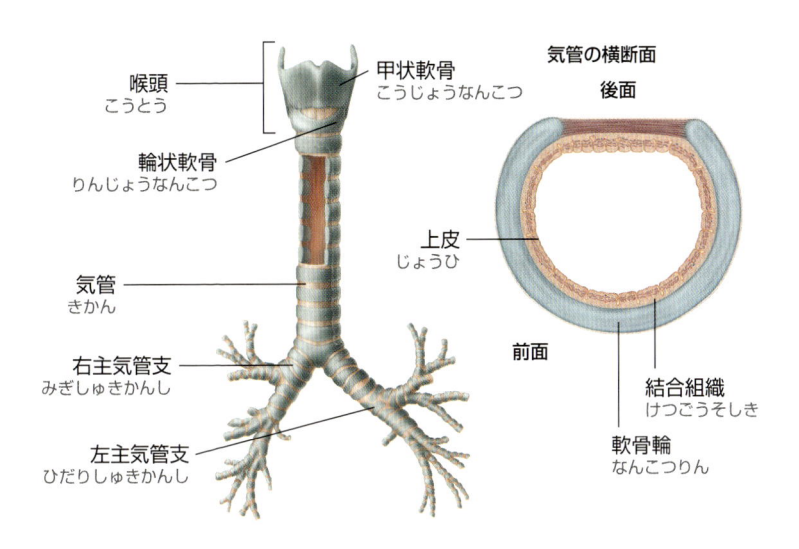

- 喉頭 こうとう
- 甲状軟骨 こうじょうなんこつ
- 輪状軟骨 りんじょうなんこつ
- 気管 きかん
- 右主気管支 みぎしゅきかんし
- 左主気管支 ひだりしゅきかんし

気管の横断面
後面
- 上皮 じょうひ
- 前面
- 結合組織 けつごうそしき
- 軟骨輪 なんこつりん

呼吸の際に空気は喉頭から気管(主気道)を通り身体内に入る。気管は喉頭直下の輪状軟骨から起こり,胸部で2つの主気管支に分かれて肺につながっている。気管は強靱な線維性の弾性組織からなり,その中に一連の不完全な輪状の硝子軟骨(ガラス軟骨)でできた気管軟骨が埋めこまれている。気管の後面には軟骨がなく,平滑筋の膜があり,食道と接している。肺に入ると,2本の主気管支は繰り返し分かれてより細い気管支となる。枝分かれするごとに気道はより細くなる。気管支は気管と同様の構造をしており,気管支もまたその壁に平滑筋線維を含んでいる。

■器官系	呼吸器系
■位置	気管は輪状軟骨から胸骨角の高さまでで,ここで枝分かれし気管支になる
■主な機能	空気を肺に取り込む。気道に粘液を分泌して小さな異物をとらえる
■構成要素	気管,左右の主気管支,数多くの小さな気管支
■関連構造	口,鼻,喉頭,肺

胸部

細気管支と肺胞 さいきかんしとはいほう

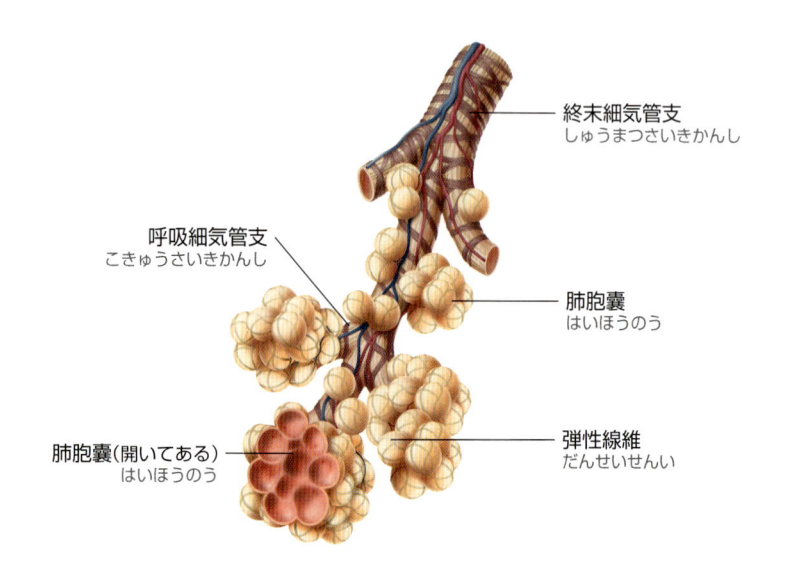

- 終末細気管支
  しゅうまつさいきかんし
- 呼吸細気管支
  こきゅうさいきかんし
- 肺胞嚢
  はいほうのう
- 肺胞嚢（開いてある）
  はいほうのう
- 弾性線維
  だんせいせんい

気道の内断面が 1 mm 以下になると，細気管支と呼ばれるようになる。細気管支は気管支とは異なり，その壁には軟骨がなくなり，また内面には粘液分泌細胞がみられなくなる。細気管支はさらに分岐し，終末細気管支，次いで最も細い呼吸細気管支となる。それぞれの肺には何百万もの肺胞（両肺を集めた表面積は約 140 m^2）が呼吸細気管支の周囲にブドウの房のように集まっている。これらの小さい，中空の袋は非常に薄い壁からなり，この壁を通して，拡散により肺胞内の酸素が肺血流に移動し，二酸化炭素が血液から肺胞内に移動する。

■器官系	呼吸器系，心臓血管系
■位置	肺内
■主な機能	細気管支は空気を肺の機能的な部分である肺胞に送りこみ，ここでガス交換がおこなわれる
■構成要素	終末細気管支，呼吸細気管支，肺胞管，肺胞嚢
■関連構造	気管支，気管，血管

胸部

肺循環 はいじゅんかん

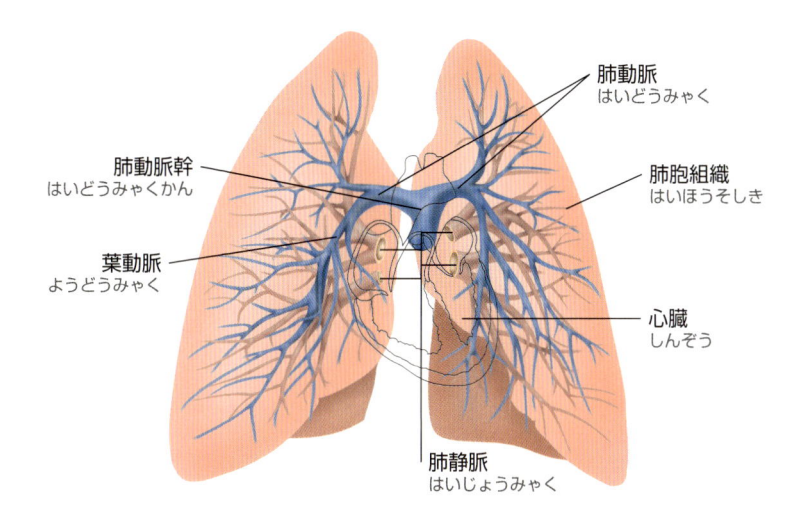

肺動脈 はいどうみゃく

肺動脈幹 はいどうみゃくかん

肺胞組織 はいほうそしき

葉動脈 ようどうみゃく

心臓 しんぞう

肺静脈 はいじょうみゃく

肺の主な働きは体組織で使われた血液から二酸化炭素を取り除き、再び酸素化することである。肺動脈幹は心臓の右心室から酸素の少なくなった血液を肺に運ぶ。肺動脈幹は2本の枝、つまり左右の肺動脈に分かれ、2本の主気管支（気道系）と一緒に肺門から肺に入る。肺内で動脈は肺の各葉に対応して左肺では2本、右肺では3本に分かれて、最終的にはガス交換がおこなわれる毛細血管網として終わる。新たに酸素化された血液は動脈と一緒に走る肺静脈系を通り、心臓に戻る。

■器官系	呼吸器系、心臓血管系
■位置	肺内
■主な機能	酸素の乏しい血液を肺に送り、老廃物である二酸化炭素を取り除いて再酸素化する
■構成要素	肺動脈幹、肺動脈、葉動脈、肺静脈
■関連構造	近傍の血管、心臓

胸部

肺胞毛細血管網 はいほうもうさいけっかんもう

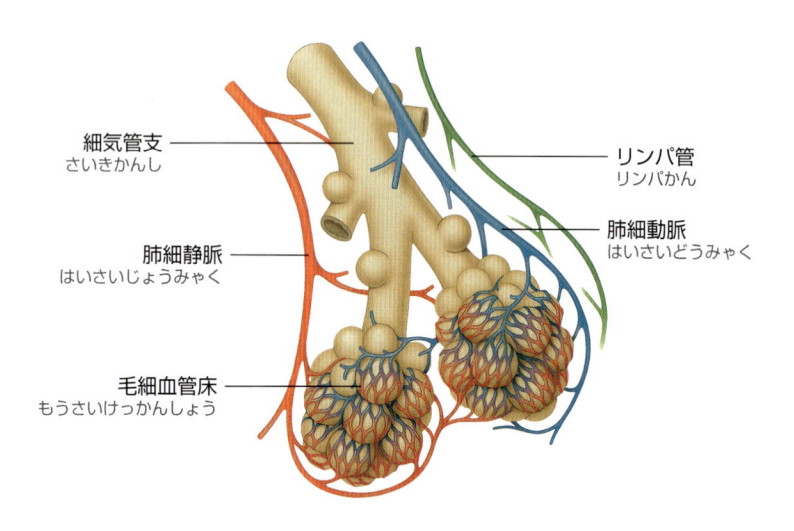

細気管支
さいきかんし

肺細静脈
はいさいじょうみゃく

毛細血管床
もうさいけっかんしょう

リンパ管
リンパかん

肺細動脈
はいさいどうみゃく

肺内で肺動脈は枝分かれを繰り返し，最終的には細い毛細血管網となり，無数の肺胞嚢を取り囲む。毛細血管の壁は非常に薄く，中を流れる血液は毛細血管に接する肺胞壁に近づくことができる。酸素は肺胞から肺血流中に拡散により移動し，二酸化炭素もまた拡散により血液から肺胞内に移動する。新たに酸素化された血液は毛細血管網から細静脈に集められ，最終的には肺静脈を形成する。血液が心臓に戻ることにより，肺循環は完成する。

■器官系	心臓血管系，呼吸器系
■位置	肺胞を取り囲む
■主な機能	血液と肺組織の間でガス交換を可能にする
■構成要素	肺細動脈・静脈，毛細血管床
■関連構造	肺，心臓血管系

胸部

肺のリンパ管 はいのリンパかん

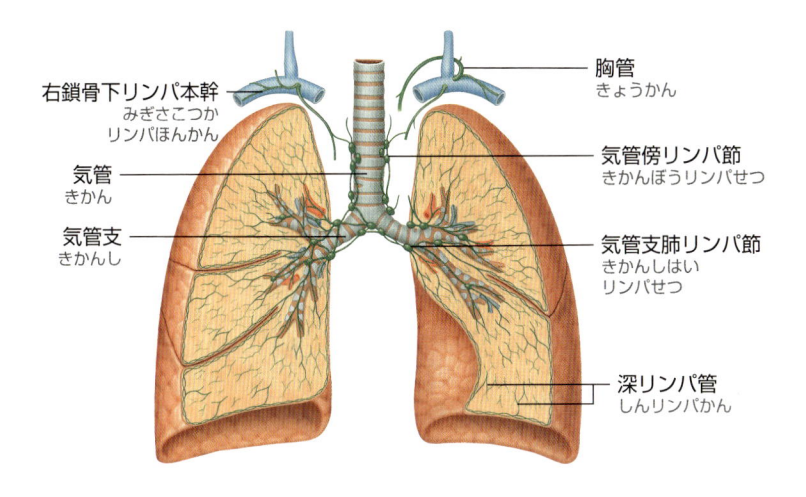

- 右鎖骨下リンパ本幹（みぎさこつかリンパほんかん）
- 胸管（きょうかん）
- 気管（きかん）
- 気管傍リンパ節（きかんぼうリンパせつ）
- 気管支（きかんし）
- 気管支肺リンパ節（きかんしはいリンパせつ）
- 深リンパ管（しんリンパかん）

肺のリンパの排泄経路は2つのリンパ管のネットワーク（リンパ叢（そう））からなる。表層リンパ叢は細いリンパ管のネットワークで，肺胸膜の直下で肺表面に広がっており，肺からのリンパを気管支や気管に向けて流している。ここには主なリンパ節が集まっている。深リンパ叢のリンパ管は肺の深部組織からのリンパを排泄しているが，その起源は細い気道系（気管支や細気管支）を取り囲む結合組織の中にある。また，太めの気道系の内部にも細いリンパ管がみられる。リンパ節は主気道のまわりに散在し，リンパを濾過し，感染を防ぐ重要な役割を果たしている。

■器官系	リンパ系
■位置	肺組織の中やその周囲
■主な機能	身体を構成する細胞や組織周囲の過剰な組織液（リンパ）を循環に戻し，濾過することにより，その中の細菌や異物を取り除く
■構成要素	表層リンパ叢，深リンパ叢，リンパ節
■関連構造	腕頭静脈，鎖骨下静脈，呼吸器系

胸部

縦 隔 じゅうかく

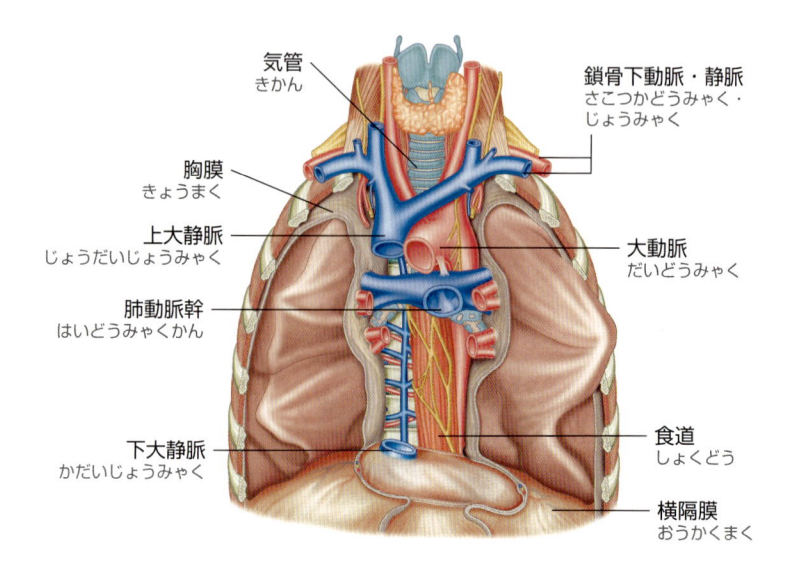

- 気管 きかん
- 鎖骨下動脈・静脈 さこつかどうみゃく・じょうみゃく
- 胸膜 きょうまく
- 上大静脈 じょうだいじょうみゃく
- 大動脈 だいどうみゃく
- 肺動脈幹 はいどうみゃくかん
- 下大静脈 かだいじょうみゃく
- 食道 しょくどう
- 横隔膜 おうかくまく

縦隔は胸部の中心にある空所で，心臓や他の重要な構造を入れている。この空所は，上は頚部の底部から下は横隔膜まで広がり，前後は胸骨から脊柱まで，各側面は縦隔胸膜(肺胸膜の折り返し)により境界されている。心臓や大血管とともに縦隔内に含まれる構造物には，胸腺や気管(主気道)，食道，さらに迷走神経や横隔神経などの重要な神経がある。縦隔内の構造物は脂肪組織を含んだ結合組織によって互いにゆるく結合されており，呼吸時や姿勢を変えた場合に胸郭内で動くことができる。

■器官系	さまざまな器官系の構造物を容れる
■位置	胸腔の中心部分
■主な機能	心臓や食道，気管などの重要な臓器を容れる
■構成要素	肺，胸骨，脊柱によって境界された空所
■関連構造	胸腔の臓器

胸部

胸　腺 きょうせん

右腕頭静脈
みぎわんとうじょうみゃく

第1肋骨
だい1ろっこつ

胸腺
きょうせん

内胸動脈
ないきょうどうみゃく

心膜
しんまく

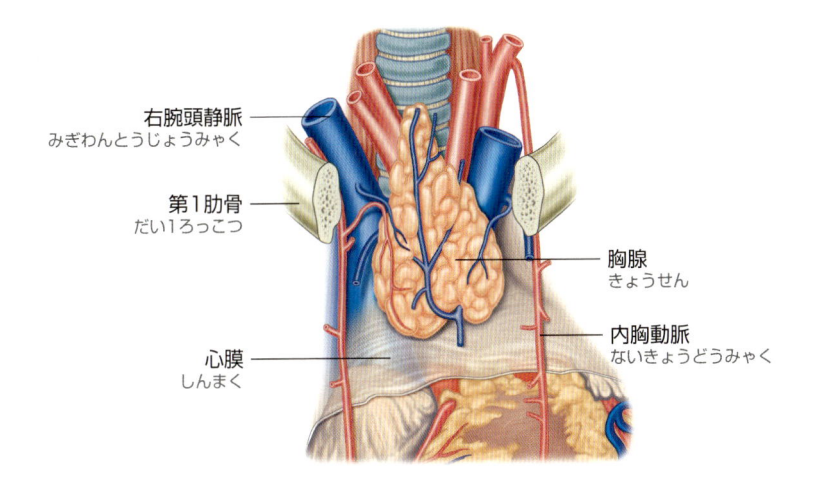

胸腺はピンク色の平らな構造で、縦隔（胸腔の中心の空所）内に存在し、大血管と気管の前面で上方に広がっている。胸腺は通常2葉からなり、葉は結合組織の被膜に包まれたさらに小さな小葉からできている。胸腺は若い頃は活発に活動し、免疫系の発達に重要な役割を果たす。胸腺によって産生されるホルモンは、感染症に対して働く特殊化した白血球であるTリンパ球の産生を手助けする。胸腺は思春期に最大となり、青年期には退縮しはじめ、老年期にはほとんど結合組織と脂肪組織に置き換わる。

■器官系	内分泌系とリンパ系
■位置	縦隔内，胸骨の背部
■主な機能	産生されるホルモンによりTリンパ球（感染症に対して働く）を成熟させる
■構成要素	2葉からなる（葉は数多くの小葉からなる）
■関連構造	血液循環，免疫系

胸部

心　臓 しんぞう

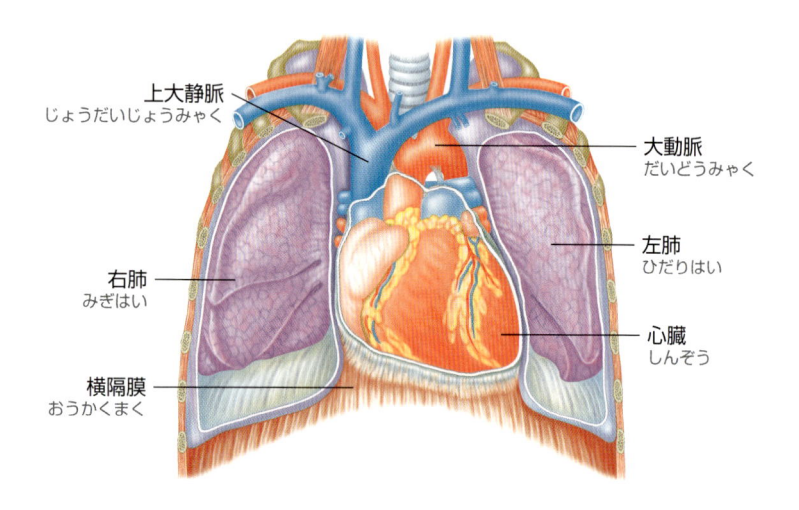

- 上大静脈 じょうだいじょうみゃく
- 大動脈 だいどうみゃく
- 右肺 みぎはい
- 左肺 ひだりはい
- 心臓 しんぞう
- 横隔膜 おうかくまく

　心臓は単純だが効率的に働く力強いポンプであり，そのほとんどすべてが心筋でできている。休むことなく収縮と弛緩を繰り返し，全身に血液を循環させている。心臓の大きさはちょうど握り拳大で，形は背の低い円錐形である。心臓は胸腔の縦隔内にあり，両側を肺に囲まれ，横隔膜の腱中心にのっている。おおよそ心臓の2/3が胸部の正中線より左側にあり，残りの1/3が右側にある。心臓には4つの中空の部屋があり，2つの心房で心臓に入ってくる血液を受け，2つの心室から24時間におおよそ3,800Lの血液を動脈に送り出している。

■器官系	心臓血管系
■位置	縦隔内で肺の間，胸骨の後ろに位置する
■主な機能	二酸化炭素の多い血液を酸素化するために肺に送り，酸素と栄養分の豊富な血液を全身の組織に送り出す
■構成要素	心膜，2つの心房，2つの心室，弁
■関連構造	動脈，静脈，肺

胸部

心 膜 しんまく

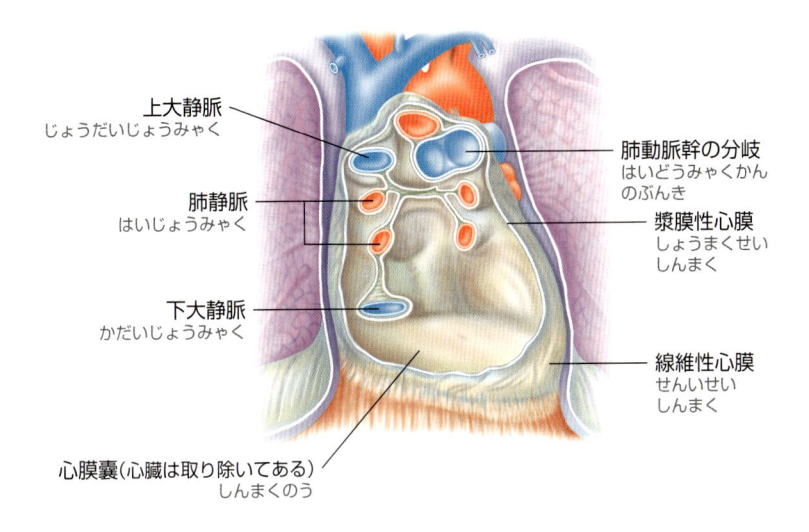

- 上大静脈 じょうだいじょうみゃく
- 肺静脈 はいじょうみゃく
- 下大静脈 かだいじょうみゃく
- 心膜嚢（心臓は取り除いてある）しんまくのう
- 肺動脈幹の分岐 はいどうみゃくかんのぶんき
- 漿膜性心膜 しょうまくせいしんまく
- 線維性心膜 せんいせいしんまく

心臓は心膜という2層の結合組織でできた袋に取り囲まれている。心膜は丈夫な外層である線維性心膜と心臓の外面をおおう内層である薄い漿膜性心膜の2層からなる。線維性心膜は心嚢とも呼ばれ、外傷から心臓を保護するのに十分な強さをもっている。また弾性がほとんどないので、心臓が血液により急激に拡張しすぎることがないように防いでいる。漿膜性心膜は2層（壁側板および臓側板）からなり、互いに連続している。その間にあるわずかなすき間にはごく少量の液体（心膜液）が含まれている。これにより、心臓が心膜内を摩擦することなく拍動できる。

■器官系	心臓血管系
■位置	心臓を取り囲む
■主な機能	心臓の保護とそれを取り囲む構造物との間を支える。心臓が心嚢内を滑らかに動けるようにする
■構成要素	線維性心膜，漿膜性心膜
■関連構造	心臓，近傍の血管，胸骨

137

胸部

心臓の壁 しんぞうのかべ

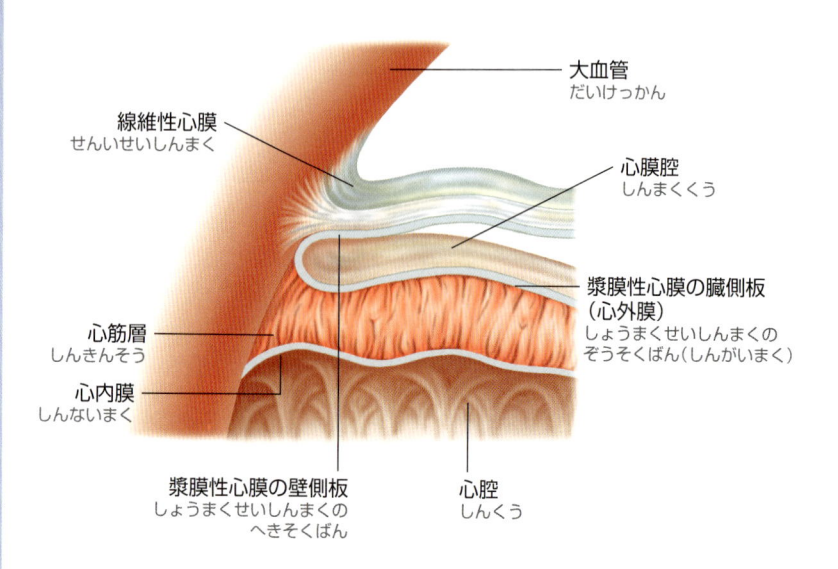

- 大血管 だいけっかん
- 線維性心膜 せんいせいしんまく
- 心膜腔 しんまくくう
- 漿膜性心膜の臓側板（心外膜） しょうまくせいしんまくのぞうそくばん（しんがいまく）
- 心筋層 しんきんそう
- 心内膜 しんないまく
- 漿膜性心膜の壁側板 しょうまくせいしんまくのへきそくばん
- 心腔 しんくう

心嚢内には心外膜，心筋層，心内膜からなる3層の心臓の壁がある。心外膜は漿膜性心膜の臓側板であり，心臓の外表面をおおい，そこにしっかりと付着している。中間層は心筋層で，心臓壁の大部分を占めており，心臓にしかみられない働きに適合した，特化された心筋線維からなる。心筋層の心筋線維は結合組織が互いに連結した線維によって支えられ，結合されている。心内膜は非常に薄い細胞の層からなる繊細な膜で，心臓の内表面と弁の表面をおおっている。

■器官系	心臓血管系
■位置	心臓を取り囲む外壁
■主な機能	心臓の大部分を形成する。筋線維が収縮することにより血液を循環系に送り出す
■構成要素	心外膜，心筋層，心内膜
■関連構造	心膜，心臓弁

胸部

心臓の部屋 しんぞうのへや

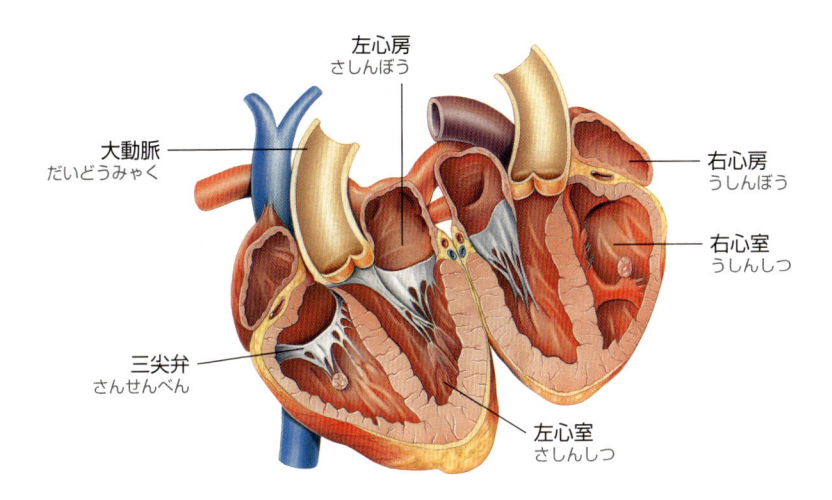

図中ラベル:
- 左心房 さしんぼう
- 大動脈 だいどうみゃく
- 右心房 うしんぼう
- 右心室 うしんしつ
- 三尖弁 さんせんべん
- 左心室 さしんしつ

心臓は左右に分けられ，それぞれ2つの部屋からなる(ここでは断面で示してある)。上部の部屋は心房であり，血液の逆流を防ぐ弁(房室弁)を通じて下の心室につながっている。2つの心室を形づくっているのは心筋の大きなかたまりである。左心室は右心室よりも大きく，より強大であり，肺からの酸素化された血液が左心房を通り入ってくる。力強い収縮により，心臓から大動脈に血液を送り出し，さらに動脈系を通り全身に血液を運んでいる。右心室は全身で使われた血液を右心房に受け，酸素化するために肺に送り出している。

■器官系	心臓血管系
■位置	心臓内
■主な機能	循環している血液を受け，それを再酸素化するために肺に送り，戻ってきた血液を全身の組織に送り出す
■構成要素	右心房，左心房，右心室，左心室
■関連構造	静脈，動脈

胸部

心室壁 しんしつへき

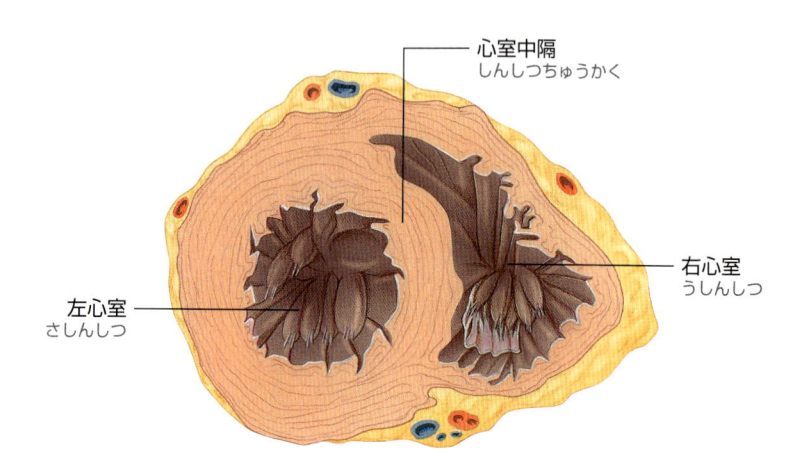

心室中隔
しんしつちゅうかく

左心室
さしんしつ

右心室
うしんしつ

左心室の壁は右心室の壁の2倍の厚みがあり，横断面ではおおよそ円形になっている。それに比べて右心室は左心室の筋層により圧平されている。この2心室の筋層の厚さの違いは，筋肉が収縮し，中の血液を押し出すのに必要な圧を反映している。両心室壁からは乳頭筋が突出している。乳頭筋は先が細くなり，その頂部には腱索が付いている。腱索は三尖弁や僧帽弁に付着し，弁の反転を防いでいる。心室の内面，特に血液の流入部では，筋肉は不規則に隆起してでこぼこになっている。これを肉柱という。逆に血液の流出部近くではそれらはなくなり，表面は滑らかになっている。

■器官系	心臓血管系
■位置	心臓内で，心房の下
■主な機能	筋肉でできた壁であり，循環している血液を受け，それを再酸素化するために肺に送り，戻ってきた血液を全身の組織に送り出す
■構成要素	筋，腱索，弁
■関連構造	心房，動脈，静脈，肺

胸部

心　房 しんぼう

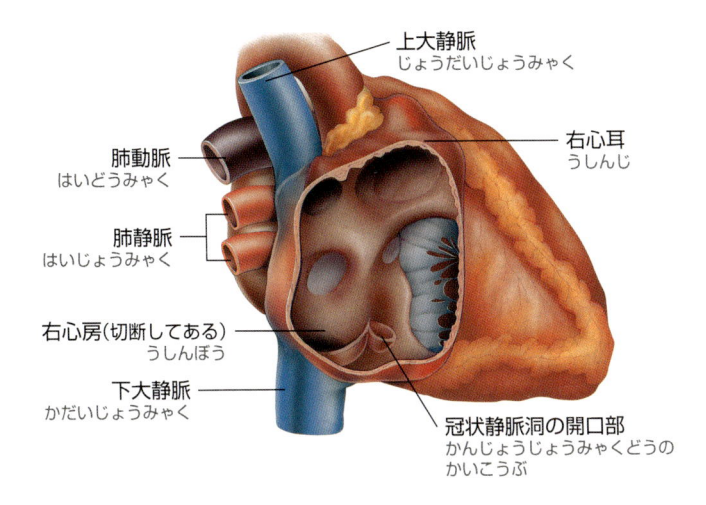

- 上大静脈 じょうだいじょうみゃく
- 右心耳 うしんじ
- 肺動脈 はいどうみゃく
- 肺静脈 はいじょうみゃく
- 右心房（切断してある） うしんぼう
- 下大静脈 かだいじょうみゃく
- 冠状静脈洞の開口部 かんじょうじょうみゃくどうのかいこうぶ

心房は2つの小型で壁の薄い心臓の部屋で，心室の上に位置している。心房と心室の間には房室弁がある。全身から戻ってくるすべての静脈血は，2本の大静脈，上大静脈と下大静脈を通り右心房に運ばれる。冠状静脈洞は心筋から戻ってきた静脈血が流れこむ部位である。左心房は右心房よりも小さく，肺静脈を介して酸素化された血液を肺から受けている。それぞれの心房内面は櫛状筋という心房筋の筋束隆起がある前壁以外は滑らかである。それぞれの心房には心耳（形が耳に似ているのでこのように呼ばれている）がみられるが，これは心房の表面積を増加させている。

■器官系	心臓血管系
■位置	心臓内で，心室の上
■主な機能	全身および心筋自身からの酸素が乏しくなった血液と，肺からの酸素化された血液を受ける
■構成要素	筋組織，弁
■関連構造	心室，動脈，静脈，肺

141

胸部

心臓の弁　しんぞうのべん

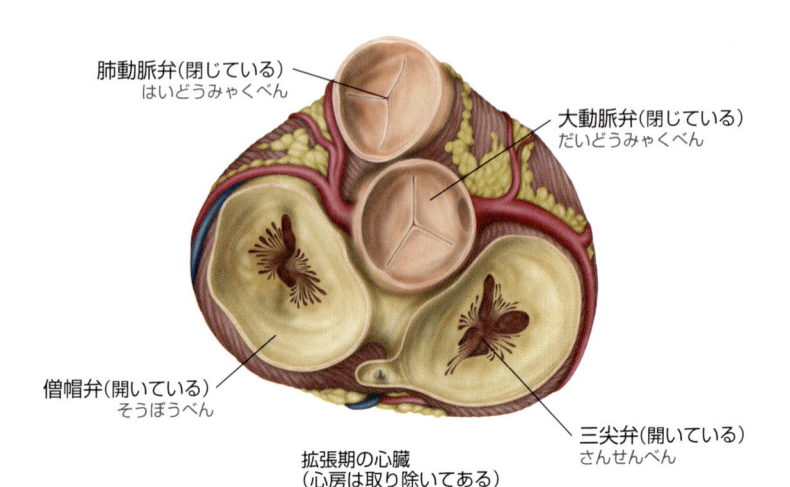

肺動脈弁（閉じている）
はいどうみゃくべん

大動脈弁（閉じている）
だいどうみゃくべん

僧帽弁（開いている）
そうぼうべん

三尖弁（開いている）
さんせんべん

拡張期の心臓
（心房は取り除いてある）

血液は心臓内を一方向にのみ流れる。逆流は4つの心臓弁によって防がれている。右心系では三尖弁が心房と心室の間にあり，肺動脈弁が心室と肺動脈幹の間にある。左心系では僧帽弁が心房と心室を区切り，大動脈弁が心室と大動脈の間に存在する。三尖弁と僧帽弁は房室弁であり，頑丈な結合組織が心内膜（心臓の内面全体を裏打ちする薄い細胞層）でおおわれてできている。三尖弁は3つの弁からできているが，僧帽弁には2つの弁しかない。

■器官系	心臓血管系
■位置	心房と心室の間，心室と大血管の間
■主な機能	心臓内を血液が一方向にのみ流れるようにする
■構成要素	三尖弁，僧帽弁，肺動脈弁，大動脈弁
■関連構造	心房，心室，腱索（乳頭筋と房室弁をつなぐ細い腱）

半月弁 はんげつべん

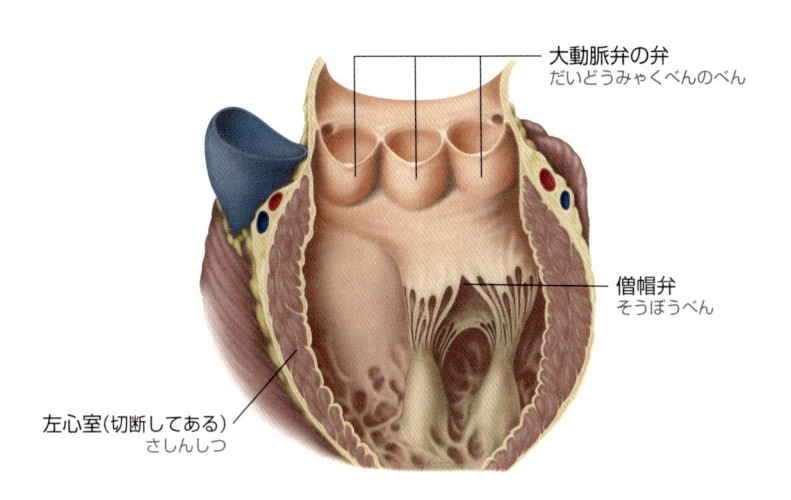

大動脈弁の弁
だいどうみゃくべんのべん

僧帽弁
そうぼうべん

左心室(切断してある)
さしんしつ

半月弁である大動脈弁と肺動脈弁は，心室の収縮後の心室弛緩時に心臓から出ていく血管（大動脈と肺動脈幹）から血液が逆流しないようにしている。これら2つの弁は，それぞれ3つのポケットのような半月弁と呼ばれる弁（ちょうど半月のような形をしているためにこのように名付けられた）からなる。半月弁は内皮細胞が結合組織の芯をおおったもので，動脈壁に付着している。この滑らかな内面は，血液の流れにとって理想的な表面状態になっている。大動脈弁は全身への動脈循環の高圧に耐えるために，肺動脈弁よりも丈夫である。

■器官系	心臓血管系
■位置	心室が大動脈や肺動脈幹につながるところ
■主な機能	心臓から動脈に送り出した血液が逆流するのを防ぐ
■構成要素	3つの半月弁
■関連構造	心室，大動脈，肺動脈幹

胸部

弁の動き べんのうごき

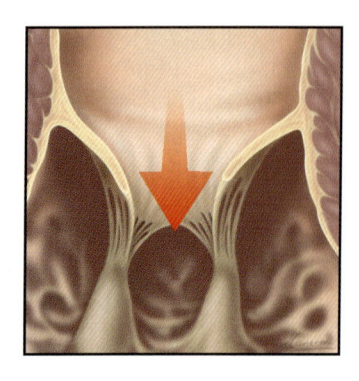

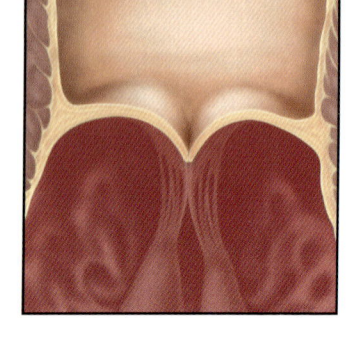

開いた弁   閉じた弁

心房が収縮すると，血液は開いた房室弁(右の三尖弁と左の僧帽弁)を通り，心室に流れこむ。次に心室が収縮すると，各心室内の血圧が急激に上昇し，各房室弁は閉じて，血液が心房に逆流しないようになっている。腱索(心室壁から突出している乳頭筋と房室弁をつないでいる細い腱)が引かれると弁は安定し，心室内の血圧上昇に耐えることができる。房室弁が閉じている時には，動脈弁(半月弁)を通って，血液は肺動脈幹や大動脈に流れ出ていく。これらの弁は血液の高圧流によってこじ開けられるが，血液が心室へ逆流しようとするとパチッと閉まり，逆流を防いでいる。

器官系	心臓血管系
位置	心臓内の心房と心室の間，心室と大動脈や肺動脈幹の間
主な機能	血液の逆流を防ぐ
構成要素	三尖弁，僧帽弁，肺動脈弁，大動脈弁
関連構造	心臓，大動脈，肺動脈幹

胸部

大血管 だいけっかん

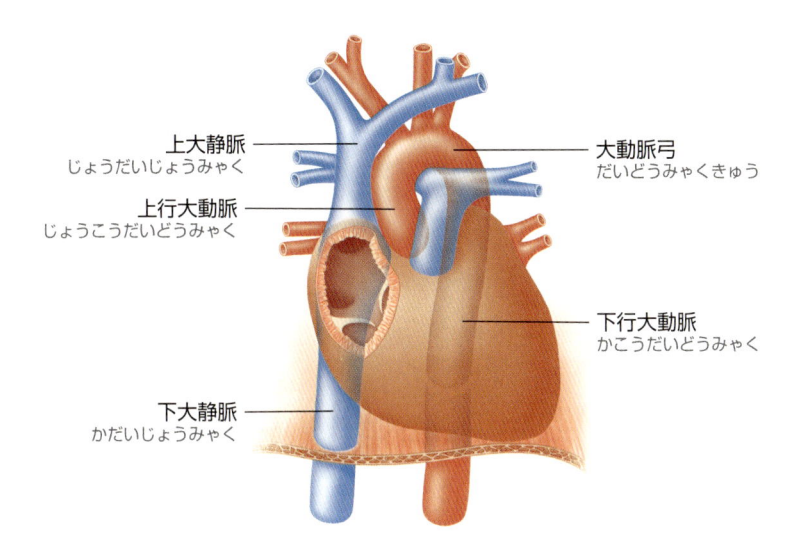

- 上大静脈 じょうだいじょうみゃく
- 上行大動脈 じょうこうだいどうみゃく
- 下大静脈 かだいじょうみゃく
- 大動脈弓 だいどうみゃくきゅう
- 下行大動脈 かこうだいどうみゃく

血液は全身の組織から2本の大静脈(上大静脈と下大静脈)によって心臓に運ばれ，心臓から大動脈へ押し出される。これらの血管系を大循環系と呼ぶ。上大静脈は上半身の血液を右心房に送りこんでおり，右と左の腕頭静脈が合わさって形成されている。下大静脈は人体で最も太い静脈で，その最後の部分は横隔膜を貫通して胸腔内を走行し，血液を右心房に流しこんでいる。大動脈は最大の動脈で，その直径は成人では2.5 cmである。厚い血管壁には弾性線維が多く含まれているので，大動脈に高圧の血圧が流れこんでも広がることができる。

■器官系	心臓血管系
■位置	上・下大静脈は右心房に入り，大動脈は左心室から出る
■主な機能	上・下大静脈は体組織からの酸素の乏しくなった血液を心臓に戻す。大動脈は酸素化された血液を心臓から全身に送り出す
■構成要素	上大静脈，下大静脈，大動脈
■関連構造	心臓，他の静脈や動脈

胸部

冠状動脈 かんじょうどうみゃく

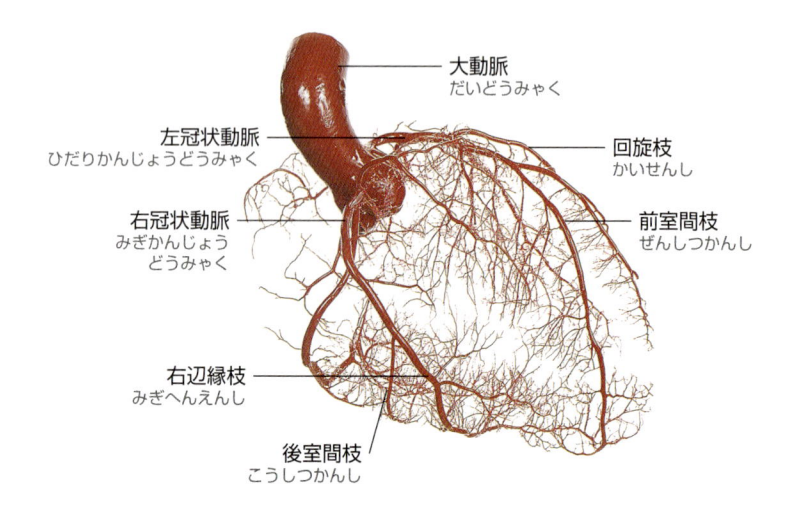

- 大動脈 だいどうみゃく
- 左冠状動脈 ひだりかんじょうどうみゃく
- 回旋枝 かいせんし
- 右冠状動脈 みぎかんじょうどうみゃく
- 前室間枝 ぜんしつかんし
- 右辺縁枝 みぎへんえんし
- 後室間枝 こうしつかんし

心臓は常に血液で満たされているが，その筋肉や心膜は酸素や栄養分を受けるための独自の血管が必要である。このために左右2本の冠状動脈がある。冠状動脈は大動脈弁の直上の上行大動脈から起こり，心外膜直下で脂肪組織に包まれて心臓のまわりに分布する。左冠状動脈は心臓の左側に血液を供給し，前室間枝と回旋枝の2本の枝に分かれる。右冠状動脈もまた辺縁枝と後室間枝の2本の枝に分かれる。これらの太めの動脈が心臓を取り囲んでいるが，その経路上に数多くの細い枝が出され，酸素の多い血液を心臓に供給している。

■器官系	心臓血管系
■位置	上行大動脈から起こり，心臓を取り囲む
■主な機能	心筋と心組織に酸素と栄養分を供給する
■構成要素	左冠状動脈，右冠状動脈
■関連構造	大動脈，心筋，心膜

胸　部

刺激伝導系 しげきでんどうけい

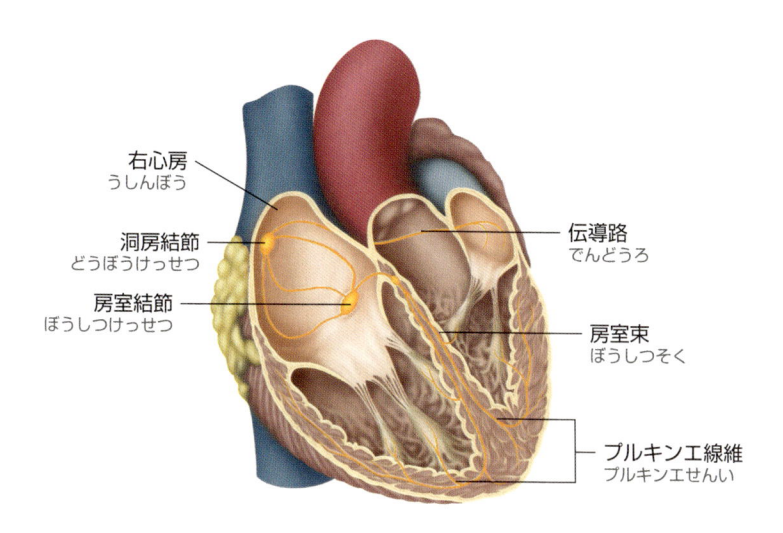

（図：心臓の刺激伝導系）
- 右心房 うしんぼう
- 洞房結節 どうぼうけっせつ
- 房室結節 ぼうしつけっせつ
- 伝導路 でんどうろ
- 房室束 ぼうしつそく
- プルキンエ線維 プルキンエせんい

通常，心臓は1分間に約75回の割合で拍動している。心筋壁内で，独自の刺激伝導系が心臓の拍動の歩調を整え，心臓の部屋が協調して収縮し，血液を心臓から大血管に流せるようにしている。洞房結節は右心房壁内の細胞の集まりで，心臓に備わった自然のペースメーカーである。これらの細胞が電気刺激を生成し，心房内をめぐり，右心房の底部の房室結節に達する。房室結節からの刺激は中隔を房室束によって下行し，2本の枝に分かれる。この枝は下行し続け，最後は心室壁内のプルキンエ線維となる。

■器官系	心臓血管系
■位置	右心房の心房壁と底部，中隔，心室壁
■主な機能	心筋細胞を収縮させる規則的な電気刺激を起こし，伝達する
■構成要素	洞房結節，房室結節，房室束，左脚，右脚，プルキンエ線維
■関連構造	心筋細胞

胸部

心周期 しんしゅうき

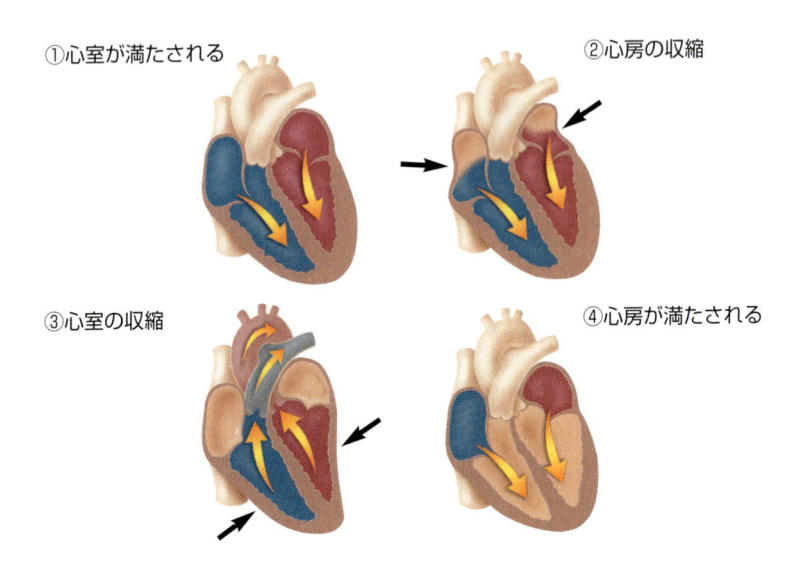

①心室が満たされる

②心房の収縮

③心室の収縮

④心房が満たされる

心周期は心臓内の圧と容積の一連の変化であり，これにより血液を全身にまわすことができる。心周期は心筋が収縮する収縮期と弛緩する拡張期の2相からなる。拡張期の間，三尖弁と僧帽弁が開いている。循環より戻ってきた血液が心房を満たすと，房室弁が開いて血液が心室に流れこむ。すると房室弁が閉まり，逆流が防がれる。収縮期では洞房結節が心房を刺激し収縮させる。それにより，さらに血液が心室に流れこむことになる。心房が弛緩すると刺激は心室に到達し，収縮する。そして半月弁を通し，血液が押し出され，循環に入ることになる。

■器官系	心臓血管系
■位置	心臓
■主な機能	血液を心臓より押し出し，循環させる
■構成要素	収縮期，弛緩期
■関連構造	心房，心室，弁，大血管

上　肢

肩関節 かたかんせつ

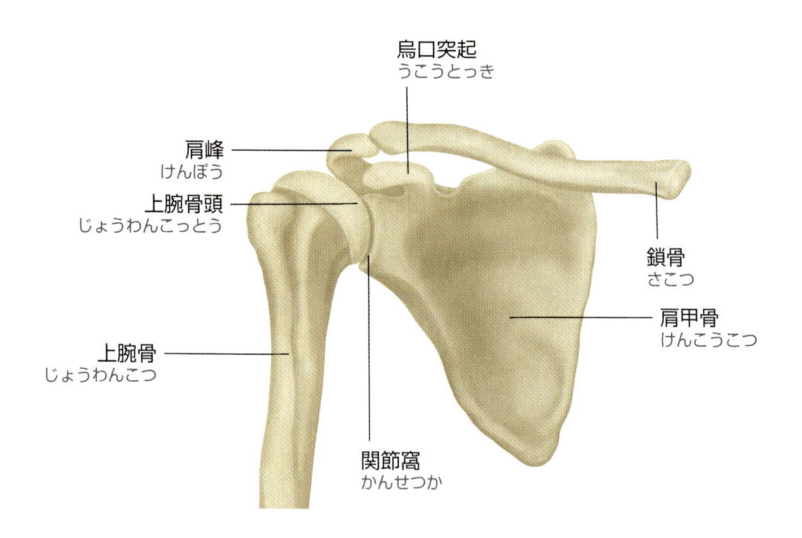

図中ラベル:
- 烏口突起（うこうとっき）
- 肩峰（けんぼう）
- 上腕骨頭（じょうわんこっとう）
- 鎖骨（さこつ）
- 肩甲骨（けんこうこつ）
- 上腕骨（じょうわんこつ）
- 関節窩（かんせつか）

肩関節は肩甲骨関節窩と上腕骨頭との間の関節である。肩関節は球関節であり，腕を広範囲に動かすことができる。肩甲骨の関節窩は浅いくぼみでしかないので，骨同士をしっかりとつなぐためには頑丈な筋肉と腱が必要である。肩関節は滑膜で内側をおおわれた線維性組織のゆるい関節包によって取り囲まれている。この膜からは粘稠で関節の動きを滑らかにし，軟骨を栄養する滑液が分泌されている。関節軟骨の薄い層が関節内の骨をおおっているので，最小限の摩擦で骨を動かすことができる。

器官系	筋骨格系
位置	肩甲骨と上腕骨頭の間
主な機能	上腕の広範囲にわたる運動を可能にする
構成要素	肩甲骨の関節窩，上腕骨頭，関節軟骨，滑膜
関連構造	腕，筋，肩甲骨

上肢

肩関節の滑液包 かたかんせつのかつえきほう

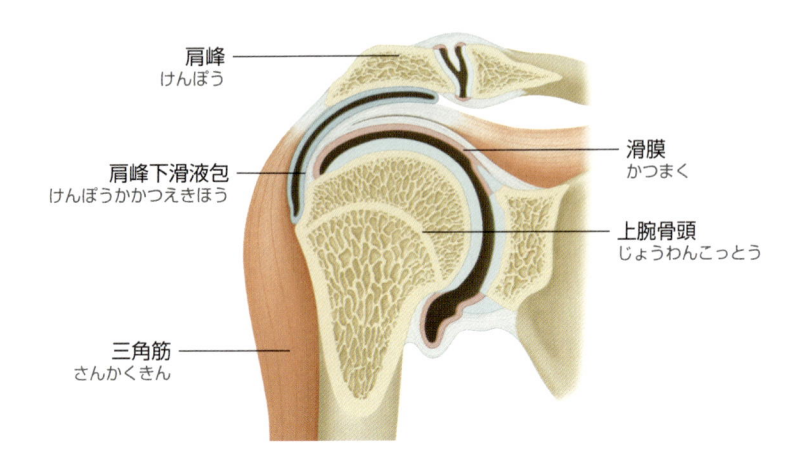

- 肩峰
  けんぽう
- 肩峰下滑液包
  けんぽうかかつえきほう
- 三角筋
  さんかくきん
- 滑膜
  かつまく
- 上腕骨頭
  じょうわんこっとう

滑液包は平たい線維性の袋で，滑膜でおおわれており，中には少量の粘稠な滑液が入っている。滑液包は通常の動きで生ずる構造物間の摩擦を減らしている。滑液包は靱帯や筋，腱などが骨と擦れ合うところにある。肩関節にもいくつかの滑液包が存在する。肩甲下筋腱下包は肩甲骨頚を通る部位で肩甲下筋の腱を保護している。肩峰下滑液包は上腕関節窩の上部にあり，肩峰と烏口肩峰靱帯の下にある。この滑液包はこの下を通る筋が自由に動くことを可能にしている。

■器官系	筋骨格系
■位置	肩関節の，筋や腱が骨にこすれる場所
■主な機能	2つの接した構造物間の摩擦を減らす
■構成要素	滑液を容れた線維性の袋
■関連構造	骨，筋，腱，靱帯

上　肢

肩関節の靱帯 かたかんせつのじんたい

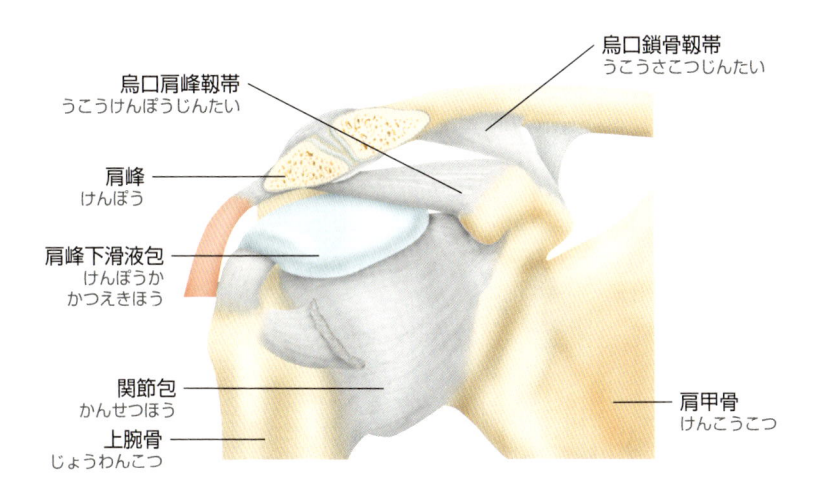

図中ラベル:
- 烏口肩峰靱帯（うこうけんぽうじんたい）
- 肩峰（けんぽう）
- 肩峰下滑液包（けんぽうかかつえきほう）
- 関節包（かんせつほう）
- 上腕骨（じょうわんこつ）
- 烏口鎖骨靱帯（うこうさこつじんたい）
- 肩甲骨（けんこうこつ）

関節の周囲にある靱帯は骨を強固につなぎ止めることで関節を安定させている。この安定性は，肩関節では特に重要である。肩関節は広範囲に動く必要があるのに，その関節窩が非常に浅いためである。肩関節の安定性は主にそれを取り囲む筋によってもたらされているが，靱帯もまたその役割を果たしている。線維性関節包の中には関節を強化する靱帯がある。関節上腕靱帯（3つの弱い線維性の紐で関節包の前面を補強する）がそれにあたる。また肩関節は烏口肩峰靱帯のような靱帯によって補強されている。上腕骨の大結節と小結節の間の上腕横靱帯は，上腕二頭筋の腱が通るためのトンネルを形成している。

器官系	筋骨格系
位置	肩関節のまわり，肩関節の中
主な機能	関節に安定性をもたらす。上腕骨頭を関節窩に保持する
構成要素	関節上腕靱帯，烏口肩峰靱帯，上腕横靱帯
関連構造	肩関節を形成する骨

上 肢

肩の筋肉 かたのきんにく

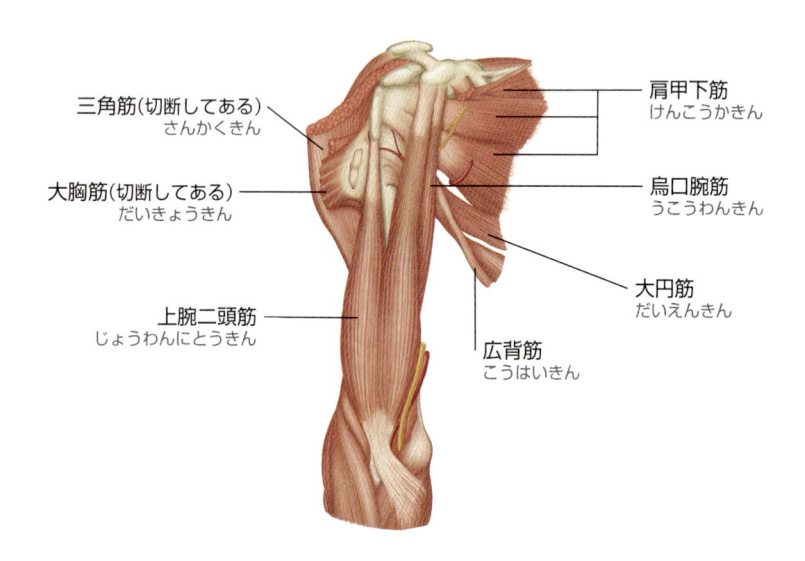

- 三角筋（切断してある）さんかくきん
- 大胸筋（切断してある）だいきょうきん
- 上腕二頭筋 じょうわんにとうきん
- 肩甲下筋 けんこうかきん
- 烏口腕筋 うこうわんきん
- 大円筋 だいえんきん
- 広背筋 こうはいきん

肩は球関節で，最大で360°の運動が可能となる。肩の動きは3つの軸のまわりでおこなわれており，屈曲と伸展，外転と内転，内旋と外旋が可能である。これらの動きに関係している多くの筋が，上肢帯（鎖骨と肩甲骨）に付着している。例えば力強い三角筋は数多くの動きを可能にしているが，肩峰（肩甲骨から肩関節の上に突出した部分）に付着している。いくつかの筋（大胸筋，広背筋）は直接体幹から起こっているが，上腕骨に付着していない筋（僧帽筋など）もまた，上腕骨の動きに関与している。

■器官系	筋骨格系
■位置	肩関節のまわり
■主な機能	肩関節の最大限の動きを可能にし，かつその安定性をもたらす
■構成要素	三角筋，大胸筋，上腕二頭筋，肩甲下筋，烏口腕筋，大円筋，広背筋
■関連構造	上肢帯，上腕骨，肘

上　肢

腕の回転 うでのかいてん

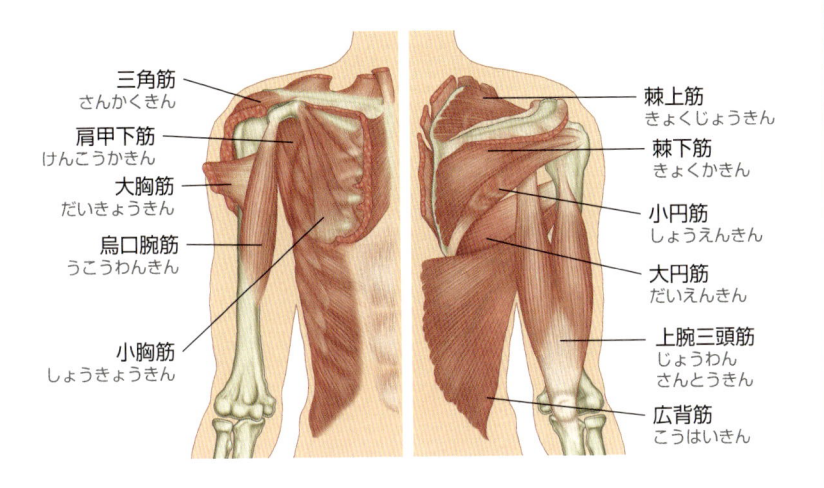

- 三角筋　さんかくきん
- 肩甲下筋　けんこうかきん
- 大胸筋　だいきょうきん
- 烏口腕筋　うこうわんきん
- 小胸筋　しょうきょうきん
- 棘上筋　きょくじょうきん
- 棘下筋　きょくかきん
- 小円筋　しょうえんきん
- 大円筋　だいえんきん
- 上腕三頭筋　じょうわんさんとうきん
- 広背筋　こうはいきん

大胸筋，三角筋の前腹，大円筋，広背筋は上腕骨の内旋を可能にしている。しかしながら，内旋を起こす最も強力なものは肩甲下筋である。この筋は肩甲骨の前面すべてを占めており，上腕骨の小結節のまわりの関節包に付着している。肩甲下筋は肩の回旋筋腱板とよばれる4つの短筋の集まりの1つで，関節包に付着し補強している。さらに，これらは上腕骨を関節内のくぼみに引きつけ，骨同士の接触を増やし，肩関節の安定性を増加させている。他の回旋腱板の筋には，棘上筋，棘下筋と小円筋がある。

器官系	筋骨格系
位置	肩関節のまわり，肩関節の背部
主な機能	腕を内旋する
構成要素	大胸筋，小胸筋，三角筋，大円筋，小円筋，烏口腕筋，上腕三頭筋，広背筋，肩甲下筋，棘上筋，棘下筋
関連構造	背部や腕の他の筋，上肢帯，上腕骨

上　肢

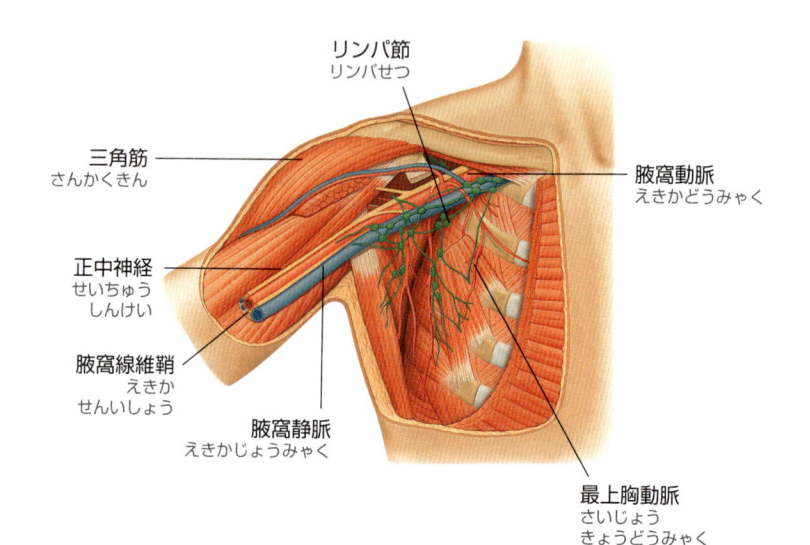

腋　窩 えきか

図中のラベル:
- リンパ節（リンパせつ）
- 三角筋（さんかくきん）
- 正中神経（せいちゅうしんけい）
- 腋窩線維鞘（えきかせんいしょう）
- 腋窩静脈（えきかじょうみゃく）
- 腋窩動脈（えきかどうみゃく）
- 最上胸動脈（さいじょうきょうどうみゃく）

上肢にいく血管，神経，リンパ管は，腋窩という上肢と胸郭の連結部にある，ピラミッドのような形をした領域を通過する。腋窩動脈とその枝は酸素化された血液を上肢に供給し，腋窩静脈はこの動脈と平行して走行する。腋窩内にある神経はすべて，上腕神経叢という複雑な神経網から出ている。血管や神経は強靱な結合組織でできた腋窩線維鞘という鞘によって包まれ保護されている。このことは下方からの外傷に弱い腋窩にとって重要である。腋窩の脂肪組織内には腋窩リンパ節がみられる。

器官系	さまざまな器官系からなる
位置	上肢と胸郭をつなぐ部分
主な機能	多くの血管，神経，リンパ管の交通路となる
構成要素	脂肪組織，結合組織，腋窩動脈・静脈，腕神経叢，リンパ管，リンパ節
関連構造	上肢・胸郭の他の構造

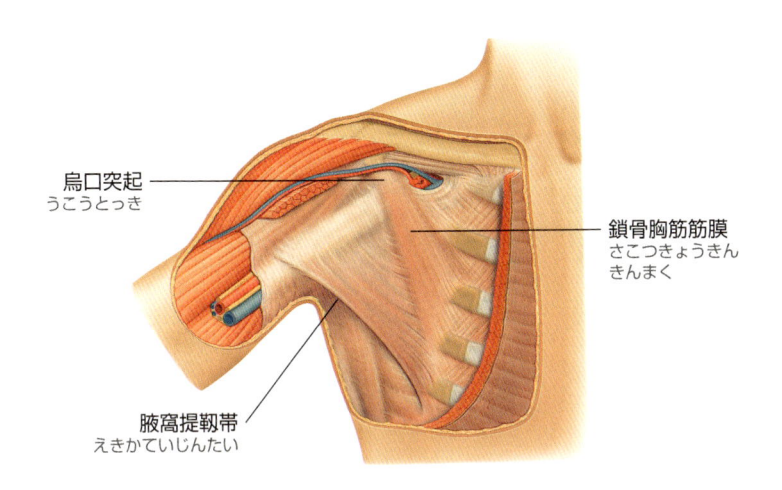

鎖骨胸筋筋膜 さこつきょうきんきんまく

烏口突起
うこうとっき

鎖骨胸筋筋膜
さこつきょうきん
きんまく

腋窩提靱帯
えきかていじんたい

鎖骨胸筋筋膜は肩甲骨の烏口突起と鎖骨の上縁に付着している強靱な結合組織の膜である。この筋膜は鎖骨下筋と小胸筋をおおい，さらに腋窩の基部で腋窩筋膜をおおい，つないでいる。鎖骨胸筋筋膜の一部分は小胸筋の上にかぶさる肋烏口膜として知られており，小胸筋に分布する神経が貫通している。小胸筋の下では，筋膜は腋窩提靱帯となり，腋窩の皮膚に付着し，腕を上げる際に皮膚を引っ張り上げることになる。

器官系	筋骨格系
位置	上胸部から腋窩を通って広がる
主な機能	腋窩の内容物を保護し，提靱帯として作用する
構成要素	結合組織
関連構造	上肢帯，提靱帯

上肢

上腕骨 じょうわんこつ

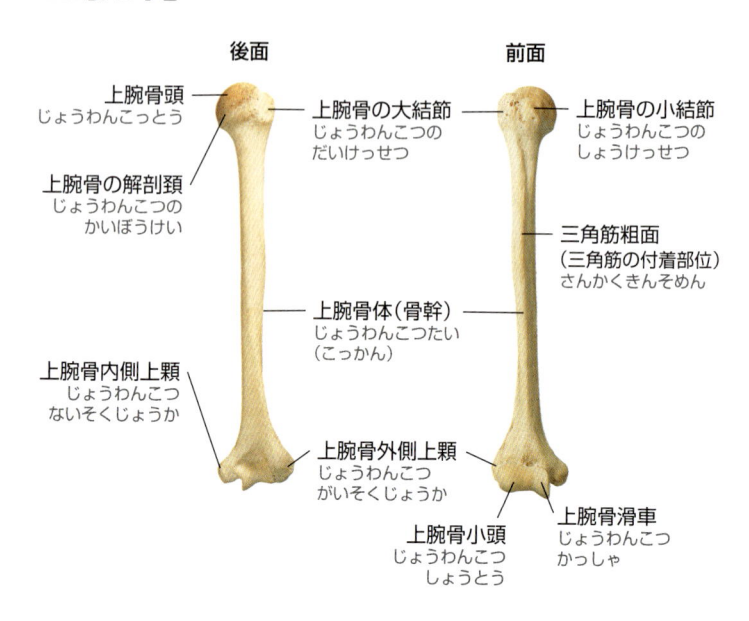

後面 / **前面**

- 上腕骨頭 じょうわんこっとう
- 上腕骨の大結節 じょうわんこつのだいけっせつ
- 上腕骨の小結節 じょうわんこつのしょうけっせつ
- 上腕骨の解剖頚 じょうわんこつのかいぼうけい
- 三角筋粗面（三角筋の付着部位）さんかくきんそめん
- 上腕骨体（骨幹）じょうわんこつたい（こっかん）
- 上腕骨内側上顆 じょうわんこつないそくじょうか
- 上腕骨外側上顆 じょうわんこつがいそくじょうか
- 上腕骨小頭 じょうわんこつしょうとう
- 上腕骨滑車 じょうわんこつかっしゃ

上腕骨は典型的な長管骨で，上腕部にある。上腕骨の近位端（骨端）は滑らかな上腕頭部（表面を軟骨がおおう）であり，肩関節で肩甲骨の関節窩にはまりこんでいる。骨頭の後ろに解剖頚と呼ばれる浅いくぼみがあり，これによって骨頭は2つの大結節と小結節という突起（筋肉の付着部位）に分けられる。上腕骨体（骨幹）は長く滑らかな部分で，上腕の長さにわたり存在する。骨幹の遠位端（骨端）は左右に広がり，内側上顆と外側上顆になる。関節面は2つの部分からなり，上腕骨滑車は尺骨と関節をつくり，上腕骨小頭は橈骨と関節をつくっている。

■器官系	筋骨格系
■位置	肩と肘の間
■主な機能	腕の安定した枠をなす。筋の付着部位となる。骨髄を容れて血液細胞を産生する
■構成要素	骨端，大結節，小結節，骨幹，内側上顆，外側上顆，小頭，滑車
■関連構造	上肢帯，尺骨，頭骨，上腕の筋

上 肢

橈骨と尺骨 とうこつとしゃっこつ

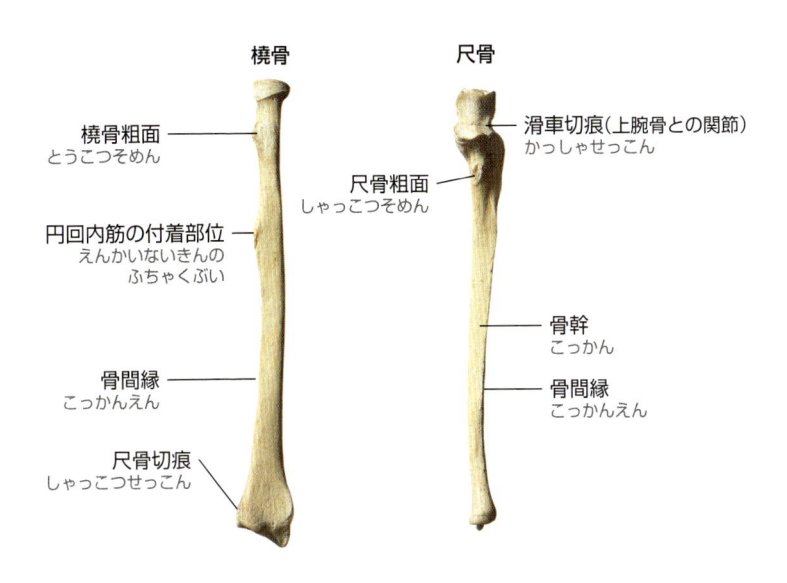

橈骨
- 橈骨粗面 とうこつそめん
- 円回内筋の付着部位 えんかいないきんのふちゃくぶい
- 骨間縁 こっかんえん
- 尺骨切痕 しゃっこつせっこん

尺骨
- 滑車切痕（上腕骨との関節）かっしゃせっこん
- 尺骨粗面 しゃっこつそめん
- 骨幹 こっかん
- 骨間縁 こっかんえん

橈骨と尺骨は前腕の長軸にそって存在する長管骨である。それらの近位端は上腕骨の遠位端とつながり，肘関節を形成している。尺骨は小指側に，橈骨は母指側に位置している。橈尺関節は橈骨と尺骨が互いの間で回転できるようになっている。前腕に特有のこの回転は回内（前腕を回転させて，手掌を後方に向ける）と回外（手掌を前方に向ける）と呼ばれている。尺骨は橈骨より長く，前腕を安定させる軸となっている。尺骨は前腕で肘関節を形成する主な構造であり，橈骨は手関節を構成する主な構造である。

器官系	筋骨格系
位置	肘関節と手関節の間
主な機能	前腕の安定した軸となる。筋の付着部位となる。自由な動きを可能にする
構成要素	骨頭，骨頸，骨幹，結節，切痕，骨間縁
関連構造	骨間膜，上腕骨，肘関節，筋

上　肢

骨間膜 こっかんまく

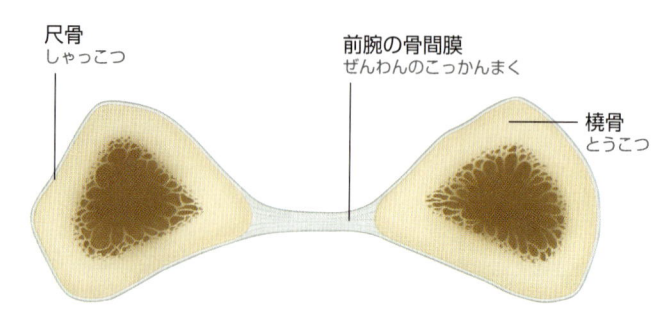

尺骨
しゃっこつ

前腕の骨間膜
ぜんわんのこっかんまく

橈骨
とうこつ

橈骨と尺骨の横断面

橈骨と尺骨はその長軸にそって，骨間膜という薄いが丈夫な線維性の結合組織でできた膜でつながっている。この骨間膜は骨が回外や回内（前腕を回転させて手掌を前方・後方に向ける）運動ができるぐらいに広い。また，ここにいくつかの前腕の深筋が付着するのに十分な強度がある。骨間膜は前腕を伝って力が伝わる時に重要な役割をしている。もし，力が手首に（それが下げられる方向に）加わっても，骨間膜があるおかげで手首にはその力が吸収されず，衝撃は肘関節や上腕にまで伝わり広がることで和らげられる。

■器官系	筋骨格系
■位置	橈骨と尺骨の間
■主な機能	骨を安定させる。自由な運動と強い外力に対する保護作用を兼ね備える
■構成要素	強靭な線維成分（結合組織）
■関連構造	橈骨，尺骨，手首の骨

肘（肘関節） ひじ（ちゅうかんせつ）

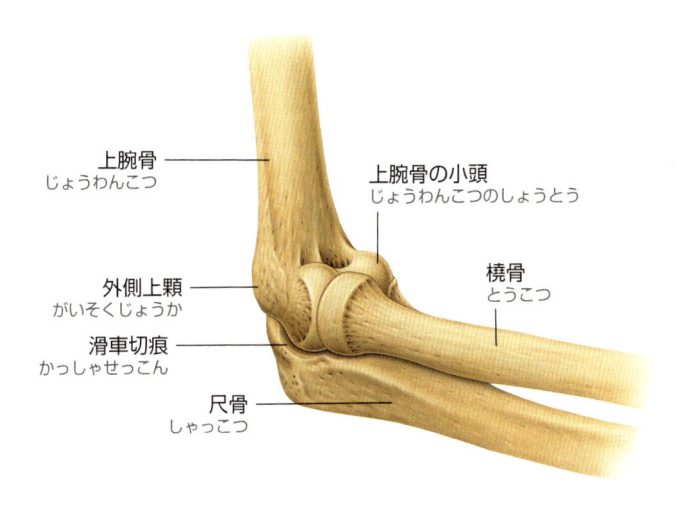

- 上腕骨 じょうわんこつ
- 上腕骨の小頭 じょうわんこつのしょうとう
- 橈骨 とうこつ
- 外側上顆 がいそくじょうか
- 滑車切痕 かっしゃせっこん
- 尺骨 しゃっこつ

肘関節は上腕骨の遠位端と，橈骨と尺骨の近位端の間にある（滑液がつまった）滑膜関節である。蝶番関節であり，一平面での動き（腕を曲げる，まっすぐに伸ばす）をするだけで，その構造は非常に安定している。肘関節のこの安定性は尺骨の滑車切痕の大きさと深さからきており，これはちょうどレンチのように上腕骨の遠位端を効果的にとらえている。対面する関節表面はすべて滑らかな関節軟骨でおおわれ，運動の際に骨間の摩擦を減らしている。関節全体は線維性被膜でおおわれ，それは上腕骨の関節表面から尺骨の上端にまで広がっている。

器官系	筋骨格系
位置	上腕骨の遠位端と橈骨・尺骨の近位端の間
主な機能	腕の屈曲（曲げること）と伸展（伸ばすこと）
構成要素	上腕の下端，橈骨・尺骨の骨頭，線維性被膜（関節包）
関連構造	靱帯，筋

上肢

肘（肘関節）の靱帯
ひじ（ちゅうかんせつ）のじんたい

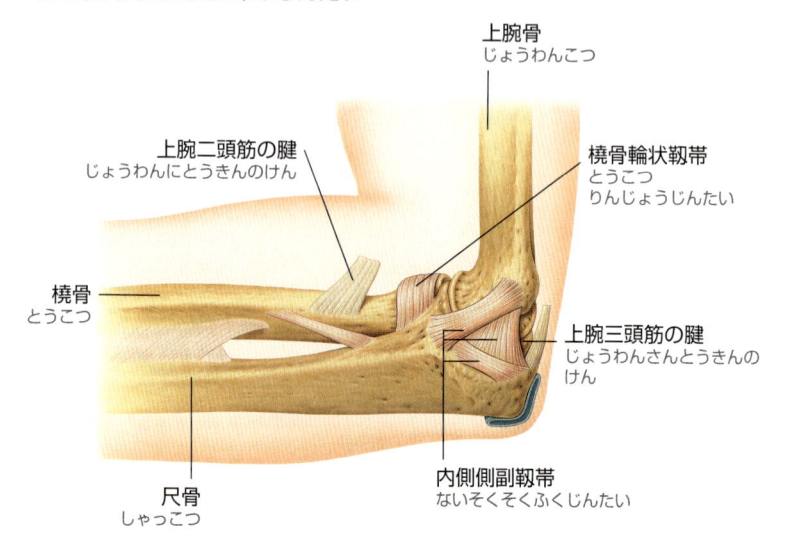

- 上腕骨　じょうわんこつ
- 上腕二頭筋の腱　じょうわんにとうきんのけん
- 橈骨輪状靱帯　とうこつりんじょうじんたい
- 橈骨　とうこつ
- 上腕三頭筋の腱　じょうわんさんとうきんのけん
- 尺骨　しゃっこつ
- 内側側副靱帯　ないそくそくふくじんたい

肘関節は両側を強力な側副靱帯によって補強され，支えられているので，関節包が肥厚している。（肘関節の）外側側副靱帯（図示されていない）は扇形で，外側上顆（上腕骨遠位端の外側の骨性突出）から起こっている。この靱帯は下方に走行し，橈骨頭の周囲を取り囲む橈骨輪状靱帯につながる。内側側副靱帯は，上腕骨の内側上顆と尺骨（前腕の骨）の上端の間を走り，3部からなり，三角形をなしている。上腕二頭筋と上腕三頭筋の腱もまた，肘関節の安定に役立っている。

器官系	筋骨格系
位置	肘関節を取り巻く
主な機能	肘関節を補強し，支持する
構成要素	外側側副靱帯，内側側副靱帯，橈骨輪状靱帯
関連構造	尺骨，橈骨，上腕骨

上 肢

上腕前面の筋 じょうわんぜんめんのきん

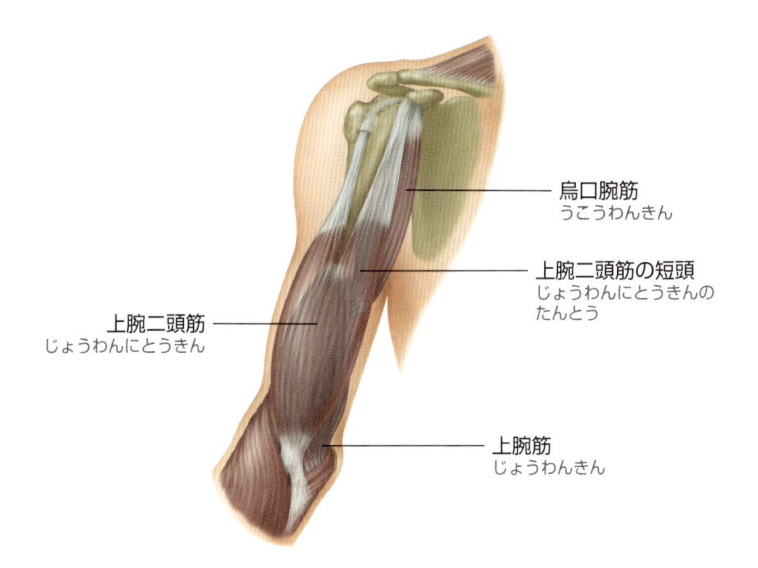

- 烏口腕筋
  うこうわんきん
- 上腕二頭筋の短頭
  じょうわんにとうきんの
  たんとう
- 上腕二頭筋
  じょうわんにとうきん
- 上腕筋
  じょうわんきん

上腕の筋は前面と後面の2区域に分けることができる。前面の筋はすべて屈筋であり，腕を曲げる働きをする。上腕で力こぶをつくる筋が上腕二頭筋で，これは2頭が合わさり，筋腹を形成する。また，肘関節を屈曲させるとともに前腕を回外する働きがあり，手掌を前方に向けることができる。上腕筋は上腕二頭筋に比べると薄い筋で，二頭筋の直下にあり，肘関節の屈曲に関与している。烏口腕筋は肩関節の屈曲（上腕の前方挙上）と上腕の内転をおこなうが，作用は強くない。

器官系	筋骨格系
位置	上腕の前部を構成する
主な機能	肘を曲げる
構成要素	上腕二頭筋，上腕筋，烏口腕筋
関連構造	他の腕の筋，上腕骨，肘関節，上肢帯

上肢

上腕後面の筋 じょうわんこうめんのきん

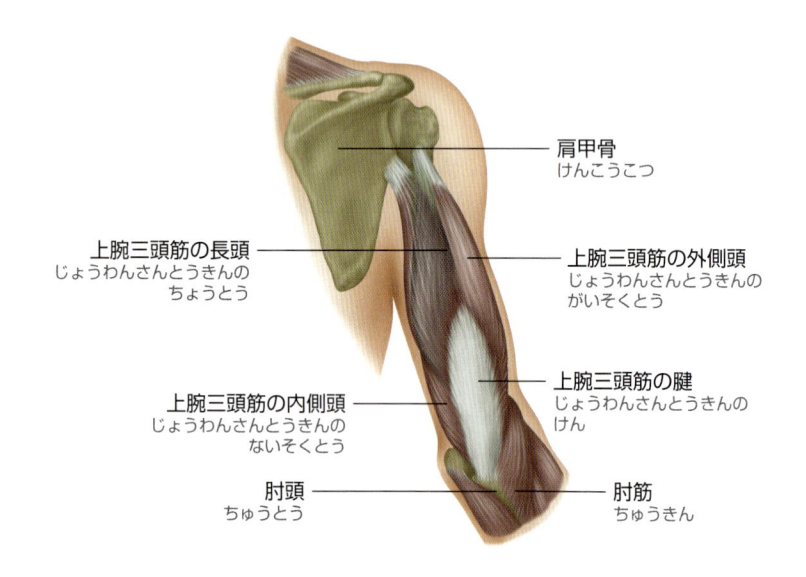

- 肩甲骨　けんこうこつ
- 上腕三頭筋の長頭　じょうわんさんとうきんのちょうとう
- 上腕三頭筋の外側頭　じょうわんさんとうきんのがいそくとう
- 上腕三頭筋の内側頭　じょうわんさんとうきんのないそくとう
- 上腕三頭筋の腱　じょうわんさんとうきんのけん
- 肘頭　ちゅうとう
- 肘筋　ちゅうきん

上腕の後面の筋はただ2つの筋からなる。ひとつは大きな上腕三頭筋であり，もう一方の小さな筋は肘筋である。上腕三頭筋は巨大な分厚い筋で，上腕骨の後面にある。その名前が示すとおり，長頭，内側頭，外側頭の3つの頭をもつ。この3頭は上腕の中央で集まり，広く平坦な腱となって下行し，小さな滑液包を越えて，尺骨の肘頭に付着する。上腕三頭筋の主な働きは肘関節の伸展であり，これにより腕はまっすぐになる。上腕三頭筋の長頭と肘関節の背部にある小さな肘筋は，肘関節の安定に役立っている。

■器官系	筋骨格系
■位置	上腕の後部を構成する
■主な機能	肘を伸展し腕を伸ばす。肘関節を安定させる
■構成要素	上腕三頭筋，肘筋
■関連構造	肘関節，上腕骨，肩甲骨

上　肢

前腕の屈筋 ぜんわんのくっきん

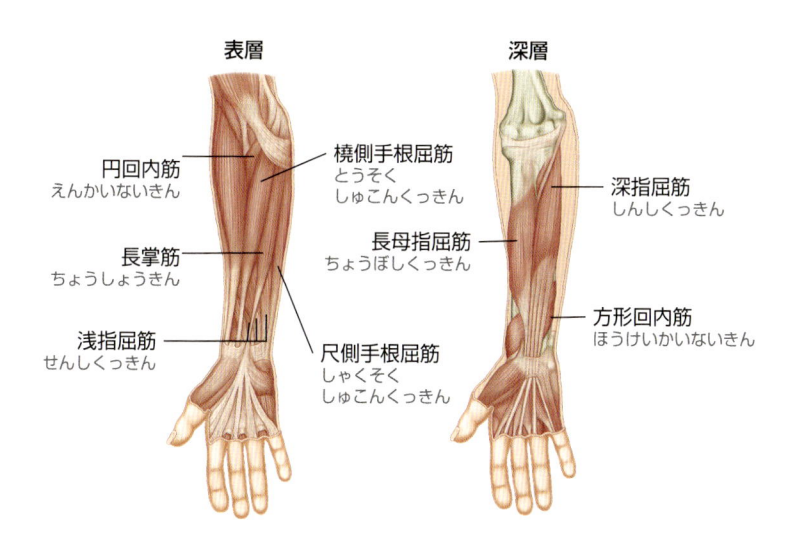

表層

- 円回内筋 えんかいないきん
- 長掌筋 ちょうしょうきん
- 浅指屈筋 せんしくっきん
- 橈側手根屈筋 とうそくしゅこんくっきん
- 長母指屈筋 ちょうぼしくっきん
- 尺側手根屈筋 しゃくそくしゅこんくっきん

深層

- 深指屈筋 しんしくっきん
- 方形回内筋 ほうけいかいないきん

　前腕の前面の表層および深層にある屈筋は，手，手首および指を曲げる働きをする。表層の屈筋は5つの筋からなり，上腕骨内側上顆から起こり，その筋束は集まって共通の屈曲腱を形成する。これらの腱は前腕を回内するのに働き，肘関節を屈曲し，手首の屈曲，外転，内転を起こす。小さな表層筋の1つである長掌筋は14％のヒトで欠落している。前腕の深層の屈筋は深指屈筋，長母指屈筋，方形回内筋の3つの筋からなる。これらは骨の近くにあって，手の指を動かし，前腕を回内させる。

■器官系	筋骨格系
■位置	上腕骨の下端と手首の骨の間
■主な機能	腕や指の屈曲をする
■構成要素	円回内筋，橈側手根屈筋，長掌筋，尺側手根屈筋，浅指屈筋，深指屈筋，長母指屈筋，方形回内筋
■関連構造	上腕骨，前腕・手首・手の骨，腱，靱帯

上肢

前腕の伸筋群 ぜんわんのしんきんぐん

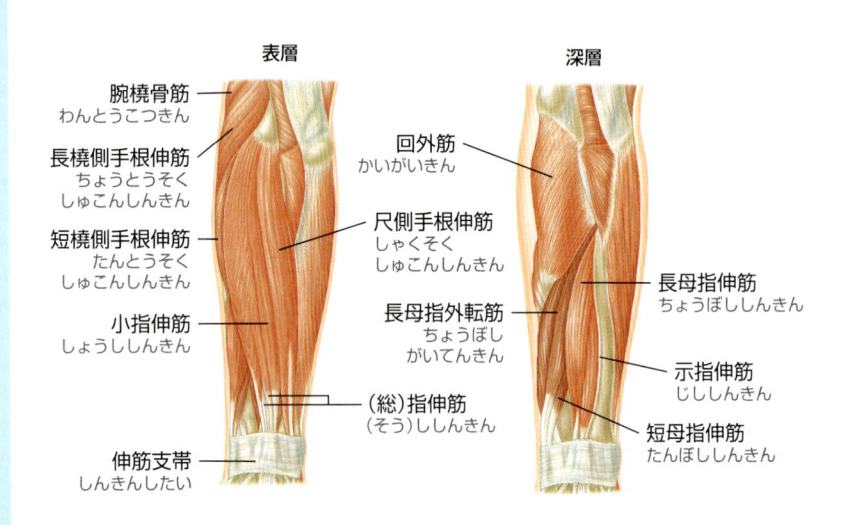

表層
- 腕橈骨筋 わんとうこつきん
- 長橈側手根伸筋 ちょうとうそくしゅこんしんきん
- 短橈側手根伸筋 たんとうそくしゅこんしんきん
- 小指伸筋 しょうししんきん
- 尺側手根伸筋 しゃくそくしゅこんしんきん
- 長母指外転筋 ちょうぼしがいてんきん
- (総)指伸筋 (そう)ししんきん
- 伸筋支帯 しんきんしたい

深層
- 回外筋 かいがいきん
- 長母指伸筋 ちょうぼししんきん
- 示指伸筋 じししんきん
- 短母指伸筋 たんぼししんきん

前腕の伸筋は屈筋とともに作用することにより，手首や手，手の指の広範囲にわたる動きを可能にしている。前腕後面の伸筋群は，橈骨と尺骨と前腕骨間膜（結合組織でできた膜）によって屈筋と分けられている。伸筋群はその機能から，手や手首を動かす筋（手根伸筋），指をまっすぐにのばす筋（小指伸筋，指伸筋），母指にのみ働く筋（腕橈骨筋）の3群に分けることができる。内部にある骨の近くにある深伸筋層は，母指や小指に個々に作用する筋を含んでいる。

器官系	筋骨格系
位置	肘と手首の間
主な機能	前腕，手，指の動きに幅をもたらす
構成要素	長橈側手根伸筋，短橈側手根伸筋，尺側手根伸筋，指伸筋，小指伸筋，示指伸筋，腕橈骨筋，長母指外転筋など
関連構造	肘，尺骨，橈骨，手関節，手・指の骨

上 肢

伸筋腱の付属構造
しんきんけんのふぞくこうぞう

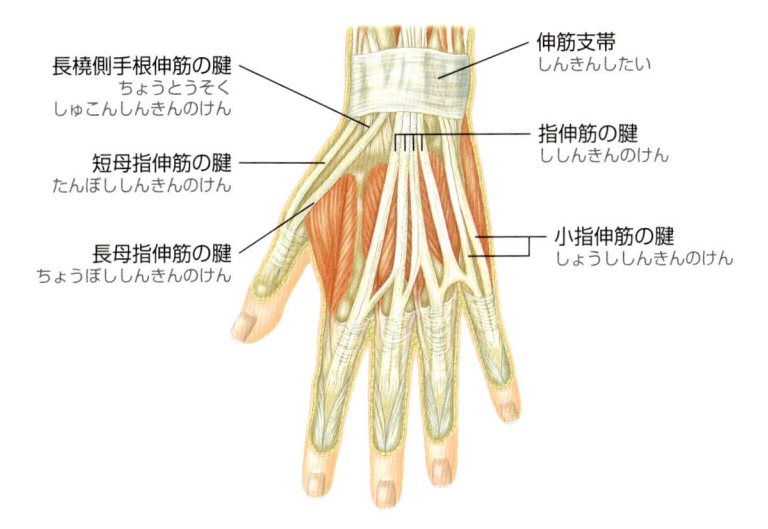

長橈側手根伸筋の腱
ちょうとうそくしゅこんしんきんのけん

短母指伸筋の腱
たんぼししんきんのけん

長母指伸筋の腱
ちょうぼししんきんのけん

伸筋支帯
しんきんしたい

指伸筋の腱
ししんきんのけん

小指伸筋の腱
しょうししんきんのけん

背側の前腕伸筋群の多くは長い腱に終わり，その腱は手首の背部を通り，手と指の骨に付着している。このために前腕内の筋は手や指をリモートコントロールで伸展（まっすぐにしたり，後ろに曲げる）することができる。その結果，手掌の中には手や指を動かす筋がなく，分厚くならずにすんでいる。各腱の付着部位により，筋が収縮した際に手のどの関節が伸びるかが決まってくる。伸筋の腱は手首の背部を越えて伸びる際に，伸筋支帯（結合組織でできた帯で，手が動く際に働く関節に対抗して，腱を保持する）の下を通ることになる。

器官系	筋骨格系
位置	手首と手の背部
主な機能	骨に筋を付着する。手首・手・指に動きをもたらす
構成要素	長橈側手根伸筋の腱，短母指伸筋の腱，長母指伸筋の腱，伸筋支帯，指伸筋の腱，小指伸筋の腱
関連構造	指，母指，手関節

165

上肢

上肢の動脈 じょうしのどうみゃく

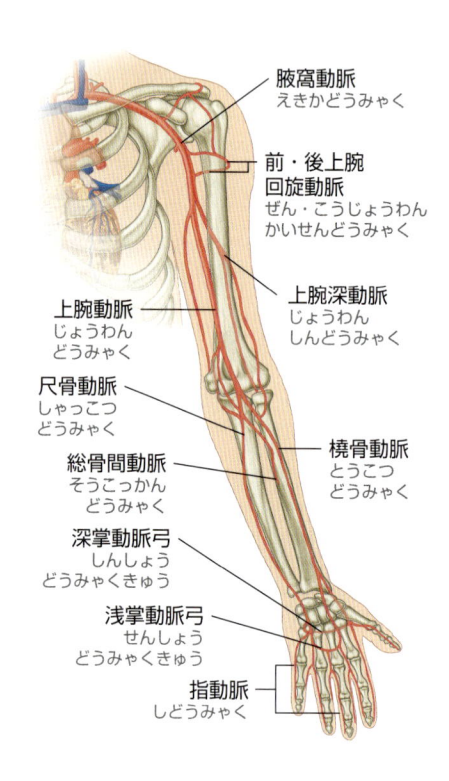

- 腋窩動脈　えきかどうみゃく
- 前・後上腕回旋動脈　ぜん・こうじょうわんかいせんどうみゃく
- 上腕深動脈　じょうわんしんどうみゃく
- 上腕動脈　じょうわんどうみゃく
- 尺骨動脈　しゃっこつどうみゃく
- 総骨間動脈　そうこっかんどうみゃく
- 橈骨動脈　とうこつどうみゃく
- 深掌動脈弓　しんしょうどうみゃくきゅう
- 浅掌動脈弓　せんしょうどうみゃくきゅう
- 指動脈　しどうみゃく

上肢への血液供給は腋窩動脈から続き，上腕の内側を下行する上腕動脈による。この上腕動脈からは多くの細い枝が出ており，筋や上腕骨に血液を供給している。これらの枝の中で最大のものは上腕深動脈で，肘関節を伸展する筋に分布している。上腕動脈は肘関節領域で橈骨動脈と尺骨動脈に枝分かれする。これらの動脈は前腕の長軸を，橈骨と尺骨（前腕の2つの骨）にそって走行しており，手首の内側で脈を触れることができる。手は深掌枝と浅掌枝からの豊富な血液供給を受けているが，これらは橈骨動脈と尺骨動脈の終枝である。

器官系	心臓血管系
位置	腋窩動脈から上肢の先端までを走行
主な機能	酸素と栄養分の豊富な血液を上肢の組織や構造に供給する
構成要素	前上腕回旋動脈，後上腕回旋動脈，上腕深動脈，橈骨動脈，指動脈，深掌動脈弓，浅掌動脈弓，尺骨動脈，総骨間動脈，上腕動脈，腋窩動脈
関連構造	上腕骨，尺骨，橈骨，鎖骨下動脈

上肢

上肢の静脈 じょうしのじょうみゃく

上肢の静脈は相互に交通している深層および浅層の静脈系からなる。深静脈は動脈にそって走行しているが，浅静脈は皮下組織内にある。多くの場合，深静脈は併走する動脈の両側で対をなしており，しばしば連絡し，動脈のまわりを取り囲む静脈網を形成している。橈骨静脈と尺骨静脈は手掌の静脈弓から起こり，前腕を上行し，肘部で合流し，上腕静脈となる。2つの主な浅静脈は橈側皮静脈および尺側皮静脈で背側手掌静脈弓から起こっている。橈側皮静脈は前腕の橈骨側の皮下を走行し，尺側皮静脈は尺骨側の皮下を走行する。肘部を通過後は上腕二頭筋の辺縁を走行する。

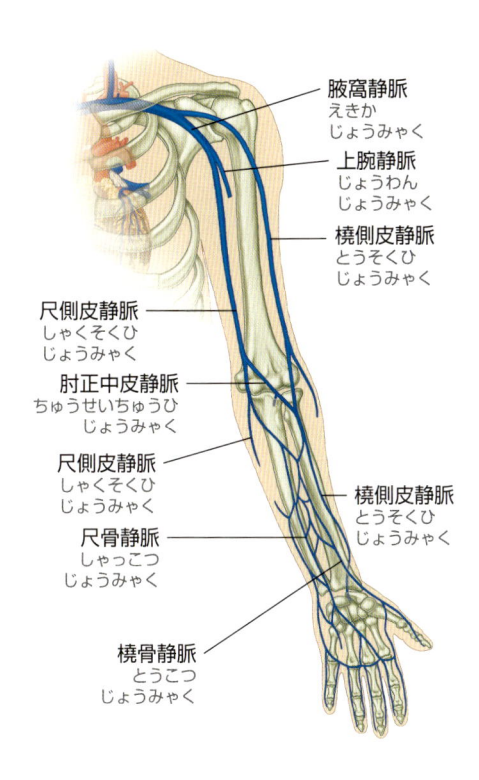

腋窩静脈 えきかじょうみゃく
上腕静脈 じょうわんじょうみゃく
橈側皮静脈 とうそくひじょうみゃく
尺側皮静脈 しゃくそくひじょうみゃく
肘正中皮静脈 ちゅうせいちゅうひじょうみゃく
尺側皮静脈 しゃくそくひじょうみゃく
橈側皮静脈 とうそくひじょうみゃく
尺骨静脈 しゃっこつじょうみゃく
橈骨静脈 とうこつじょうみゃく

器官系	心臓血管系
位置	上肢の先端から腋窩静脈までを走行
主な機能	上肢の組織や構造物からの酸素の乏しい血液を流し，心臓に戻す
構成要素	橈骨静脈，尺骨静脈，上腕静脈，尺側皮静脈，橈側皮静脈，肘正中皮静脈，腋窩静脈
関連構造	上腕骨，尺骨，橈骨，鎖骨下静脈

上肢

腕神経叢 わんしんけいそう

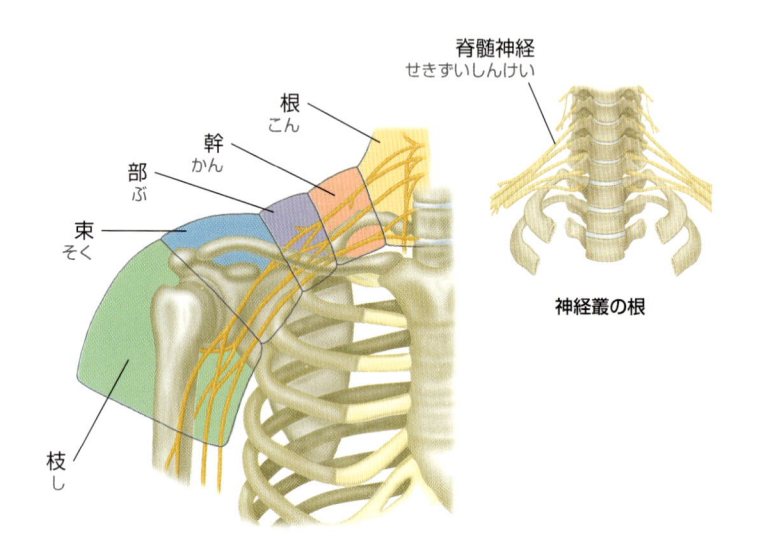

根 こん
幹 かん
部 ぶ
束 そく
枝 し

脊髄神経
せきずいしんけい

神経叢の根

腕神経叢は脊髄神経由来の複雑な神経網で，ここから出た神経の多くは上肢に分布する。腕神経叢は，4つの頸神経の前枝に第1胸神経の前枝が混じって形成されている。これは脊髄の方から順に区域ごとに根，幹，部，束，枝に分けられる。根は頸部の脊柱の両側から起こり，3つの神経幹が鎖骨の上方にみられる。部は幹から起こり，鎖骨の下を通り，腋窩に入り，そこで3つの束となる。腕神経叢の終末枝は上肢内を走行する。

■器官系	神経系
■位置	頸部の脊髄から伸び出し，上肢に分布
■主な機能	ここから伸び出した神経は上肢に分布する
■構成要素	根，3つの幹，部，3つの束，終末枝
■関連構造	脊髄，上肢の神経

上 肢

上肢の神経 じょうしのしんけい

上肢に分布する神経は主に4つの神経とその枝からなる。これらは手や腕からの知覚情報を受け，また上肢の数多くの筋に分布している。橈骨神経と筋皮神経は上肢のすべての部分の筋と皮膚に分布しているが，正中神経と尺骨神経は肘関節から遠位にのみ分布している。橈骨神経の主な分布域は伸筋であり，肘関節，手関節，指関節を伸ばすのに働いている。これは腕神経叢の中で最大の枝である。肘部の外側上顆の近くで，橈骨神経は表層の終末枝と深層の終末枝の2つに分かれる。

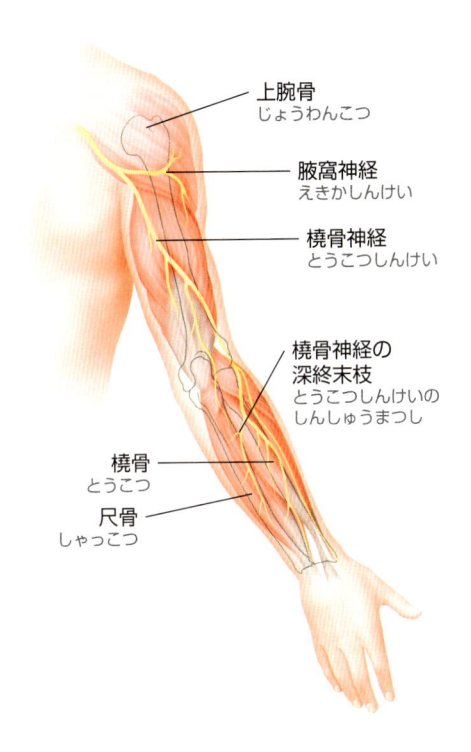

- 上腕骨 じょうわんこつ
- 腋窩神経 えきかしんけい
- 橈骨神経 とうこつしんけい
- 橈骨神経の深終末枝 とうこつしんけいのしんしゅうまつし
- 橈骨 とうこつ
- 尺骨 しゃっこつ

器官系	神経系
位置	腕神経叢から上肢の先端までを走行
主な機能	上肢の知覚神経と運動神経を出す
構成要素	橈骨神経，筋皮神経，正中神経，尺骨神経
関連構造	腕神経叢，腋窩神経，上肢の筋・組織

上肢

正中神経と尺骨神経
せいちゅうしんけいとしゃっこつしんけい

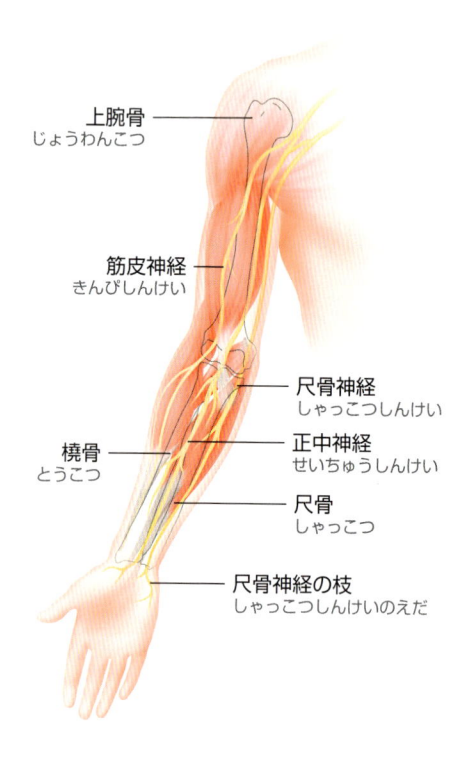

- 上腕骨 じょうわんこつ
- 筋皮神経 きんぴしんけい
- 尺骨神経 しゃっこつしんけい
- 橈骨 とうこつ
- 正中神経 せいちゅうしんけい
- 尺骨 しゃっこつ
- 尺骨神経の枝 しゃっこつしんけいのえだ

正中神経は前腕前面の主な神経である。この神経は腕神経叢（わんしんけいそう）から起こり，肘部から前腕の中央を走行している。手首で正中神経は手根管を通り，手の小さな筋のいくつかに枝を出して終わる。それとともに母指といくつかの近傍の指の皮膚にも分布している。尺骨神経は上腕骨にそって肘部まで下行し，上腕骨内側上顆（じょうわんこつないそくじょうか）の後方で回転する。ちょうどこの部分の皮下で尺骨神経に触れることができる。この部位を強打すると，神経が傷つくことが多く，それにより手がしびれることがある。尺骨神経が手に入る前に，枝は肘部や前腕の2つの筋といくつかの皮膚領域に分布する。

■器官系	神経系
■位置	腕神経叢から上肢の先端までを走行
■主な機能	上肢の構造物と組織に運動神経と知覚神経を分布する
■構成要素	正中神経・尺骨神経とその枝
■関連構造	腕神経叢，腋窩神経，上肢の筋・組織

上肢

手首（手根） てくび（しゅこん）

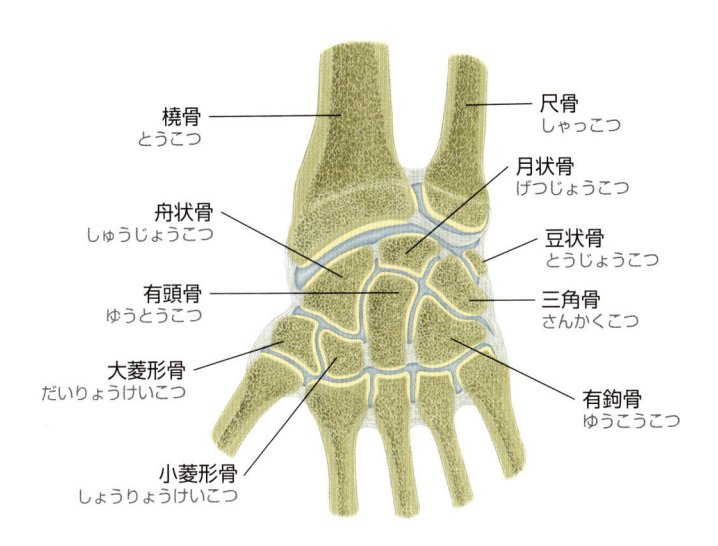

- 橈骨（とうこつ）
- 尺骨（しゃっこつ）
- 月状骨（げつじょうこつ）
- 舟状骨（しゅうじょうこつ）
- 豆状骨（とうじょうこつ）
- 有頭骨（ゆうとうこつ）
- 三角骨（さんかくこつ）
- 大菱形骨（だいりょうけいこつ）
- 有鉤骨（ゆうこうこつ）
- 小菱形骨（しょうりょうけいこつ）

手首は前腕の橈骨と尺骨および手根骨の間に存在する。手根骨は 8 個のサイコロ状の骨からなるが，これは 2 列に配列している（近位列と遠位列）。手関節（手首の関節）はこの手根骨の 2 列のうちの近位部分と橈骨の遠位端の間にある。これらの骨が一緒に動くことにより，手関節と手の柔軟性がもたらされる。骨の関節表面は滑らかな軟骨でおおわれ，さらにまわりを滑膜で包まれている。この滑膜は粘稠な滑液を分泌するので，骨同士が最小限の摩擦だけで動くことができる。関節全体は線維性の関節包でおおわれ，さらに靱帯で補強されている。

器官系	筋骨格系
位置	橈骨・尺骨と手根骨の間
主な機能	手首と手の広範囲の運動を可能にする
構成要素	三角骨，豆状骨，月状骨，舟状骨，有鉤骨，有頭骨，小菱形骨，大菱形骨
関連構造	橈骨，尺骨，頭骨，中手骨

上肢

手根管 しゅこんかん

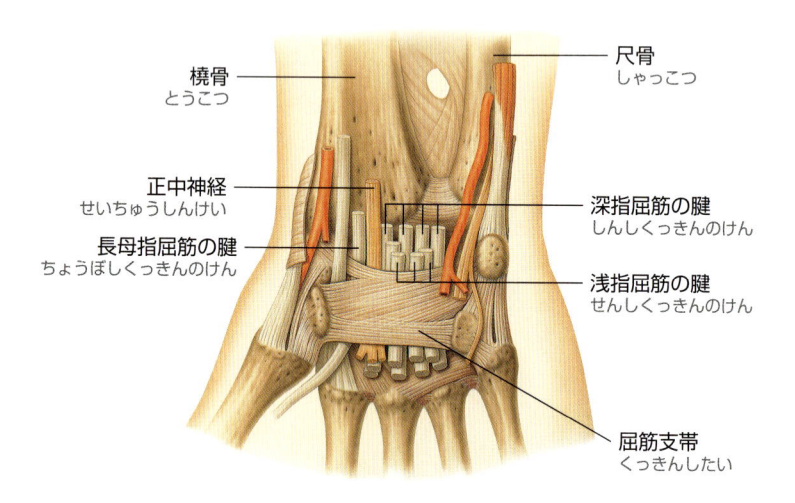

図の標識（時計回り）:
- 橈骨（とうこつ）
- 尺骨（しゃっこつ）
- 正中神経（せいちゅうしんけい）
- 深指屈筋の腱（しんしくっきんのけん）
- 長母指屈筋の腱（ちょうぼしくっきんのけん）
- 浅指屈筋の腱（せんしくっきんのけん）
- 屈筋支帯（くっきんしたい）

8個の手根骨が組み合わさって弓状構造をつくっている。この骨性弓と、手掌表面で横走し、骨性突出の両側に付着する線維性組織の丈夫な帯である屈筋支帯で、トンネルをつくっている。このトンネルは手根管と呼ばれており、その中を指を曲げる筋の長い腱、すなわち深指屈筋の腱と浅指屈筋の腱が走っている。屈筋支帯はトンネル内を走る腱をおさえて指を屈曲する際に腱が浮きあがらないようにしている。手根管には長母指屈筋の腱や手に分布する主な神経である正中神経も通っている。

■器官系	筋骨格系
■位置	手首の中
■主な機能	屈筋腱や正中神経のためのトンネルを保護・支持する
■構成要素	手根骨、屈筋支帯
■関連構造	中手骨、指節骨、腕の筋

上肢

手首の靭帯 てくびのじんたい

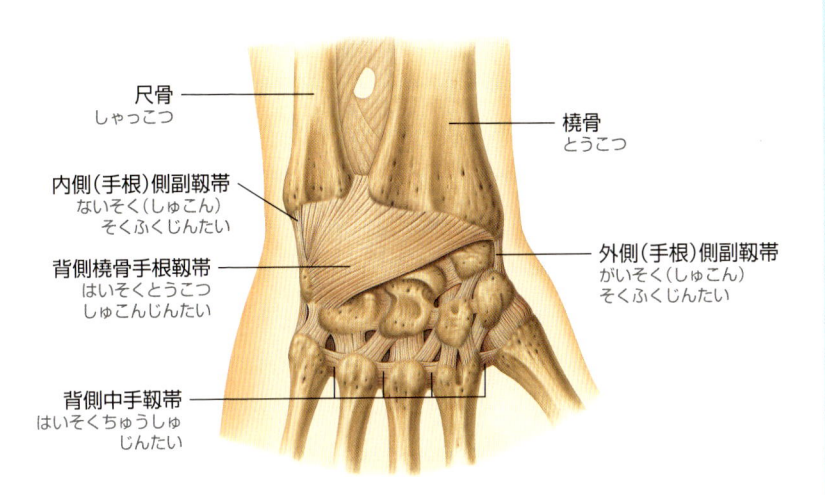

尺骨
しゃっこつ

橈骨
とうこつ

内側(手根)側副靭帯
ないそく(しゅこん)
そくふくじんたい

背側橈骨手根靭帯
はいそくとうこつ
しゅこんじんたい

外側(手根)側副靭帯
がいそく(しゅこん)
そくふくじんたい

背側中手靭帯
はいそくちゅうしゅ
じんたい

　手関節自体は回転運動ができないので，手の回転は前腕の回内(手掌を後方に向ける)と回外(手掌を前方に向ける)によってなされる。手根骨と橈骨の間の強力な靭帯は，手が前腕とともに動く際に手を支える働きをもつので重要である。掌側橈骨手根靭帯は手の手掌側を，橈骨から手根骨に向かって伸びている。線維走行からすると，回外運動時に手は前腕とともに動くことになる。背側橈骨手根靭帯は手掌の背側を，橈骨から手根骨に向かって伸びていて，回内運動時に手を動かす。強力な側副靭帯は手首の両側にあって，関節を補強している。

■器官系	筋骨格系
■位置	手首の中
■主な機能	手の回転を可能にする。手関節を安定させ支持する
■構成要素	掌側橈骨手根靭帯，背側橈骨手根靭帯，背側中手靭帯，内側(手根)側副靭帯，外側(手根)側副靭帯
■関連構造	尺骨，橈骨，手根骨，中手骨

上肢

手の骨 てのほね

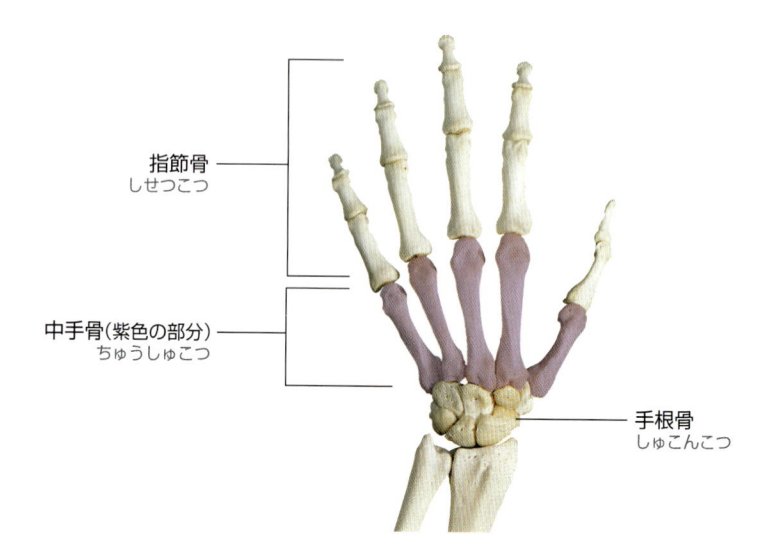

指節骨
しせつこつ

中手骨（紫色の部分）
ちゅうしゅこつ

手根骨
しゅこんこつ

手の骨格は手根部の8個の手根骨，手掌を支える5本の中手骨と14本の指節骨からなる。細長い中手骨は手根骨から指の方向に放射状に配列して手掌を支持する。中手骨は母指を1として5まで番号がふられている。中手骨は近位端の底，中央の長い体，遠位端の頭からなり，底と頭はわずかに膨らんでいる。握り拳をつくると現れる指の節（突出）は中手骨の頭である。指はそれぞれ3本の指節骨からなる。1番目（近位端）のものが最も大きく，3番目（遠位端）のものは先端が平坦で，爪床の骨性の支持体となっている。母指の指節骨は2本のみだが，可動性が大きく広範囲に動かすことができる。

■器官系	筋骨格系
■位置	手の中
■主な機能	手の骨組みとなり，広範囲にわたる巧みな動きを可能にする
■構成要素	中手骨，指節骨
■関連構造	手根骨

174

上 肢

指の関節 ゆびのかんせつ

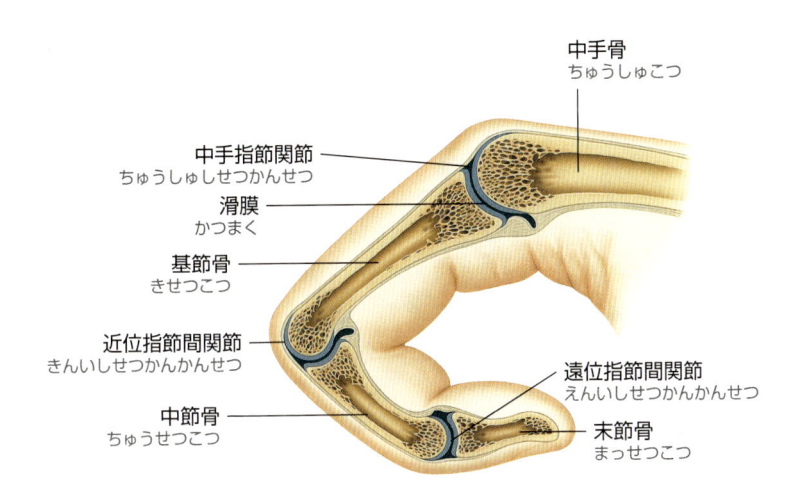

- 中手骨 ちゅうしゅこつ
- 中手指節関節 ちゅうしゅしせつかんせつ
- 滑膜 かつまく
- 基節骨 きせつこつ
- 近位指節間関節 きんいしせつかんかんせつ
- 中節骨 ちゅうせつこつ
- 遠位指節間関節 えんいしせつかんかんせつ
- 末節骨 まっせつこつ

5本の手掌を支えている中手骨の頭は，それにつながる指の基節骨と関節（中手指節関節）を形成している。中手骨と指節骨には顆状の滑膜関節がある。この種の関節は2平面上を動くことができる。指が屈曲・伸展および，外転・内転（指が個々にまたはともに動く。指を広げる）できるのは，この関節のおかげである。これらの運動によって，指をさまざまに動かすことができるため手の動きも多様となる。加えて，個々の指は2つの指節間関節をもち，ここで指節骨は互いに関節でつながっている。これらの関節は単純な蝶番関節で，屈曲・伸展のみが可能となる。

器官系	筋骨格系
位置	中手骨と指節骨の間，指節骨間
主な機能	手の多様な動きを可能にする
構成要素	中手指節関節，指節間関節
関連構造	中手骨，指節骨

175

上肢

手の筋 てのきん

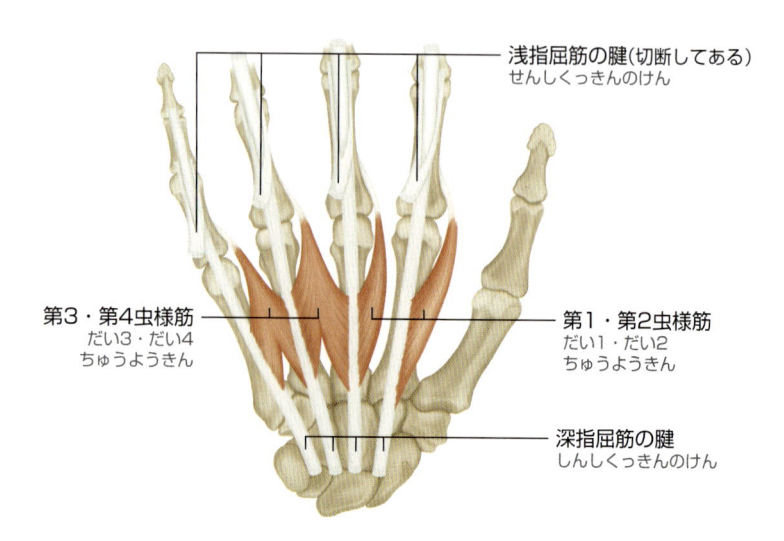

- 浅指屈筋の腱(切断してある)
  せんしくっきんのけん
- 第3・第4虫様筋
  だい3・だい4
  ちゅうようきん
- 第1・第2虫様筋
  だい1・だい2
  ちゅうようきん
- 深指屈筋の腱
  しんしくっきんのけん

手の力強い動きの多くは大量の筋組織の収縮力を必要とするが，これは前腕の筋の収縮が腱によって伝えられておこなわれる。それとは別に，正確で細かい動作は，手の中にある小さな固有の筋による。これらの筋は3群に分けられる。母指を動かす母指球筋(母指の基部と手首の間にある)と，小指球筋(小指と手首の間にある)，そして(手掌の深部にある)短筋である。手の深部で長軸方向に走行している筋には虫様筋と骨間筋の2群がある。

■器官系	筋骨格系
■分布	手の中
■主な機能	手の正確で繊細な動きを可能にする
■構成要素	母指球筋，小指球筋，虫様筋，骨間筋，短筋
■関連構造	手の骨，腱

上 肢

骨間筋 こっかんきん

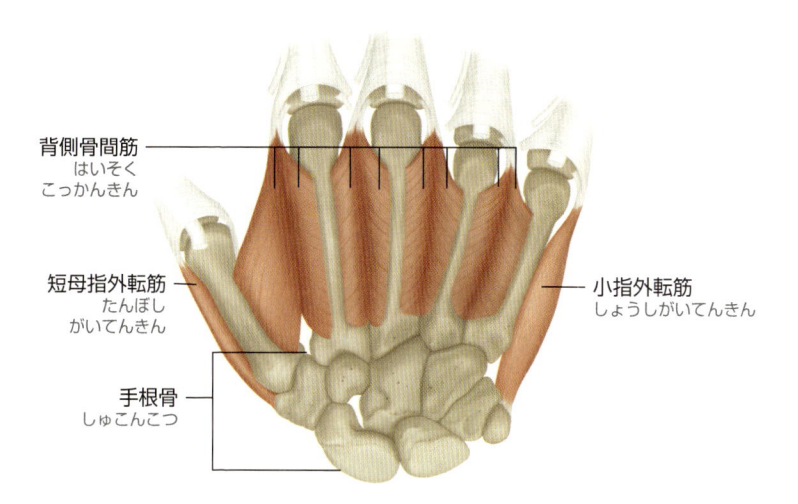

背側骨間筋
はいそく
こっかんきん

短母指外転筋
たんぼし
がいてんきん

小指外転筋
しょうしがいてんきん

手根骨
しゅこんこつ

手の骨間筋は2層からなる。手掌に近い掌側骨間筋（しょうそくこっかんきん）と深層の背側骨間筋（はいそくこっかんきん）である。掌側骨間筋は小さな筋で，（3番目をのぞいて）中手骨の掌側表面から起こる。最初の2つは背部表面に差しこまれる前に，各指の内側を通る。第4と第5の筋は指の外側を通る。これらの筋の収縮により各指を第3指（手の中軸）に向かって近づける（指の内転）。背側骨間筋は大きく，中手骨間にあり，掌側骨間筋の深部にある。それぞれは隣接した中手骨の側面から起こり，指を広げる働きをしている。

■器官系	筋骨格系
■位置	手の中手骨間
■主な機能	指と母指を内転・外転させる
■構成要素	掌側骨間筋，背側骨間筋
■関連構造	手の他の筋・腱

上 肢

母指球と小指球 ぼしきゅうとしょうしきゅう

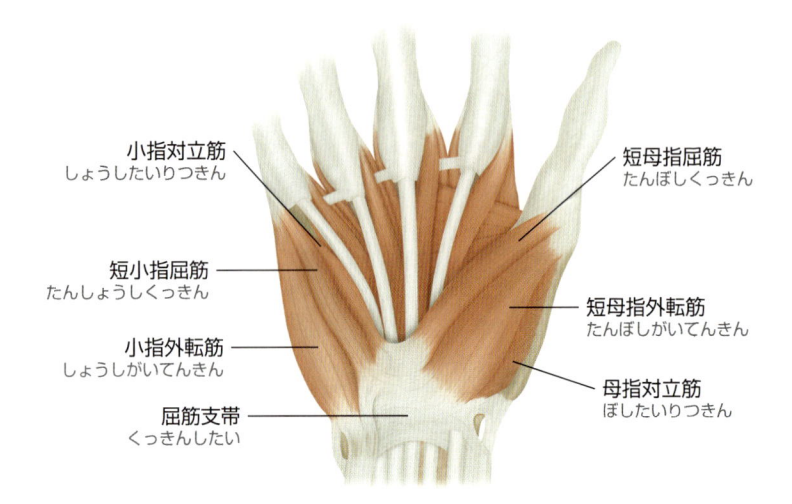

小指対立筋
しょうしたいりつきん

短小指屈筋
たんしょうしくっきん

小指外転筋
しょうしがいてんきん

屈筋支帯
くっきんしたい

短母指屈筋
たんぼしくっきん

短母指外転筋
たんぼしがいてんきん

母指対立筋
ぼしたいりつきん

母指を動かす筋は，その基部の母指球に含まれている。小指を動かす筋は，小指と手首の間の小指球内にみられる。母指球内の4つの小さな筋はともに働いて母指の内転，外転および屈曲を起こし，さらに対立と呼ばれる運動をおこなう。これは母指の先端を他の指先に付ける状態である。小指球内の小型の筋肉は小指と手首の間で膨らんでいる。これらの筋は共同して，手掌をさかずき様にすぼめる場合や，びんの蓋をつかんでひねる場合に，小指を母指の方向に向けて動かす。

器官系	筋骨格系
位置	母指と手首の間，小指と手首の間
主な機能	母指と小指の動く範囲を広げる
構成要素	短母指外転筋，短母指屈筋，母指対立筋，屈筋支帯，小指外転筋，短小指屈筋，小指対立筋，短掌筋
関連構造	手根骨，中手骨，指節骨

上 肢

手の軟部組織 てのなんぶそしき

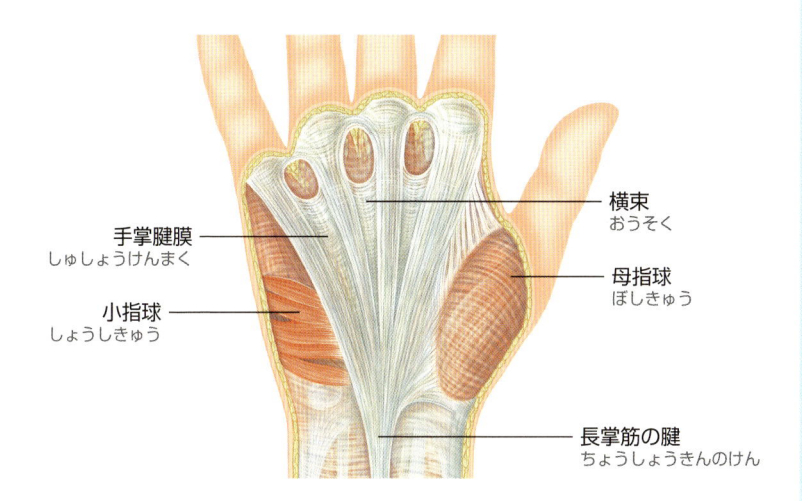

- 手掌腱膜 しゅしょうけんまく
- 小指球 しょうしきゅう
- 横束 おうそく
- 母指球 ぼしきゅう
- 長掌筋の腱 ちょうしょうきんのけん

手や指の軟部組織は手の動きに重要な役割を果たしている。手掌の皮膚，特に指のものには線維束が付着し，直下の骨や他の組織につながっている。このために，これらの構造と皮膚との間にずれ(動き)が起こらず，効率よくものをつかむことができる。手背の皮膚はものをつかむことや，保持することには関わらないのでより可動性がある。手の働きの多くは触覚器官としての機能に関与している。手の皮膚や軟部組織内，特に指先には数多くの神経終末があるため，多くの情報が得られ，それらは脳に送られる。

器官系	筋骨格系
位置	手の中の構造物を取り囲む
主な機能	手の中の構造と皮膚とをつなぎ，皮膚が自由に動くのを防ぐ。内部の構造物を安定させ，支持する
構成要素	筋膜，線維帯
関連構造	皮膚，手の中の構造物

上肢

手の動脈 てのどうみゃく

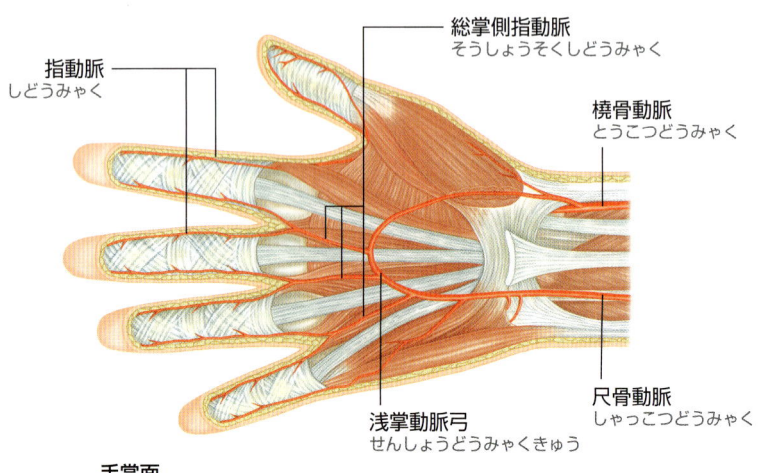

指動脈
しどうみゃく

総掌側指動脈
そうしょうそくしどうみゃく

橈骨動脈
とうこつどうみゃく

浅掌動脈弓
せんしょうどうみゃくきゅう

尺骨動脈
しゃっこつどうみゃく

手掌面

手には橈骨動脈と尺骨動脈から豊富な血液供給がある。これらの間には多くの相互交通があり，もし一方の動脈がだめになっても血液供給が維持できるようになっている。尺骨動脈は小指側から手に入り，手掌を横断し，橈骨動脈と結合し，浅掌動脈弓を形成する。ここから細い指動脈が出て，血液を小指，薬指，中指に送る。深掌動脈弓は橈骨動脈の延長として形成される。これは手掌に母指の基部より下方から入り，枝分かれし，細動脈となり，母指と示指に血液を供給する。細動脈のネットワークは手首の背側にあって，手と指の背部に血液を供給する。

■器官系	心臓血管系
■位置	手の組織の中
■主な機能	酸素と栄養分が豊富な血液を手の組織に絶え間なく供給する
■構成要素	浅掌動脈弓，深掌動脈弓，指動脈
■関連構造	尺骨動脈，橈骨動脈，手の静脈

上肢

手の神経 てのしんけい

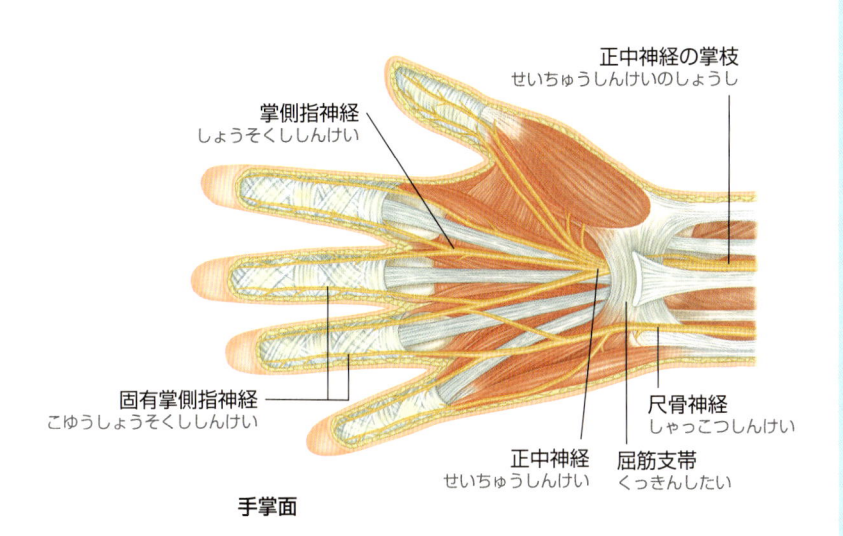

正中神経の掌枝
せいちゅうしんけいのしょうし

掌側指神経
しょうそくししんけい

固有掌側指神経
こゆうしょうそくししんけい

尺骨神経
しゃっこつしんけい

正中神経
せいちゅうしんけい

屈筋支帯
くっきんしたい

手掌面

手には上肢の3つの神経，すなわち，正中神経，尺骨神経と橈骨神経(図示されていない)の終末枝が走っている。正中神経は手に手掌側から屈筋支帯(結合組織の帯)の下，すなわち手根管内を通り，手掌に入る。この神経の枝は手の多くの筋に分布すると同様に，皮膚にも分布する。尺骨神経は屈筋支帯の表側を通り，手掌に入り，その枝はさまざまな筋や同じ領域の皮膚に分布する。橈骨神経は前腕の背側を下行し，手の背面に到達し，3本の指の背面の皮膚に分布する。

器官系	神経系
位置	手の中
主な機能	運動神経と知覚神経を手の筋や皮膚に送る
構成要素	橈骨神経・尺骨神経・正中神経の終末枝
関連構造	手の構造物・組織

腹部

腹部の概要 ふくぶのがいよう

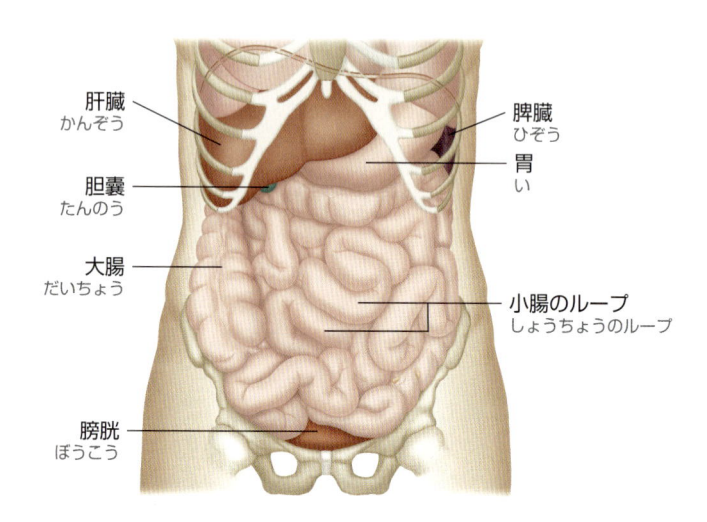

- 肝臓 かんぞう
- 胆嚢 たんのう
- 大腸 だいちょう
- 膀胱 ぼうこう
- 脾臓 ひぞう
- 胃 い
- 小腸のループ しょうちょうのループ

腹部とは胸部と骨盤部の間の部位を示す解剖用語である。腹腔上部の内臓である肝臓，胆嚢，胃と脾臓は横隔膜のドームの下にあり，下部肋骨で守られている。脊椎とそれに付属する筋が腹腔の後壁を形成し，骨盤の骨が下から支えている。腹部は胸部に比べると，骨による保護が少ないため胴体の可動性が高く，食後や妊娠時など必要に応じて拡張することが可能である。腹腔は，胃腸管の大部分と腎臓，肝臓，脾臓および胆嚢など，多くの臓器を容れている。

器官系	さまざまな器官系の臓器を含む
位置	胸部と骨盤部の間
主な機能	それぞれの器官により機能は異なる
構成要素	胃腸管の大部分，腎臓，肝臓，脾臓，胆嚢，血管，リンパ管，神経，脂肪組織
関連構造	胸郭，骨盤

大網（腹膜のひだ）

だいもう（ふくまくのひだ）

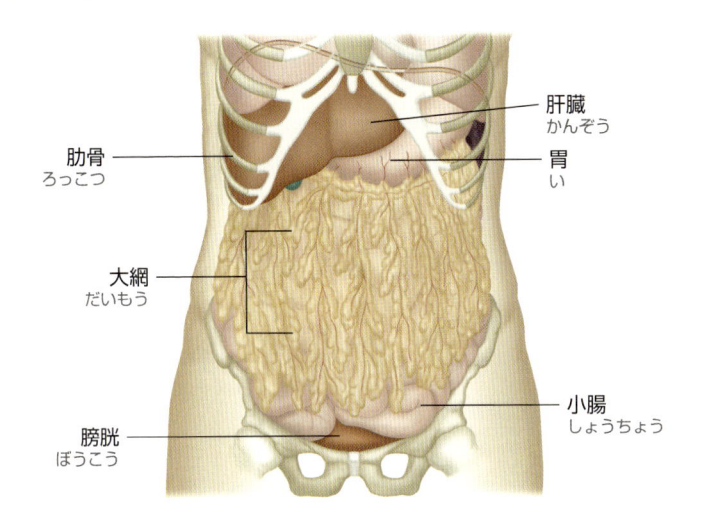

- 肋骨　ろっこつ
- 大網　だいもう
- 膀胱　ぼうこう
- 肝臓　かんぞう
- 胃　い
- 小腸　しょうちょう

腹腔内臓の大部分は，薄くて滑らかな膜様組織である腹膜におおわれている。腹膜のひだは腹部内臓を腹腔壁に付けて，内臓が互いに滑らかに動けるようにしている。この腹膜で最も目立つものは大網であり，胃の下縁から垂れ下がり，横行結腸ととぐろを巻いている小腸をエプロンのようにおおっている。大網は多量の脂肪を含んでいるので，黄色がかった色を呈している。大網は腹部の警察官とも呼ばれている。これは炎症を起こした臓器があると，それを包みこんで炎症が広がるのを防ぐ働きがあるためである。

■器官系	消化器系
■位置	胃の下縁から垂れ下がり，横行結腸と小腸をおおう
■主な機能	腹部臓器を傷害や炎症から守る。腹部から熱を奪われないように断熱する
■構成要素	腹膜，脂肪
■関連構造	他の腹膜，腹部の臓器

腹部

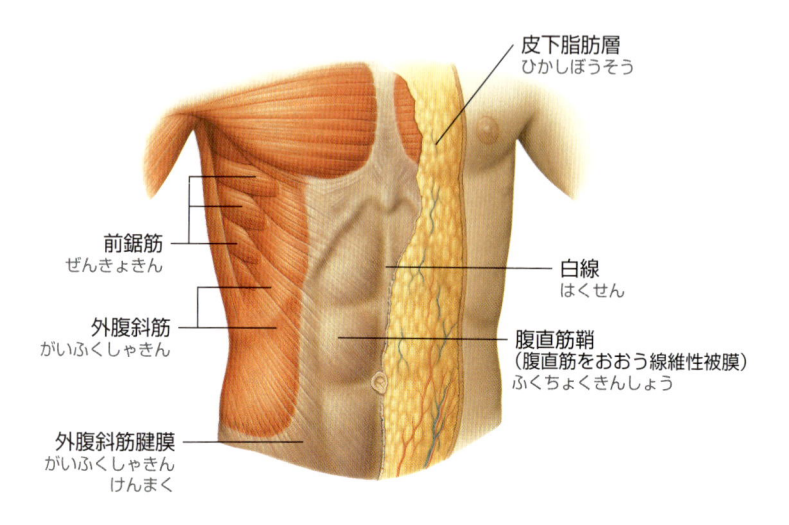

腹　壁 ふくへき

- 皮下脂肪層　ひかしぼうそう
- 前鋸筋　ぜんきょきん
- 外腹斜筋　がいふくしゃきん
- 外腹斜筋腱膜　がいふくしゃきんけんまく
- 白線　はくせん
- 腹直筋鞘（腹直筋をおおう線維性被膜）ふくちょくきんしょう

腹壁の背部は下部肋骨，脊柱とそれに付属する筋からなるが，前壁および側壁は筋と腱膜という線維鞘で構成されている。皮膚と皮下脂肪層より下層は腹壁の筋層である。これは3層の広い筋層，すなわち外腹斜筋，内腹斜筋と腹横筋からなり，これらによりあらゆる方向から腹部を支えている。さらに，腹部には広い筋性の帯である腹直筋があり，腹部前面を垂直方向に走行している。腹壁の最内層は腹腔をおおう薄い膜でできた腹膜である。

■器官系	外皮系と筋骨格系
■位置	腹部内容を取り囲む。胸郭の下で，骨盤より上の領域
■主な機能	腹部内臓を支える。筋は腹部の自由な動きを可能にする
■構成要素	皮膚，皮下脂肪層，浅在筋膜，深在筋膜，3層の筋層，腹横筋筋膜，脂肪，腹膜
■関連構造	腹腔内臓，胸腔，骨盤

腹部

腹部の深層筋 ふくぶのしんそうきん

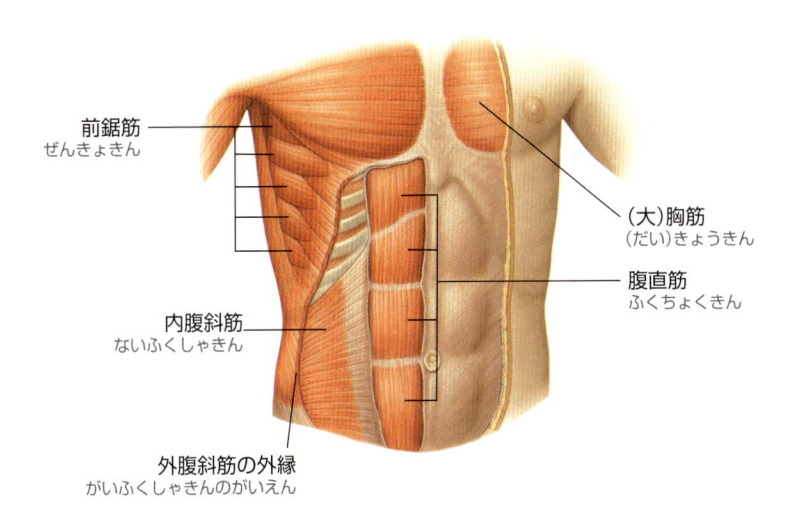

前鋸筋
ぜんきょきん

(大)胸筋
(だい)きょうきん

腹直筋
ふくちょくきん

内腹斜筋
ないふくしゃきん

外腹斜筋の外縁
がいふくしゃきんのがいえん

大きな外腹斜筋の下層には，さらに2層の膜様の筋がみられる。内腹斜筋と腹横筋（図示されていない）である。腹壁の中央を垂直に下がっている筋が腹直筋（鍛えられた人では6つの筋腹が確認できる）である。内腹斜筋は外腹斜筋の下層にみられる広い膜様の筋である。内腹斜筋の筋線維は前上方から後下方に走行しているが，それはちょうど外腹斜筋とおおよそ90度の角度をとっている。腹横筋は3層の筋の中で最内層をなし，腹腔内臓を支えている。腹直筋は胸郭から骨盤まで伸びる2本の帯状の筋である。この2本の筋の間には細い結合組織でできた腱の帯があり，白線と呼ばれている。

■器官系	筋骨格系
■位置	腹壁内
■主な機能	腹腔臓器を支え，動きの範囲を広げる
■構成要素	内腹斜筋，腹横筋，腹直筋
■関連構造	腹腔内蔵，背部の筋

腹部

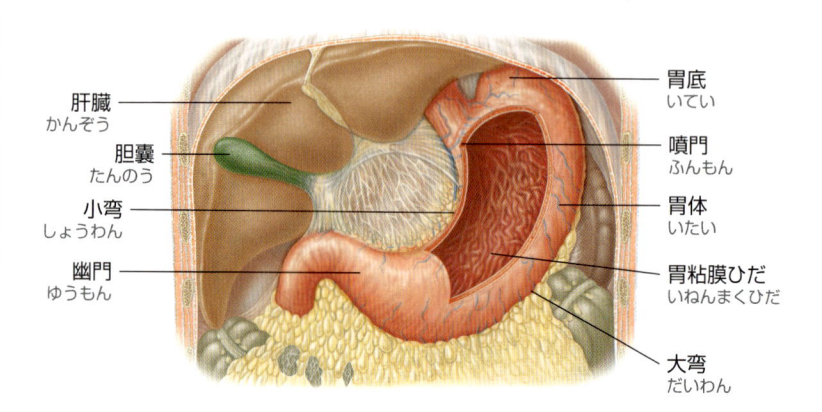

胃 い

肝臓	かんぞう
胆嚢	たんのう
小弯	しょうわん
幽門	ゆうもん
胃底	いてい
噴門	ふんもん
胃体	いたい
胃粘膜ひだ	いねんまくひだ
大弯	だいわん

胃は膨らむことができる筋性の袋状内臓で，粘膜におおわれていて，食道の下端と小腸の上端の間に位置する。胃が空虚な時，胃内壁には胃粘膜ひだと呼ばれる数多くのひだがみられ，食べたものが入ってきてもひだが伸びて拡張することができる。胃は胃粘膜上皮におおわれていて，数多くの腺構造がみられる。これらの構造の間には酸や酵素から粘膜を守るための保護粘液がある。胃壁の筋層は斜走，縦走，横走からなり，この筋走行は胃に入った食塊を混ぜ合わせるのに役立っている。解剖学的に，胃は噴門，胃底，胃体と幽門の4部位に分けられ，また2つの弯曲（大弯と小弯）がみられる。

■器官系	消化器系
■位置	食道と小腸の間
■主な機能	入ってきた固形の食塊を撹拌（かくはん）によりかゆ状に変えて，小腸へ押し出す。食塊内の細菌を殺す。消化を進める
■構成要素	噴門，胃底，胃体，幽門
■関連構造	食道，十二指腸

腹部

胃食道連結部 いしょくどうれんけつぶ

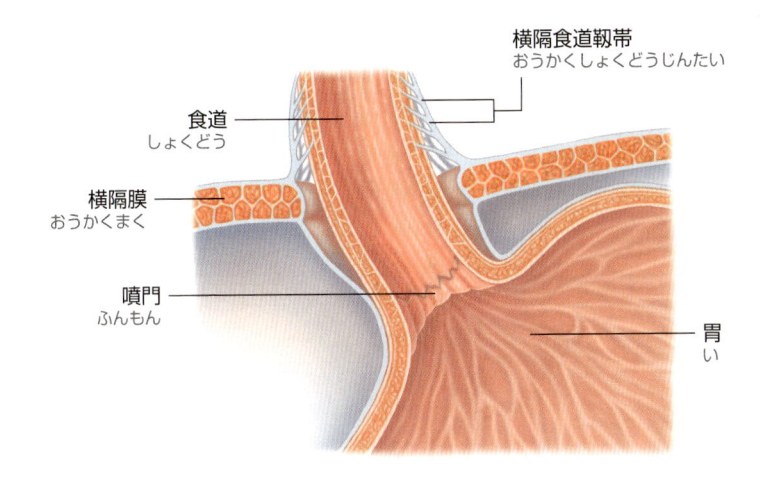

横隔食道靱帯
おうかくしょくどうじんたい

食道
しょくどう

横隔膜
おうかくまく

噴門
ふんもん

胃
い

筋性の管である食道は，横隔膜直下で胃につながる。胃の入口には，食塊の通過を調節するような特定の弁は存在しない。そのかわりに食道を取り囲む横隔膜の筋線維は，食塊が通過する時以外は収縮し閉じていると考えられる。食道と胃上部は横隔食道靱帯によって横隔膜につながり，保持されている。これらの靱帯は筋膜が伸び出たもの，つまり横隔膜の表面をおおう結合組織の延長である。食道下端で，上皮は重層扁平上皮から胃の典型的な粘膜上皮（単層円柱上皮）に変わる。

■器官系	消化器系
■位置	食道と胃の連結部
■主な機能	食道から胃への食塊の通過を可能にする。胃内容の食道への逆流を防ぐ
■構成要素	食道下端，胃上部，横隔膜
■関連構造	横隔食道靱帯

腹部

胃への血液供給 いへのけつえききょうきゅう

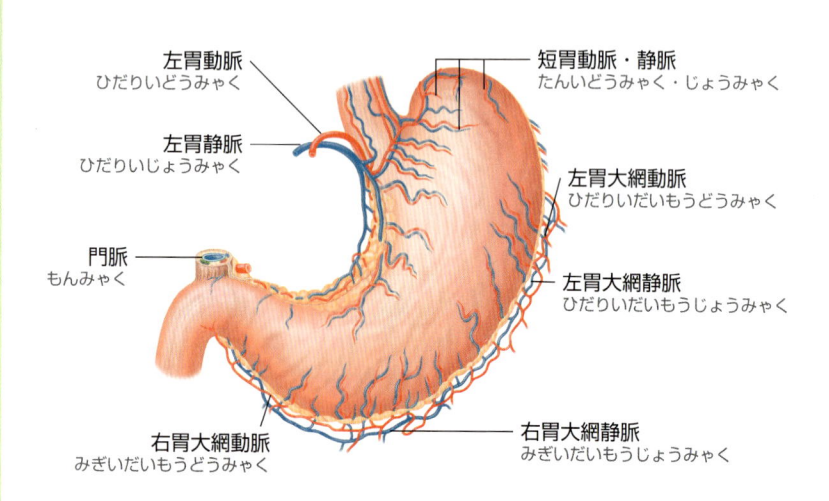

図中ラベル：
- 左胃動脈（ひだりいどうみゃく）
- 左胃静脈（ひだりいじょうみゃく）
- 門脈（もんみゃく）
- 短胃動脈・静脈（たんいどうみゃく・じょうみゃく）
- 左胃大網動脈（ひだりいだいもうどうみゃく）
- 左胃大網静脈（ひだりいだいもうじょうみゃく）
- 右胃大網動脈（みぎいだいもうどうみゃく）
- 右胃大網静脈（みぎいだいもうじょうみゃく）

胃壁には大量の血液が流れこむ。これは大動脈から出た腹腔動脈のさまざまな枝によっている。左胃動脈は胃の小弯側にそって分布し，最終的には右胃動脈（図示されていない）の最終枝と吻合する。脾動脈（図示されていない）は脾臓に血液を供給するとともに大弯側に枝を出している動脈であり，この枝には酸素化された血液を胃体部に送る短胃動脈と左胃大網動脈がある。胃から出た静脈はすべて，最終的には門脈に流れこみ，心臓に戻る前に血液は肝臓を通過し，処理される。

■器官系	心臓血管系
■位置	胃を取り囲む
■主な機能	動脈は酸素と栄養分の豊富な血液を胃の組織に供給し，静脈は酸素の乏しくなった血液を集めて心臓に戻す
■構成要素	左胃動脈・静脈，右胃動脈・静脈，左胃大網動脈・静脈，右胃大網動脈・静脈，短胃動脈・静脈
■関連構造	門脈，腹腔動脈，大動脈

腹部

胃のリンパ路 いのリンパろ

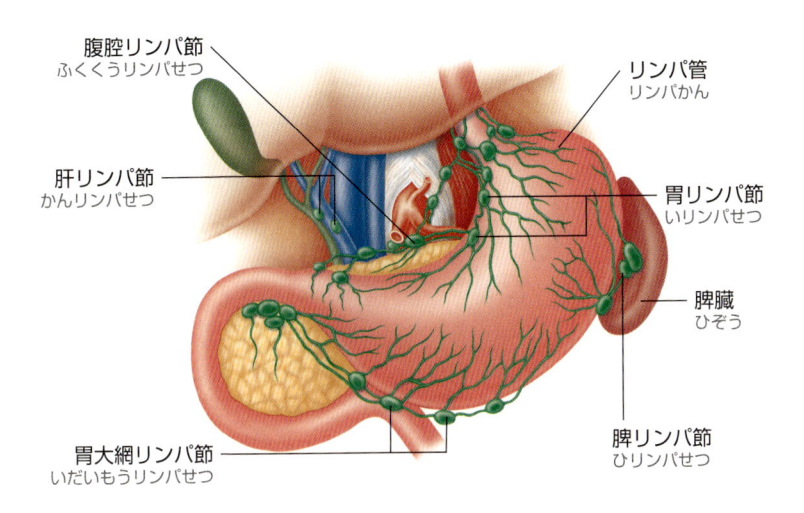

図中ラベル:
- 腹腔リンパ節（ふくくうリンパせつ）
- 肝リンパ節（かんリンパせつ）
- リンパ管（リンパかん）
- 胃リンパ節（いリンパせつ）
- 脾臓（ひぞう）
- 胃大網リンパ節（いだいもうリンパせつ）
- 脾リンパ節（ひリンパせつ）

リンパ管とリンパ節は胃のリンパ排泄路（はいせつ）を形成しているが，おおよそ胃に分布する動脈と同じパターンで存在する。左・右胃動脈領域のリンパは，左・右胃リンパ節に流れこむ。これは胃の小弯側に存在する。脾リンパ節は胃の左側，脾門部に位置する。左・右胃大網リンパ節は胃の大弯にそって存在し，胃大網動脈に相当する領域からのリンパを受ける。これらすべてのリンパ節からのリンパは腹腔リンパ節に流れこむ。

■器官系	リンパ系
■位置	動脈と同じパターンで胃を取り囲む
■主な機能	胃の組織を構成する細胞間に出た過剰な組織液（リンパ）を排泄する
■構成要素	リンパ節，リンパ管
■関連構造	静脈系

腹部

十二指腸 じゅうにしちょう

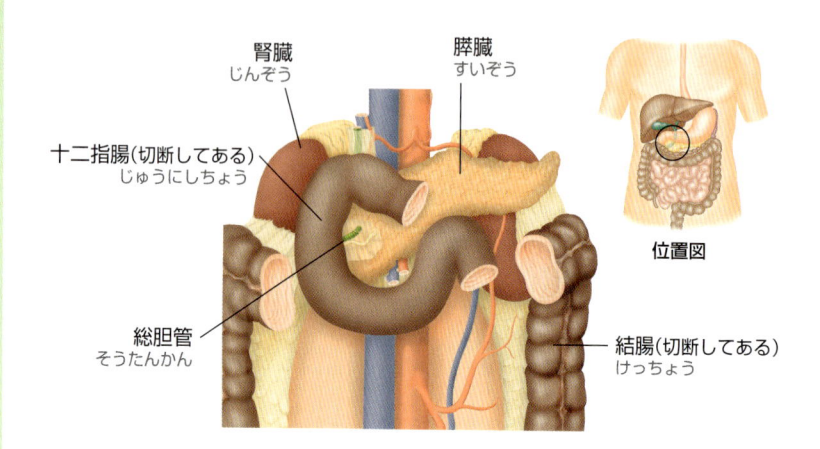

腎臓
じんぞう

膵臓
すいぞう

十二指腸(切断してある)
じゅうにしちょう

位置図

総胆管
そうたんかん

結腸(切断してある)
けっちょう

小腸は食べたものを消化し，栄養分を吸収する部分であり，十二指腸，空腸，回腸の3つに区別することができる。十二指腸は小腸の最初の部位で，最も短く，おおよそ25 cmの長さである。胃内容物は幽門括約筋を通り，十二指腸に入る。ここで十二指腸壁，膵臓，胆嚢からの分泌液と混ぜられる。十二指腸壁は内輪状筋と外縦走筋の2層の筋線維からなる。十二指腸の粘膜は特に厚く，濃いアルカリ性の粘液を分泌し，胃内容の酸性傾向を弱める腺(ブルンネル腺)がある。

■器官系	消化器系
■位置	胃幽門と空腸の間
■主な機能	胃内容を受け取り消化酵素や胆汁などと混ぜる。蠕動運動により内容物を腸管内で押し進める
■構成要素	筋壁，腺性粘膜の内層
■関連構造	胃，空腸，胆嚢，膵臓

腹部

空腸と回腸 くうちょうとかいちょう

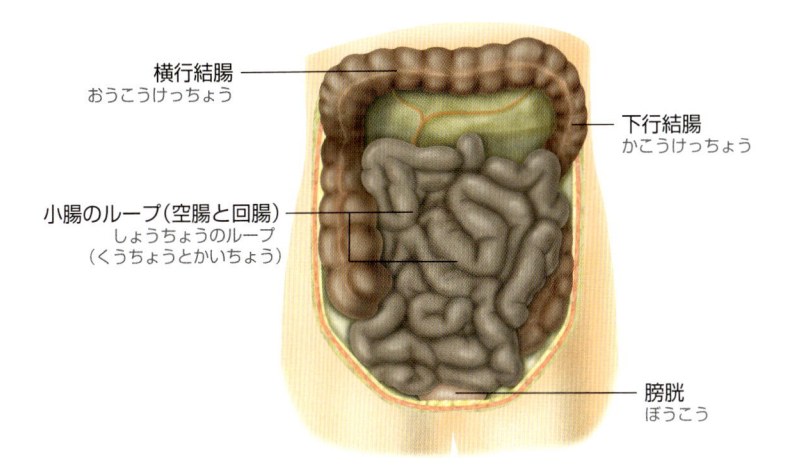

- 横行結腸（おうこうけっちょう）
- 下行結腸（かこうけっちょう）
- 小腸のループ（空腸と回腸）（しょうちょうのループ（くうちょうとかいちょう））
- 膀胱（ぼうこう）

空腸は回腸とともに小腸の最も長い部分を形成し，その長さは 6 m 以上にもなる。これらの領域は扇形の腹膜のひだ，すなわち腸間膜に取り囲まれて支持されているので，姿勢を変えてもこれらの腸管が腹腔内を動くことができる。胃内容物が十二指腸から空腸に入ると，ほとんどの栄養分が吸収される。空腸の粘膜は回腸よりも厚くて，多くの絨毛ひだがあるので，内容物の通過速度は遅くなり，吸収表面積が増加することになる（この表面積はヒトの体表面積の3倍の広さになる）。小腸には豊富な血液が流れており，栄養分と水分が血流に入り運ばれるようになっている。

器官系	消化器系
位置	十二指腸と盲腸（大腸の最初の部位）の間
主な機能	消化・吸収過程を進める
構成要素	空腸，回腸
関連構造	胃，十二指腸，盲腸

腹部

小腸の内面 しょうちょうのないめん

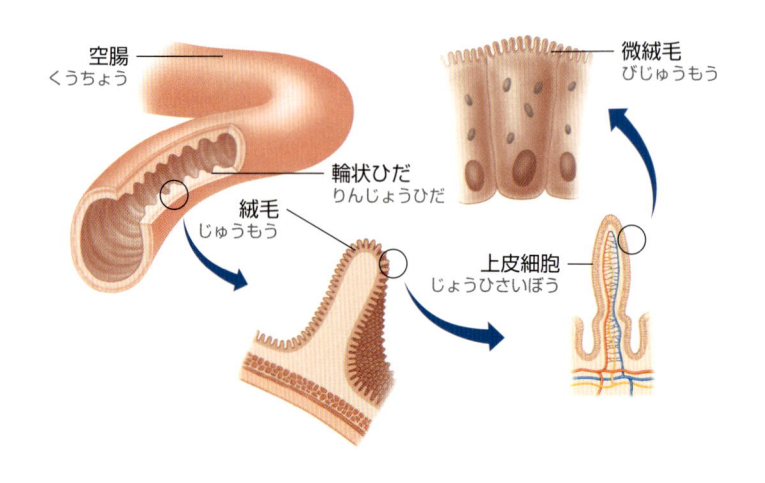

空腸
くうちょう

輪状ひだ
りんじょうひだ

絨毛
じゅうもう

微絨毛
びじゅうもう

上皮細胞
じょうひさいぼう

小腸は摂取した食物から栄養分を吸収する主な部位である。その長さ自体で表面積を広くしているものの、最大限に吸収するためにはそれ以上のものが必要である。これを解決するのが、小腸内面にある約1cmの輪状ひだで、これにより表面積は3倍に増える。さらに、輪状ひだからは高さは約1mmの指状の絨毛が伸び、これにより腸管内面がベルベット様にみえ、吸収面積は10倍に増加する。さらに小腸内面で吸収に適した構造は微絨毛の存在であり、微細な毛のような構造が絨毛から突出している（3,000〜6,000本が各上皮細胞に生えている）。このために表面積はさらに増えることになる。

■器官系	消化器系
■位置	小腸の表面をおおう
■主な機能	最大限に栄養分を吸収するために表面積を増加させる
■構成要素	輪状ひだ，絨毛，微絨毛
■関連構造	血液循環，胃，結腸

腹 部

盲　腸　もうちょう

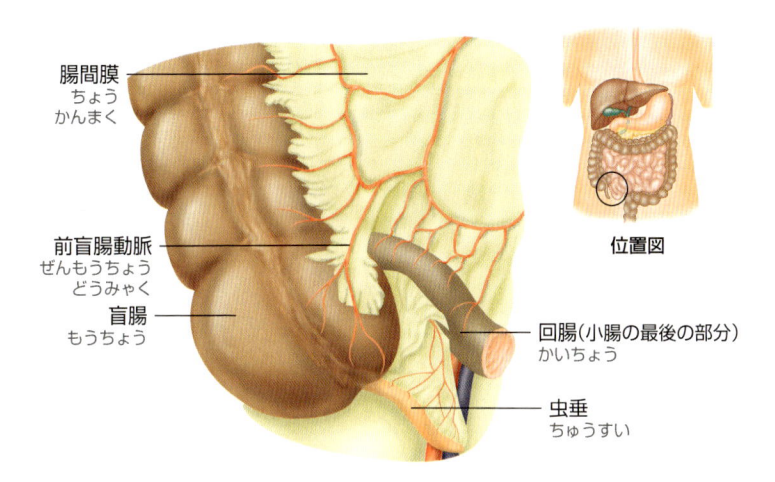

- 腸間膜（ちょうかんまく）
- 前盲腸動脈（ぜんもうちょうどうみゃく）
- 盲腸（もうちょう）
- 位置図
- 回腸（小腸の最後の部分）（かいちょう）
- 虫垂（ちゅうすい）

盲腸は長さ約 75 mm の盲端（行き止まり）になった袋状構造で，小腸と大腸の連結部位である。この連結部位は下腹部の右側にあり，回盲部と呼ばれている。盲腸と回腸（小腸の最後の部分）の間には輪走筋線維からなる回盲弁があり，液状化された内容物を通すために開くようになっている。盲腸からS状結腸まで腸管の外縦走筋層（がいじゅうそうきんそう）は 3 本の細い帯状になっており，結腸ひもと呼ばれている。盲腸への血液供給は，前・後盲腸動脈による。静脈血は同様の位置にある静脈によるが，これは最終的には上腸間膜静脈に入る。

■器官系	消化器系
■位置	小腸と大腸の連結部位
■主な機能	液状化された内容物から水分を吸収する
■構成要素	回盲弁，筋層，粘膜層
■関連構造	回腸，結腸，虫垂

193

腹部

虫　垂 ちゅうすい

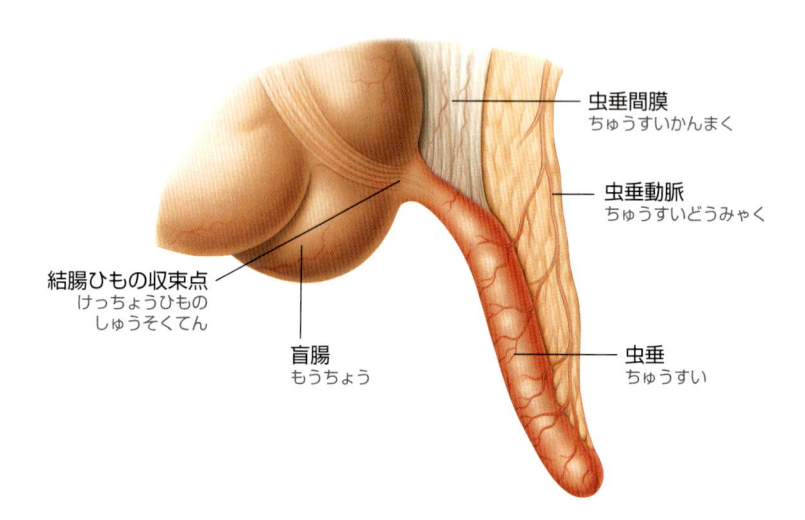

- 虫垂間膜 ちゅうすいかんまく
- 虫垂動脈 ちゅうすいどうみゃく
- 結腸ひもの収束点 けっちょうひものしゅうそくてん
- 盲腸 もうちょう
- 虫垂 ちゅうすい

虫垂は回盲弁の直下にある盲腸の下端に付いている。その先端はいろいろな方向を向いており個人差が大きい。虫垂は虫垂間膜という腹膜に包まれており，回腸と盲腸と虫垂の最初の部分との間にひだを形成している。大腸の他の部位とは異なり，虫垂には完全な縦走筋層がある。3本の筋肉の帯である結腸ひもが虫垂に集まり，おおっているからである。虫垂の壁にはリンパ組織があり，微生物（細菌など）に対して防御機能の働きをもつと考えられているものの，実際の機能ははっきりとしていない。

■器官系	消化器系
■位置	盲腸から突出している。回盲弁の直下に位置する
■主な機能	明らかではない（感染に対して防御の働きをもつと考えられる）
■構成要素	筋層，リンパ組織
■関連構造	盲腸

腹部

結　腸 けっちょう

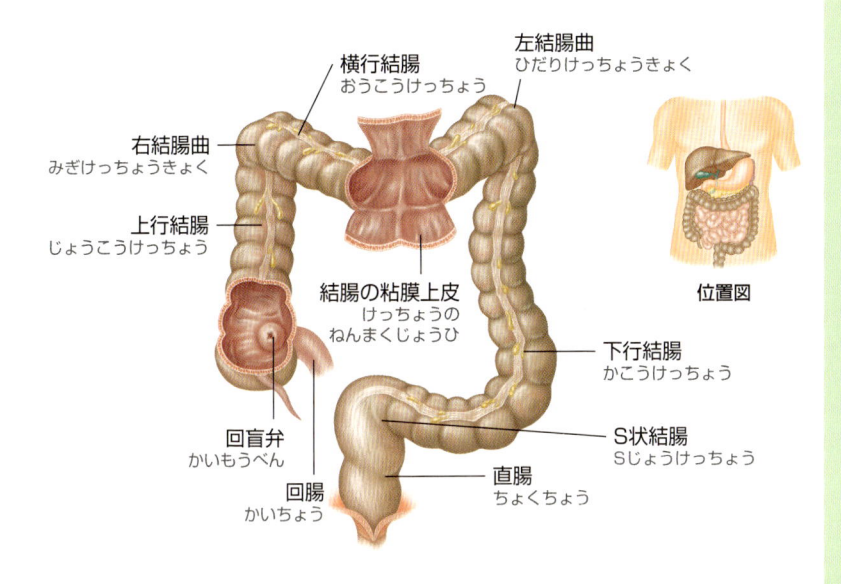

図の説明:
- 横行結腸（おうこうけっちょう）
- 左結腸曲（ひだりけっちょうきょく）
- 右結腸曲（みぎけっちょうきょく）
- 上行結腸（じょうこうけっちょう）
- 結腸の粘膜上皮（けっちょうのねんまくじょうひ）
- 下行結腸（かこうけっちょう）
- 回盲弁（かいもうべん）
- 回腸（かいちょう）
- S状結腸（Sじょうけっちょう）
- 直腸（ちょくちょう）
- 位置図

結腸は大腸の大部分を占め，約1.5 mの長さがある。結腸は腹腔内で弓状に小腸を取り囲んでおり，4部分からなる。液状化された内容物は小腸から結腸に入ると，腸管壁を通して水分が吸収され，半固形化する。途中に右結腸曲と左結腸曲という2ヵ所の急な屈曲がある。上行結腸は回盲弁から右結腸曲までで，ここから横行結腸になる。左結腸曲で次の下行結腸になって骨盤の手前まで下行し，次にS状結腸になり，排便されるまで糞便としてためられる。

■器官系	消化器系
■位置	盲腸と直腸の間
■主な機能	液状化された内容物から水分を吸収する
■構成要素	上行結腸，横行結腸，下行結腸，S状結腸
■関連構造	小腸，直腸

腹部

結腸の動脈 けっちょうのどうみゃく

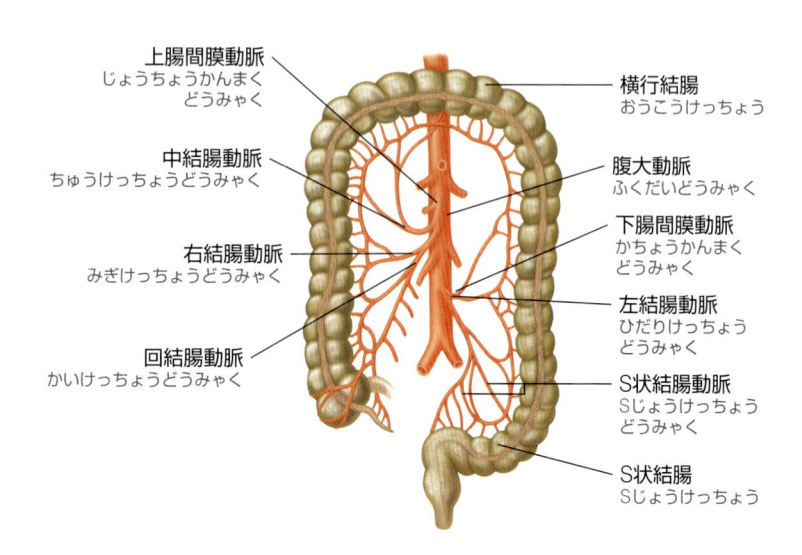

図の名称:
- 上腸間膜動脈（じょうちょうかんまくどうみゃく）
- 中結腸動脈（ちゅうけっちょうどうみゃく）
- 右結腸動脈（みぎけっちょうどうみゃく）
- 回結腸動脈（かいけっちょうどうみゃく）
- 横行結腸（おうこうけっちょう）
- 腹大動脈（ふくだいどうみゃく）
- 下腸間膜動脈（かちょうかんまくどうみゃく）
- 左結腸動脈（ひだりけっちょうどうみゃく）
- S状結腸動脈（Sじょうけっちょうどうみゃく）
- S状結腸（Sじょうけっちょう）

腸の他の部分と同じように，結腸の各部位には動脈網からの血液が直接流れこんでいる。結腸への動脈血の供給は，腹部の中央を流れている腹大動脈の枝である上・下腸間膜動脈からである。上行結腸と横行結腸の最初の 2/3 へは上腸間膜動脈から，横行結腸の残りの 1/3 と下行結腸および S 状結腸へは下腸間膜動脈からである。胃腸管の他の部位と同様に，これらの 2 本の主な動脈間には数多くの連絡や吻合がみられる。このように動脈でできた「アーケード」が結腸壁のまわりに形成されている。

■器官系	心臓血管系
■位置	結腸を取り囲む
■主な機能	酸素と栄養分の豊富な動脈血を結腸組織に常に供給する
■構成要素	上腸間膜動脈，下腸間膜動脈，回結腸動脈，結腸動脈，S状結腸動脈
■関連構造	大動脈

腹部

結腸の静脈 けっちょうのじょうみゃく

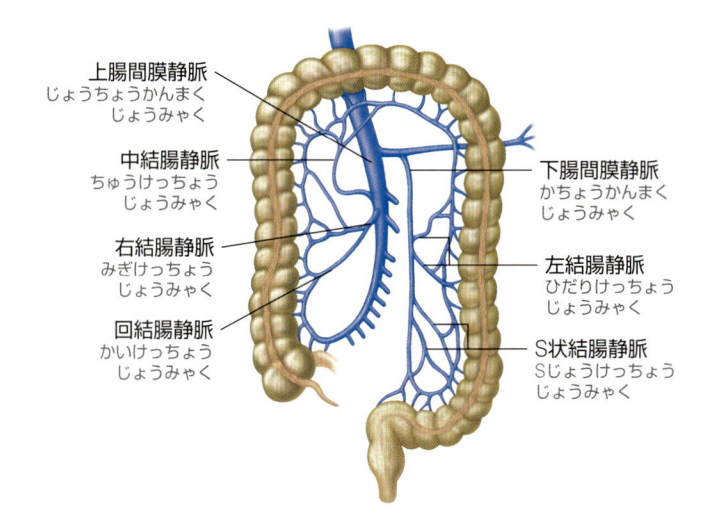

- 上腸間膜静脈　じょうちょうかんまくじょうみゃく
- 中結腸静脈　ちゅうけっちょうじょうみゃく
- 右結腸静脈　みぎけっちょうじょうみゃく
- 回結腸静脈　かいけっちょうじょうみゃく
- 下腸間膜静脈　かちょうかんまくじょうみゃく
- 左結腸静脈　ひだりけっちょうじょうみゃく
- S状結腸静脈　Sじょうけっちょうじょうみゃく

結腸からの静脈血は，最終的には門脈に入って肝臓に運ばれ，ここで腸から吸収された栄養分の多くは処理されるか貯蔵される。結腸からの静脈経路は動脈の走行によく似ている。一般に，上行結腸と横行結腸の最初の2/3からの血液は上腸間膜静脈に流れこみ，残りの結腸部分からの血液は下腸間膜静脈に入る。下腸間膜静脈は脾静脈に流れこみ，その後に上腸間膜静脈と合流して門脈を形成する。静脈血は門脈を介して肝臓に運ばれ，そこから肝静脈を通り下大静脈に入り心臓に戻る。

■器官系	心臓血管系
■位置	結腸を取り囲む
■主な機能	結腸からの静脈血を流し，肝臓を通して心臓に戻す
■構成要素	上腸間膜静脈，下腸間膜静脈，回結腸静脈，結腸静脈，S状結腸静脈
■関連構造	門脈

腹部

直腸と肛門管 ちょくちょうとこうもんかん

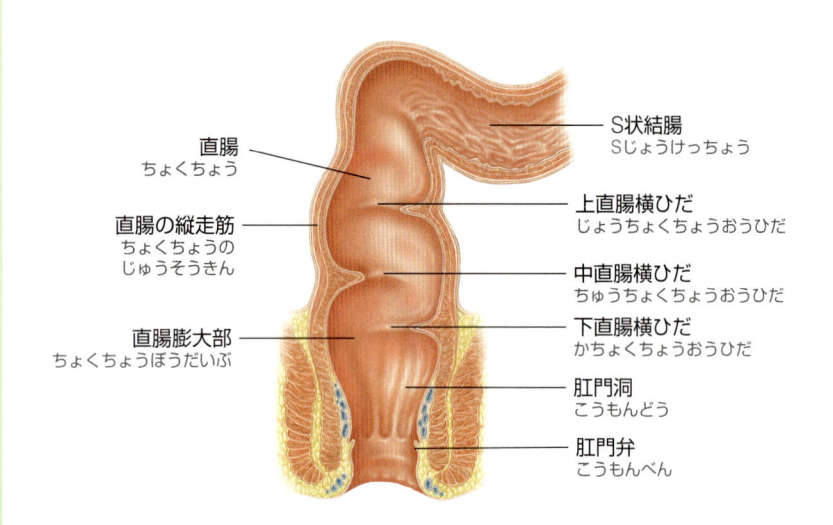

- 直腸 ちょくちょう
- 直腸の縦走筋 ちょくちょうのじゅうそうきん
- 直腸膨大部 ちょくちょうぼうだいぶ
- S状結腸 Sじょうけっちょう
- 上直腸横ひだ じょうちょくちょうおうひだ
- 中直腸横ひだ ちゅうちょくちょうおうひだ
- 下直腸横ひだ かちょくちょうおうひだ
- 肛門洞 こうもんどう
- 肛門弁 こうもんべん

直腸と肛門管はともに消化管の最後の部分を形成している。この部分は体内の老廃物を糞便の形で受け取り、それを体外に排泄できるようにしている。直腸はS状結腸と肛門管の間にあって、一時的に糞便を貯留する。直腸の縦走筋は2本の幅広い帯状で、直腸の前面と後面を走行する。直腸の内壁には3つの水平ひだがあり、上・中・下直腸横ひだと呼ばれている。下直腸横ひだの下方では、直腸は拡張し膨大部となってから肛門管に開いている。ここでは潤滑油の働きをしている粘液が産生・分泌される。排便時以外は肛門管は空虚で、肛門括約筋は閉じられている。

器官系	消化器系
位置	消化管の最終部位
主な機能	直腸は糞便を排便が起こるまで貯蔵する。肛門管は潤滑油としての粘液を産生し、体内からの糞便の排泄を調節する
構成要素	筋組織、直腸膨大部、上・中・下直腸横ひだ、肛門洞、肛門弁
関連構造	肛門括約筋、S状結腸

腹部

肛門括約筋 こうもんかつやくきん

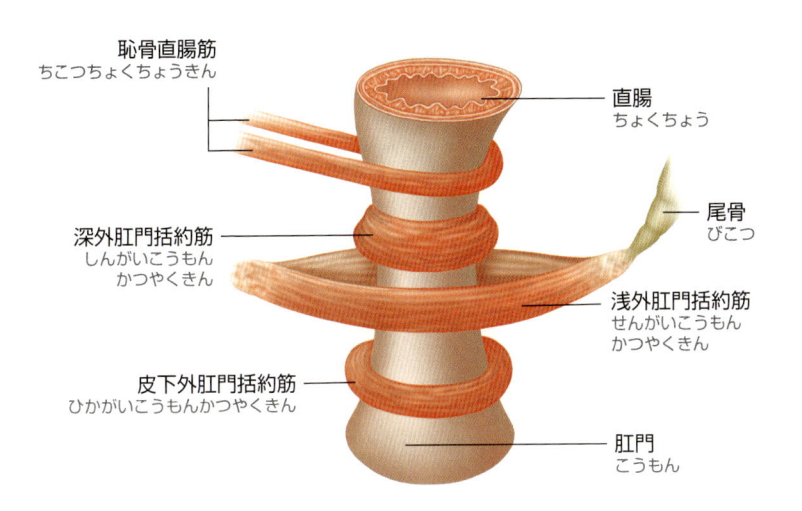

恥骨直腸筋
ちこつちょくちょうきん

直腸
ちょくちょう

深外肛門括約筋
しんがいこうもん
かつやくきん

尾骨
びこつ

浅外肛門括約筋
せんがいこうもん
かつやくきん

皮下外肛門括約筋
ひかがいこうもんかつやくきん

肛門
こうもん

腸管の内容物は無意識下におこなわれる調節によって消化管を下降し，直腸まで達する。糞便が直腸に達した後の下降はいくつかの肛門括約筋によって調節される。これには全身の糞便の排泄調節機構が働いている。内肛門括約筋は肛門管の上 2/3 にみられる腸管平滑筋（ちょうかんへいかつきん）の内輪走筋層が肥厚したもので，この運動は意識的に調節できない。恥骨直腸筋（ちこつ）はループ状の筋で肛門直腸移行部に巻きついており，直腸を前方にひっぱり，直腸の内容物が肛門管に入らないようにしている。深・浅・皮下外肛門括約筋は意識的な調節がおこなわれていて，排便時には弛緩する。

器官系	消化器系
位置	肛門管の下端
主な機能	体内から糞便排泄の調節
構成要素	筋組織，恥骨直腸筋，深外肛門括約筋，浅外肛門括約筋，皮下外肛門括約筋
関連構造	直腸

腹部

直腸と肛門の静脈
ちょくちょうとこうもんのじょうみゃく

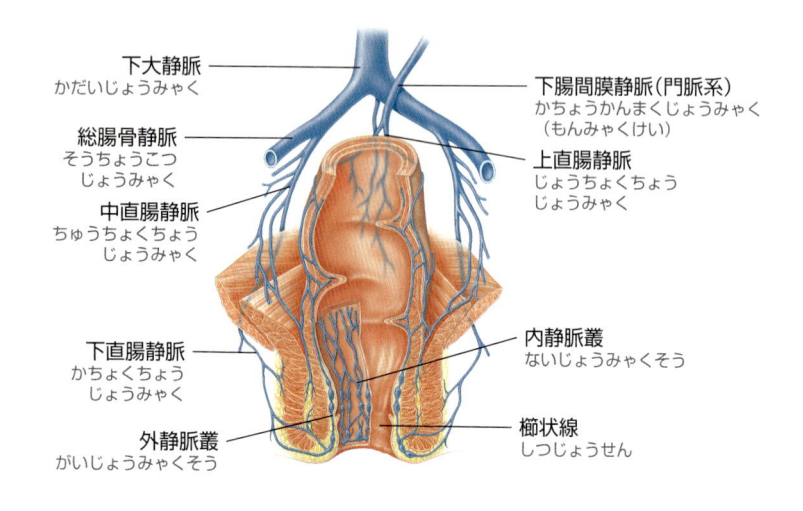

- 下大静脈 かだいじょうみゃく
- 総腸骨静脈 そうちょうこつじょうみゃく
- 中直腸静脈 ちゅうちょくちょうじょうみゃく
- 下直腸静脈 かちょくちょうじょうみゃく
- 外静脈叢 がいじょうみゃくそう
- 下腸間膜静脈（門脈系）かちょうかんまくじょうみゃく（もんみゃくけい）
- 上直腸静脈 じょうちょくちょうじょうみゃく
- 内静脈叢 ないじょうみゃくそう
- 櫛状線 しつじょうせん

直腸と肛門管の粘膜下には小さな静脈網がみられる。直腸静脈叢である。直腸静脈叢は内静脈叢と外静脈叢の2部からなる。前者は粘膜直下にあり，後者は筋層外にある。これらの2つ静脈の網目は直腸の組織からの血液を受けてさらに太い静脈である上・中・下直腸静脈に流れこむ。肛門管の内静脈叢は櫛状線領域の両側の2方向に血液を流している。櫛状線より上では血液は主に上直腸静脈に流れこみ，門脈系に達する。ところが櫛状線より下では血液は下直腸静脈に流れる。

■器官系	心臓血管系
■位置	直腸と肛門を取り囲む
■主な機能	直腸と肛門からの酸素の乏しい血液を肝臓に運び，心臓に戻す
■構成要素	内静脈叢，外静脈叢，上直腸静脈，中直腸静脈，下直腸静脈
■関連構造	総腸骨静脈，下腸間膜静脈，下大静脈

腹部

直腸と肛門の神経
ちょくちょうとこうもんのしんけい

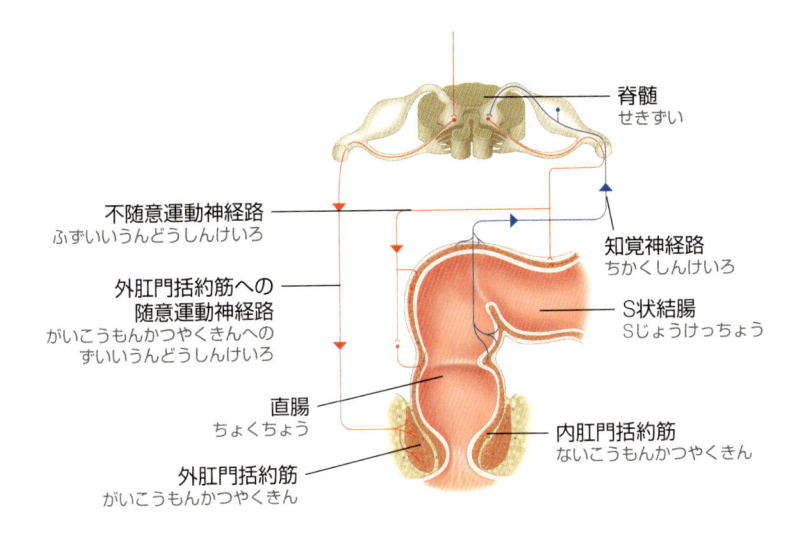

- 脊髄 せきずい
- 不随意運動神経路 ふずいいうんどうしんけいろ
- 知覚神経路 ちかくしんけいろ
- 外肛門括約筋への随意運動神経路 がいこうもんかつやくきんへのずいいうんどうしんけいろ
- S状結腸 Sじょうけっちょう
- 直腸 ちょくちょう
- 内肛門括約筋 ないこうもんかつやくきん
- 外肛門括約筋 がいこうもんかつやくきん

他の消化管と同様に，直腸と肛門管の壁は自律神経系の神経支配がある。この神経系は通常，裏で働き我々の意識にはあがってこないもので，人体の内部機能を調節している。直腸が糞便で満たされると，神経終末は不随意反射を引き起こし，直腸の壁を収縮させる。その結果，糞便が肛門管に入る。しかしながら肛門管，より具体的には外肛門括約筋は随意運動を調節する神経系からの神経支配を受けている。これらの神経は仙骨神経由来であり，意識的に外肛門括約筋の収縮・弛緩を可能にする。そして意志によって排便するかどうかを調節することができるのである。

器官系	神経系
位置	直腸と肛門を取り囲む
主な機能	直腸壁の不随意な収縮・弛緩，外肛門括約筋の随意な調節を可能にする
構成要素	副交感神経線維，脊髄神経
関連構造	脊髄

腹部

腸管のリンパ路 ちょうかんのリンパろ

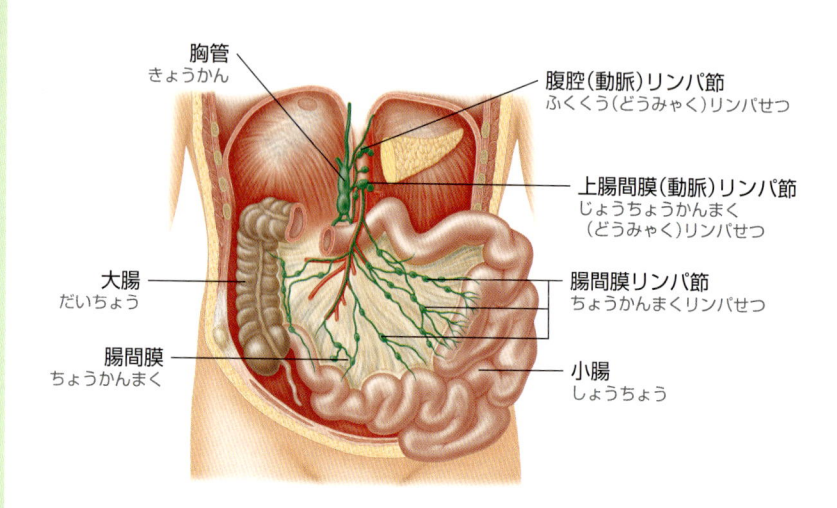

図中ラベル:
- 胸管（きょうかん）
- 大腸（だいちょう）
- 腸間膜（ちょうかんまく）
- 腹腔（動脈）リンパ節（ふくくう（どうみゃく）リンパせつ）
- 上腸間膜（動脈）リンパ節（じょうちょうかんまく（どうみゃく）リンパせつ）
- 腸間膜リンパ節（ちょうかんまくリンパせつ）
- 小腸（しょうちょう）

腸管の多くのリンパ節は，腸管と後腹壁をつなぐ組織のひだである腸間膜内でつながっている。リンパ節はいくつかの場所にみられるが，特に腸管壁にそった領域，大動脈に接した領域，上・下腸間膜動脈にそった領域のものは大きい。これらの腸間膜グループのリンパ節には，関連する腸の名称やそれが伴う動脈の名称が付けられている。腸管壁からのリンパはこれらのリンパ節を通り，最終的にはほとんど大動脈前リンパ節に達する。通常の機能に加えて，腸管のリンパは小腸で食物から吸収した脂肪を運ぶ働きがある。

器官系	リンパ系
位置	腸間膜内と腸管の周囲
主な機能	腸管組織周囲の過剰な組織液（リンパ）を排出し血流に戻す。体に有害な細菌や異物を濾過する。腸管で吸収した脂肪を運搬し血流に入れる
構成要素	リンパ管，腸間膜リンパ節，腹腔リンパ節，大動脈前リンパ節など
関連構造	腸間膜，血管系，他のリンパ系

腹部

消化管の顕微解剖
しょうかかんのけんびかいぼう

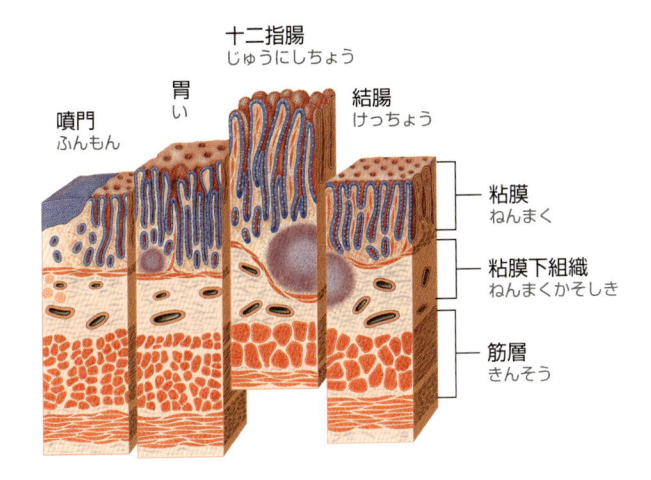

十二指腸
じゅうにしちょう

胃
い

噴門
ふんもん

結腸
けっちょう

粘膜
ねんまく

粘膜下組織
ねんまくかそしき

筋層
きんそう

消化管壁の構造はそれぞれの領域の機能に応じて変化する。消化管には粘液を分泌する腺構造があり，全体が粘膜におおわれている。そのために消化管を内容物が滞りなく通過することができる。さらに，胃や小腸の壁には消化液を産生する腺が存在する。栄養分の吸収のほとんどは小腸(十二指腸，空腸，回腸)でおこなわれる。ここには絨毛という突起が多数あり，吸収のための表面積を何倍にも増加させている。結腸(大腸)の壁の表面は小腸よりも平坦で，結腸の最重要機能である水分の吸収に適している。そこにはまた粘液を分泌する小孔がみられる。

器官系	消化器系
位置	胃腸管全般
主な機能	食物を分解・消化する。栄養分と水を吸収する。老廃物を排泄する
構成要素	食道，胃，腸
関連構造	さまざまな器官系，肝臓，膵臓，胆嚢

203

腹部

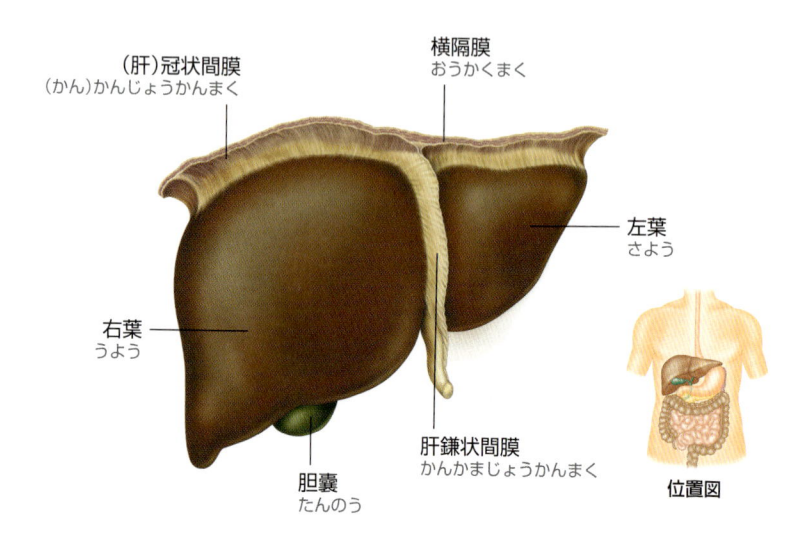

肝　臓 かんぞう

- （肝）冠状間膜（かん）かんじょうかんまく
- 横隔膜 おうかくまく
- 左葉 さよう
- 右葉 うよう
- 胆嚢 たんのう
- 肝鎌状間膜 かんかまじょうかんまく
- 位置図

肝臓は腹部臓器で最大のものである。その重さは成人男性で1.5kgである。肝臓は多くの重要な代謝機能や消化機能をもち，また胆汁を産生し，胆嚢に貯蔵する。肝臓は横隔膜の直下で，腹腔の右側にあり，肋骨で保護されている。4葉に分けられるが，機能的には左右の2部分からなり，それぞれ豊かな血液供給を受けている。2つの小型の葉である尾状葉と方形葉は肝臓の下面（臓側面）にある。肝臓の大部分は腹腔の壁や腹腔内の構造の表面にある結合組織の膜である腹膜におおわれている。この腹膜のひだは肝臓のさまざまな間膜を形成している。

器官系	消化器系
位置	横隔膜の下で，腹腔の右側
主な機能	多くの代謝機能をもつ。栄養素を合成する。毒素を破壊する。脂肪の消化に重要な働きをする胆汁を産生する
構成要素	右葉，左葉，方形葉，尾状葉
関連構造	胆道系，門脈系，全身性静脈系（下大静脈）

腹部

肝臓の顕微解剖 かんぞうのけんびかいぼう

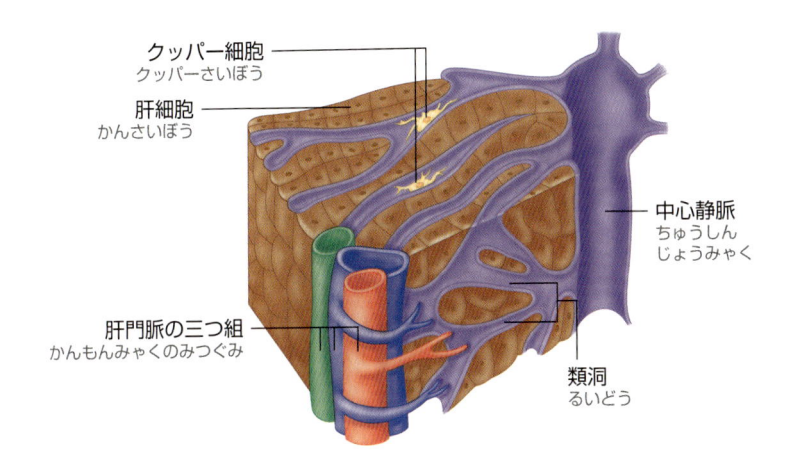

- クッパー細胞
  クッパーさいぼう
- 肝細胞
  かんさいぼう
- 中心静脈
  ちゅうしんじょうみゃく
- 肝門脈の三つ組
  かんもんみゃくのみつぐみ
- 類洞
  るいどう

肝臓は数多くの肝小葉と呼ばれる細胞の集団からなる。肝小葉は特徴的な六角形で，中心静脈（これが集まり肝静脈になる）を中心に車輪のスポークのように配列した肝細胞でできている。血液が肝細胞の間を通過し，中心静脈に流れこむまでには極めて小さな血管である類洞を通る。類洞は肝小葉の6つの角にある3種類の管の集まりである肝門脈の三つ組からの血液を受けている。肝門脈の三つ組は肝動脈の枝（小葉間動脈），門脈（小葉間静脈）と肝細胞でつくられた胆汁を集める胆管（小葉間胆管）からなる。類洞には血液中の異物や老化細胞を血液が心臓に戻る前に取り除く働きをする，小型の特殊なクッパー細胞がある。

器官系	消化器系
位置	横隔膜の直下で，腹腔の右側
主な機能	多くの代謝機能をもつ。栄養素を合成する。毒素を破壊する。脂肪の消化に重要な働きをする胆汁を産生する
構成要素	肝細胞，類洞，門脈三つ組，クッパー細胞
関連構造	胆道系，門脈系，全身性静脈系（下大静脈）

腹部

肝臓の臓側面 かんぞうのぞうそくめん

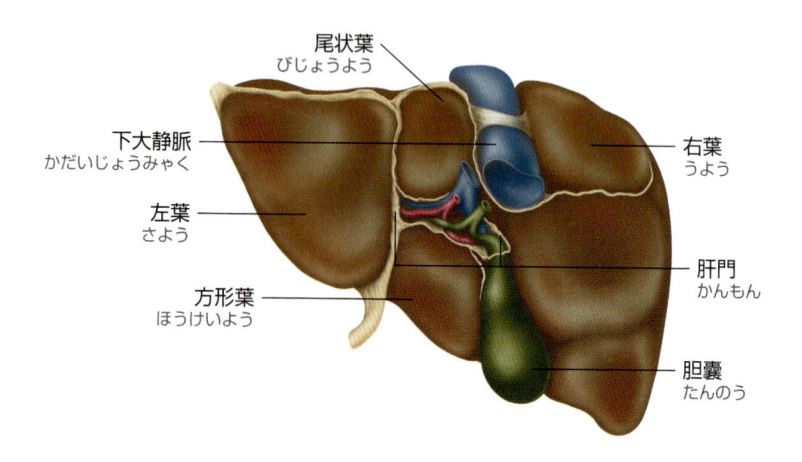

- 尾状葉 びじょうよう
- 下大静脈 かだいじょうみゃく
- 左葉 さよう
- 方形葉 ほうけいよう
- 右葉 うよう
- 肝門 かんもん
- 胆嚢 たんのう

肝臓の下面（臓側面）は腎臓や腸などの腹部内臓が位置するところである。肝臓の組織はやわらかいので，肝臓のまわりのこれらの構造物は，肝臓の表面に圧痕を残すことになる。2つの小型の葉である尾状葉と方形葉，さらに胆嚢が肝臓の臓側面にみられる。肝臓の下面の中央左寄りに肝門がある。ここは肺門と同様に主な血管が肝臓に出入りする部分で，腹膜がその周囲をおおっている。肝門を出入りする構造は，門脈，固有肝動脈，肝管，リンパ管，神経である。

■器官系	消化器系
■位置	横隔膜の直下，腹腔の右側
■主な機能	多くの代謝機能をもつ。栄養素を合成する。毒素を破壊する。脂肪の消化に重要な働きをする胆汁を産生する
■構成要素	右葉，左葉，尾状葉，方形葉，肝門
■関連構造	胆道系，門脈系，全身性静脈系（下大静脈）

腹部

胆道系 たんどうけい

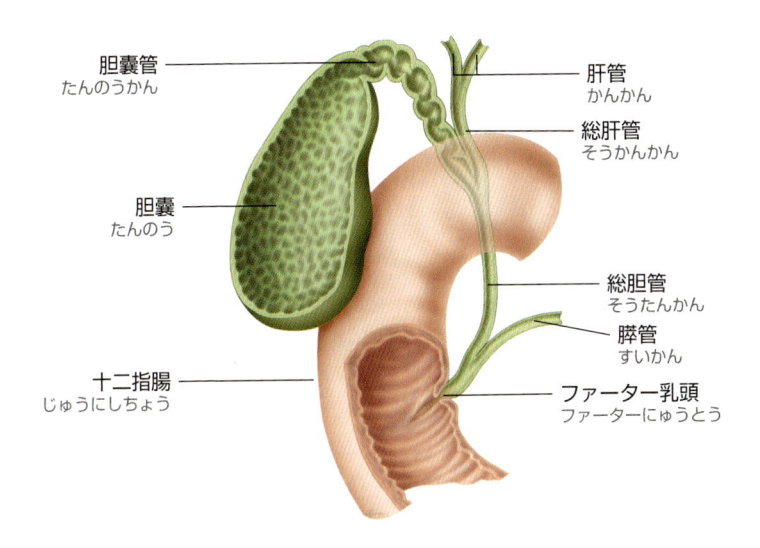

- 胆嚢管 たんのうかん
- 胆嚢 たんのう
- 十二指腸 じゅうにしちょう
- 肝管 かんかん
- 総肝管 そうかんかん
- 総胆管 そうたんかん
- 膵管 すいかん
- ファーター乳頭 ファーターにゅうとう

胆汁は脂肪分を微粒子にして水にまざりやすい形に(乳化)する緑色の液体である。胆汁は肝細胞から分泌され，毛細胆管，小葉間胆管を通り左右の肝管に集められる。肝管は肝門で肝臓を離れた後，合流して総肝管を形成する。過剰に分泌された胆汁は，肝臓の下面に位置する胆嚢に貯蔵され，そこで濃縮される。脂肪を含んだ内容物が十二指腸に入ると，胆嚢壁は収縮し，胆汁を放出する。胆嚢は総肝管と胆嚢管でつながり，この2本の管は結合して総胆管を形成する。この管は膵管にそって走行し，ファーター乳頭で十二指腸に開いている。

■器官系	消化器系
■位置	肝臓から十二指腸につながる管で，胆嚢は肝臓の臓側面に位置する
■主な機能	脂肪消化のために胆汁を肝臓から小腸に運搬する
■構成要素	左右の肝管，総肝管，胆嚢，胆嚢管，総胆管，ファーター乳頭
■関連構造	肝臓，十二指腸，膵臓

腹部

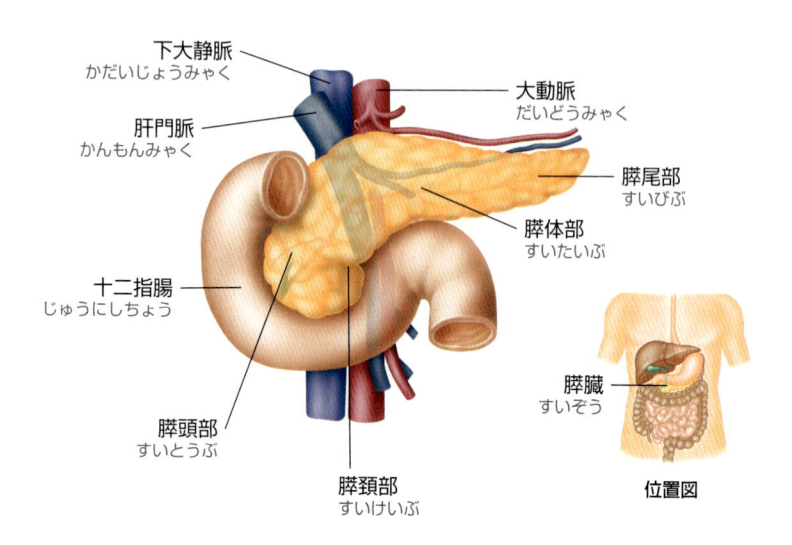

膵　臓 すいぞう

下大静脈
かだいじょうみゃく

大動脈
だいどうみゃく

肝門脈
かんもんみゃく

膵尾部
すいびぶ

膵体部
すいたいぶ

十二指腸
じゅうにしちょう

膵臓
すいぞう

位置図

膵頭部
すいとうぶ

膵頚部
すいけいぶ

膵臓は大きな淡いピンク色の腺組織で，小腸の最初の部分である十二指腸に蛋白質，脂肪，炭水化物を消化する酵素を含む膵液を分泌する。膵臓はまたインスリンやグルカゴンなどの，細胞の糖代謝を調節するホルモンを産生する。膵臓は胃のちょうど背部で後腹壁に横たわり，4部分からなる。膵頭部は十二指腸のCの字形をしたカーブの内側に付着している。膵頚部は背部に大きな肝門脈が位置するため膵頭よりも狭い。膵体部の横断面は三角形で，大動脈の前面に位置し，そこを通過し左上方にいくと膵尾部につながる。膵尾部は先細りになっている。

■器官系	消化器系，内分泌系
■位置	胃の背部で，後腹壁に横たわる
■主な機能	消化酵素を産生する。全身の血糖を調節するインスリンやグルカゴンなどのホルモンを分泌する
■構成要素	膵頭部，膵頚部，膵体部，膵尾部
■関連構造	十二指腸

腹部

脾　臓 ひぞう

脾動脈
ひどうみゃく

脾静脈
ひじょうみゃく

脾門
ひもん

脾臓
ひぞう

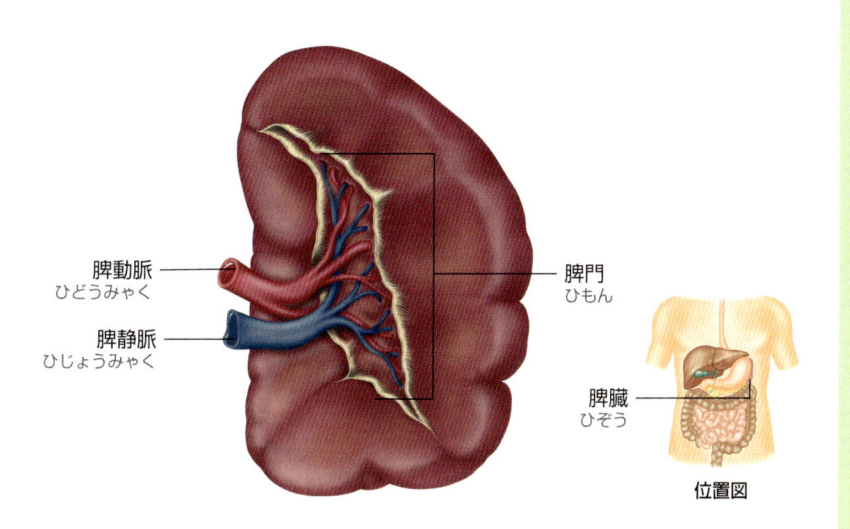

位置図

リンパ器官の中で最大の脾臓は，腹腔左側の下部肋骨下にある。脾臓は血液から細菌や老化した赤血球を濾過する働きをもつとともに，白血球を産生している。脾門には，脾臓に出入りする血管（脾動脈と脾静脈）と何本かのリンパ管がみられる。脾臓は暗紫色で，大きさは握り拳大である。結合組織でできた薄い被膜によって取り囲まれ，保護されている。またその被膜から実質内に伸び出した部分が脾臓の軟部組織内に入り，それが支持組織として働いている。この被膜に含まれている平滑筋線維が脾臓を周期的に収縮させて，血液を体循環に戻すことを可能にしている。

器官系	リンパ系
位置	下部肋骨下で腹部左側
主な機能	血液から細菌や老化した血液細胞や異物を濾過する。炎症に対抗するリンパ球を産生する
構成要素	赤脾髄と白脾髄で，これを線維性被膜が取り囲む
関連構造	他のリンパ系，血液循環

腹部

泌尿器系 ひにょうきけい

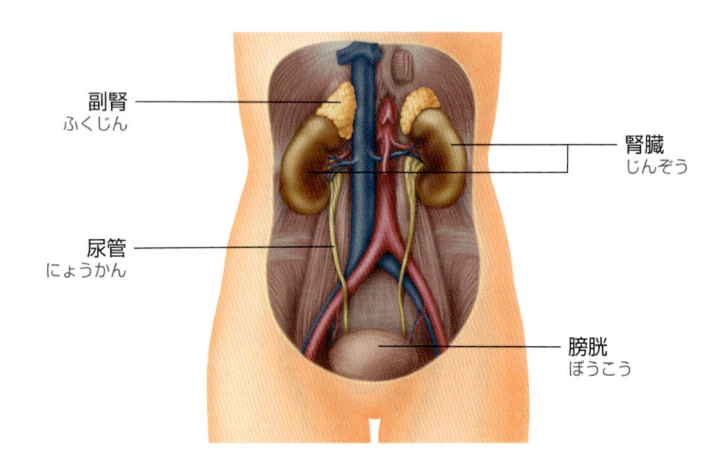

副腎
ふくじん

腎臓
じんぞう

尿管
にょうかん

膀胱
ぼうこう

泌尿器系に属する臓器は尿を産生し，それを体外に排泄する働きをしている。2つの豆形の腎臓は腹部にあって，腸管の背後，後腹壁で脊柱の両側に位置している。腎臓は血液を濾過して老廃した化学物質や過剰な水分を除去し，それを尿として排泄する。尿は腎臓から左右の長く細い管である尿管の中を筋収縮により能動的に押し流され，膀胱に達する。そして骨盤内にある平滑筋でできた風船様の構造である膀胱に入り，溜められる。尿が一程量以上溜まると膀胱は収縮し，その内容物（尿）を薄い筋性の壁でできた管である尿道に流しこみ，体外に排泄する。

■器官系	泌尿器系
■位置	腹部，骨盤内
■主な機能	血液の濾過により老廃物や毒素，過剰な水分を排除し，それを尿として体外に排泄する
■構成要素	左右の腎臓・尿管，膀胱，尿道
■関連構造	血液循環

腹 部

副　腎 ふくじん

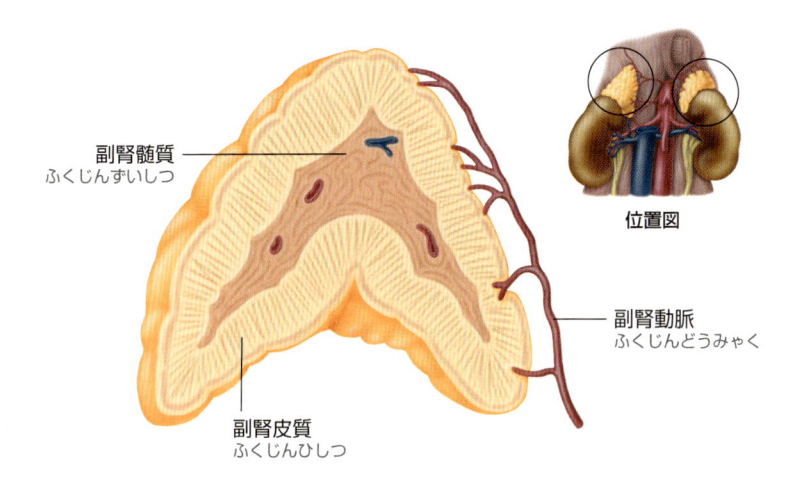

副腎髄質
ふくじんずいしつ

位置図

副腎動脈
ふくじんどうみゃく

副腎皮質
ふくじんひしつ

腎臓の頂部にある1対の臓器が副腎である。位置的には腎臓と密接な関係にあるが，機能的には泌尿器系と関係がない。副腎は内分泌腺であり，生命機能に不可欠なホルモンを分泌する。副腎は中心の副腎髄質と外側の副腎皮質からなり，それぞれ別の機能をもつ。黄色の副腎皮質は大量の腺構造からなり，コルチコステロイドと総称される，多種多様のホルモンを分泌する。やや暗調で黄褐色の副腎髄質は血管に取り囲まれた神経節でできており，アドレナリンとノルアドレナリンを産生する。

器官系	内分泌系
位置	腎臓の上方
主な機能	コルチコステロイド(体液平衡や代謝調節およびストレスに対する反応に極めて重要)，男性ホルモン，およびアドレナリンとノルアドレナリン(闘争や逃避反応に対する身体の準備に関与)の産生
構成要素	副腎皮質，副腎髄質
関連構造	神経系

腹部

腎　臓 じんぞう

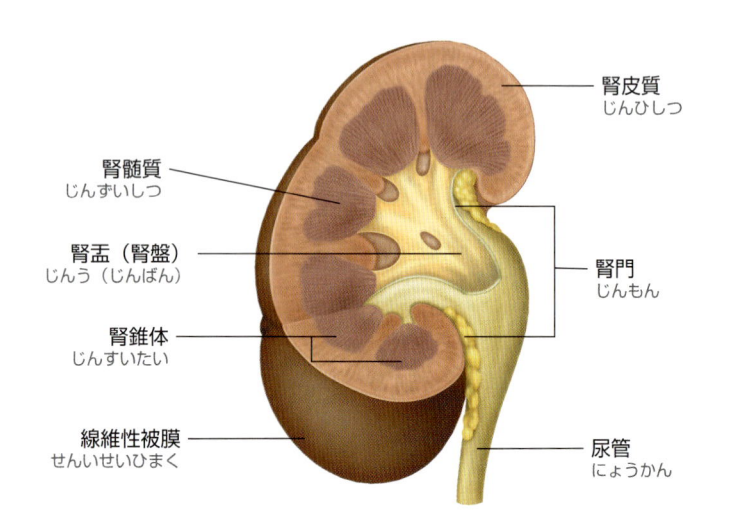

- 腎皮質 じんひしつ
- 腎髄質 じんずいしつ
- 腎盂（腎盤） じんう（じんばん）
- 腎錐体 じんすいたい
- 線維性被膜 せんいせいひまく
- 腎門 じんもん
- 尿管 にょうかん

1対の腎臓は腹部にあって，後腹壁に接している。それぞれの腎臓は長径が約10 cmで，赤褐色で特徴的な豆形をしている。腎臓の内側面には腎門があり，ここから血管が出入りしている。それぞれの腎臓は丈夫な線維性被膜でおおわれ，それを脂肪の保護層が取り囲んでいる。腎臓の外層は腎皮質と呼ばれ，ネフロン（腎単位，腎臓の機能単位）を含んでいる。腎髄質は腎臓の内層で腎錐体の中に容れられている。ここには腎集合管が含まれている。腎盂の中心には漏斗様の領域があり，ここに尿管に入る前の尿が集められる。

■器官系	泌尿器系
■位置	腹腔の背部，ちょうど腰のくびれの上にあたる
■主な機能	血液の濾過により老廃物や毒素，過剰な水分を排除する
■構成要素	腎被膜，腎皮質，腎髄質，腎錐体，腎盂（腎盤），ネフロン（腎単位）
■関連構造	血液循環，尿管，膀胱

腹部

ネフロン（腎単位） ネフロン（じんたんい）

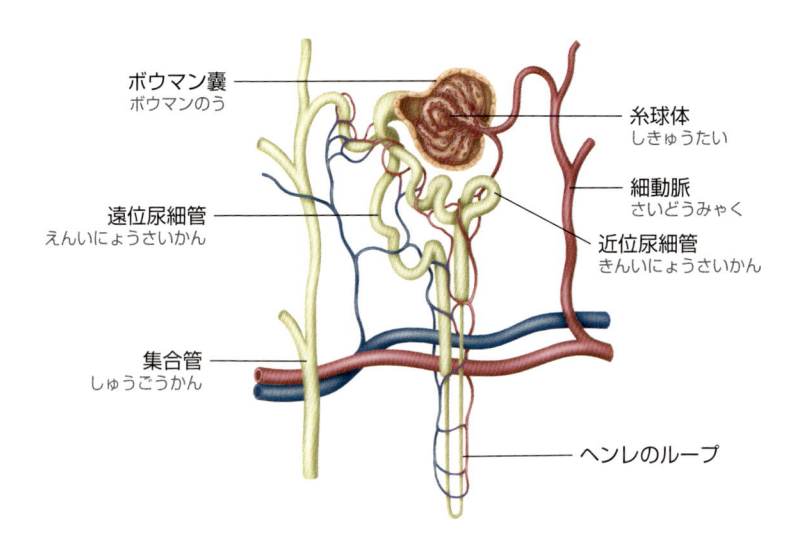

- ボウマン嚢（ボウマンのう）
- 糸球体（しきゅうたい）
- 細動脈（さいどうみゃく）
- 遠位尿細管（えんいにょうさいかん）
- 近位尿細管（きんいにょうさいかん）
- 集合管（しゅうごうかん）
- ヘンレのループ

ネフロン（腎単位）は 100 万以上の小さな濾過装置である。ネフロンは腎小体と，それに続く尿細管からなる。腎小体は毛細血管のかたまりである糸球体と，それを取り囲んでいるボウマン嚢からなる。血液中の血漿とそこに溶解している物質は糸球体から尿細管に移行し，そこで処理される。尿細管は下行し，ヘンレのループとなって折り返し，再び上行する。尿細管を通過する間に，体に必要な栄養分や電解質，水分は再吸収される。残りは集合管から腎盂に集められ，尿として排泄される。

■器官系	泌尿器系
■位置	腎臓内
■主な機能	動脈血を濾過し，水分と溶質を尿細管の中を通過させ，再吸収したものは血液に戻し，排除すべきものを尿とする
■構成要素	ボウマン嚢，糸球体，近位尿細管，遠位尿細管，ヘンレのループ，集合管
■関連構造	血液循環，腎臓の他の部位，尿管

腹部

腎臓への血液供給
じんぞうへのけつえききょうきゅう

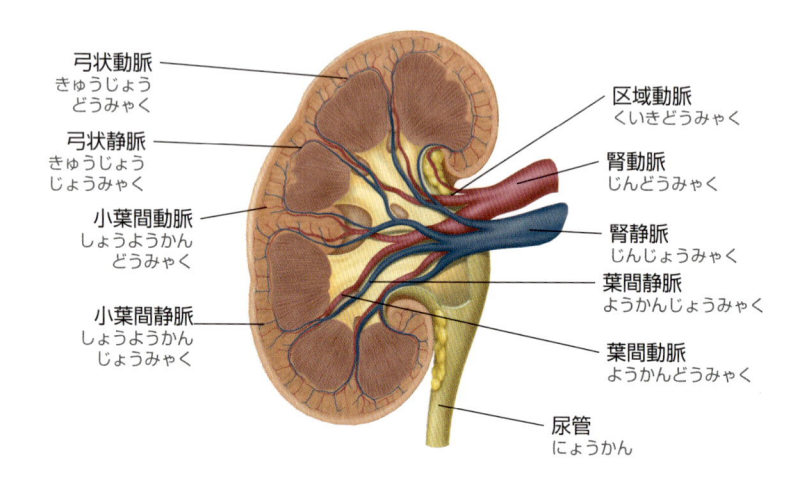

- 弓状動脈 きゅうじょうどうみゃく
- 弓状静脈 きゅうじょうじょうみゃく
- 小葉間動脈 しょうようかんどうみゃく
- 小葉間静脈 しょうようかんじょうみゃく
- 区域動脈 くいきどうみゃく
- 腎動脈 じんどうみゃく
- 腎静脈 じんじょうみゃく
- 葉間静脈 ようかんじょうみゃく
- 葉間動脈 ようかんどうみゃく
- 尿管 にょうかん

腎臓は毎日約 1,700 L の血液を処理している。動脈血は左右の腎臓に大動脈から直接分かれてできる腎動脈を通して入る。腎動脈は腎臓に入り，区域動脈に分かれ，それぞれはさらに葉間動脈に分かれる。葉間動脈は腎錐体の間を通り，枝分かれし，弓状動脈を形成する。この動脈は腎皮質と腎髄質の結合部にそって走行する。数多くの小葉間動脈は腎皮質内の組織に入り，血液をネフロンに運び，そこで濾過される。静脈血は小葉間静脈，弓状静脈を流れ，ついで葉間静脈に集められ，最後に腎静脈に入る。

■器官系	心臓血管系
■位置	腎臓の中
■主な機能	酸素と栄養分の豊富な血液を腎臓の組織に供給する。動脈血をネフロンに送り濾過する。酸素の乏しい血液を静脈循環に戻す
■構成要素	腎動脈・静脈，区域動脈，葉間動脈・静脈，弓状動脈・静脈，小葉間動脈・静脈
■関連構造	腎臓の組織

腹部

膀胱と尿道 ぼうこうとにょうどう

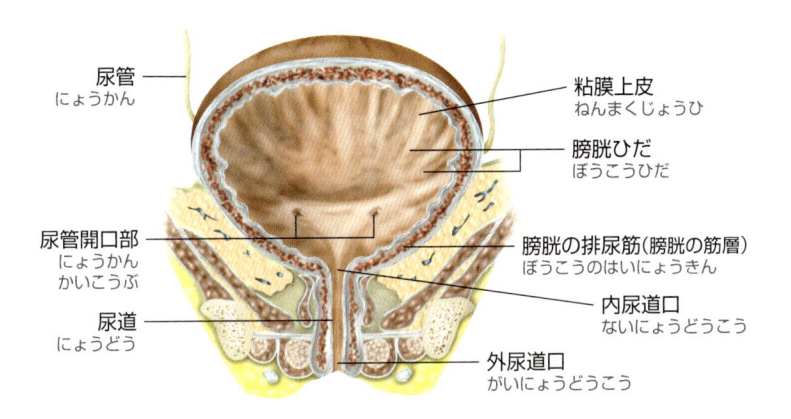

尿管
にょうかん

粘膜上皮
ねんまくじょうひ

膀胱ひだ
ぼうこうひだ

尿管開口部
にょうかんかいこうぶ

膀胱の排尿筋(膀胱の筋層)
ぼうこうのはいにょうきん

内尿道口
ないにょうどうこう

尿道
にょうどう

外尿道口
がいにょうどうこう

膀胱はピラミッド形をした袋状の器官で,骨盤の底部で恥骨の背部に位置し,尿を貯蔵する働きをしている。膀胱の壁は3層からなる。最内層は粘膜で膀胱ひだとして内腔に突出しており,膀胱が充満する場合,それが拡張する。中間層は平滑筋線維が輪走と縦走の両方向に走行してできる平滑筋層で,尿を排泄する際に膀胱壁を収縮させる。最外層上部表面は腹膜でおおわれ,残りの領域は線維性外膜でおおわれている。必要に応じて,尿は膀胱から薄い筋性の管である尿道に流れ出る。尿道の入り口(内尿道口)は膀胱括約筋が取り囲んでいる。

器官系	泌尿器系
位置	骨盤内,恥骨の背部
主な機能	排尿に適当な時まで尿を貯留する。筋収縮により尿を排泄する
構成要素	粘膜上皮,筋層,腹膜・線維性外膜の部分からなる外層
関連構造	腎臓,尿管,骨盤底筋

腹部

泌尿器の男女差 ひにょうきのだんじょさ

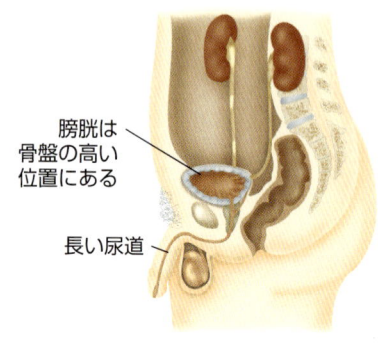

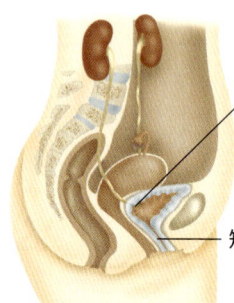

膀胱は骨盤の高い位置にある

長い尿道

膀胱は骨盤の低い位置にある

短い尿道

男性　　　　　女性

生殖器の存在により，膀胱(ぼうこう)の位置，尿道の長さ，形，位置は男女間で異なっている。女性の膀胱は骨盤(こつばん)の低い位置で，腟(ちつ)と子宮の前方，恥骨(ちこつ)の後方にある。ところが男性の膀胱は骨盤内のより高いところにあり，わずかに恥骨よりも高い。男性の尿道はおおよそ 20 cm の長さ(女性の約 5 倍)で，外尿道口に開口するまでに前立腺の中を通過し，陰茎の中を下がる。女性の尿道はとても短く，わずか 3〜4 cm しかなく，外尿道口は腟口の少し前方である。

■器官系	泌尿器系
■位置	骨盤
■主な機能	膀胱は尿を溜める。尿道は尿を外尿道口から体外に排泄する
■構成要素	膀胱，尿道，外尿道口
■関連構造	生殖器，恥骨

腹部

尿　管 にょうかん

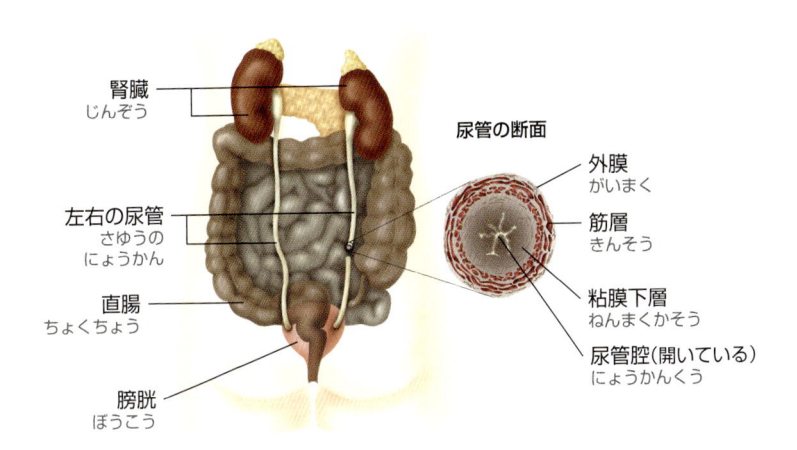

図の説明:
- 腎臓（じんぞう）
- 左右の尿管（さゆうのにょうかん）
- 直腸（ちょくちょう）
- 膀胱（ぼうこう）

尿管の断面:
- 外膜（がいまく）
- 筋層（きんそう）
- 粘膜下層（ねんまくかそう）
- 尿管腔（開いている）（にょうかんくう）

尿管はその壁がおこす蠕動性筋収縮により，尿を腎臓から膀胱に能動輸送する。尿管は 25～30 cm の長さで，直径 3 mm である。尿管は多層構造で，外側から外膜（保護被膜），筋層，粘膜下層と粘膜（移行上皮）が区別される。尿管は腎臓から始まり，後腹壁を下行し，骨盤の骨性外縁を越えて走行し，膀胱の後壁を貫通する。最初の漏斗状の部分は腎盂で，ここは腎門内にあたる。これがだんだんと細くなり，尿管となり，腹部尿管として下行し，それから骨盤内尿管となる。

■器官系	泌尿器系
■位置	腎門から移行し，腹腔内を下行し膀胱に入る
■主な機能	尿を腎臓から膀胱に運ぶ
■構成要素	外部の保護被膜である外膜，輪走筋層，縦走筋層，粘膜下層，粘膜（移行上皮）
■関連構造	腎臓，膀胱

骨盤

骨盤の骨 こつばんのほね

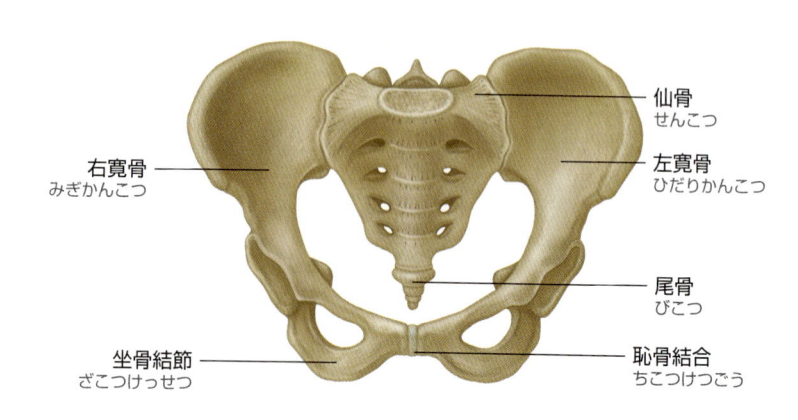

- 仙骨 せんこつ
- 右寛骨 みぎかんこつ
- 左寛骨 ひだりかんこつ
- 尾骨 びこつ
- 坐骨結節 ざこつけっせつ
- 恥骨結合 ちこつけつごう

女性の骨盤

骨盤の骨は洗面器のような形をしており,脊柱と下肢をつなぎ,膀胱や生殖器などの下腹部の臓器を保護している。多くの強力な筋がこれらの骨に付いており,加重を適切に下肢に伝えている。骨盤の骨は寛骨,仙骨と尾骨からなる。寛骨の前方は恥骨結合でつながり,後方では仙骨を挟んで連結している。骨盤背部で仙骨から下方に尾骨が伸びている。男性と女性の骨盤はその構造が異なっている。その理由は出産のためであるが,さらに男性が通常,女性より重いからである。

器官系	筋骨格系
位置	脊柱の基部で下肢とつながる。骨盤内臓を取り囲む
主な機能	骨盤内の内臓を保護する。加重を適切に下肢に伝える。主要な筋を付着させる
構成要素	寛骨,仙骨,尾骨
関連構造	脊柱,下肢の骨,骨盤内臓

骨盤の靱帯 こつばんのじんたい

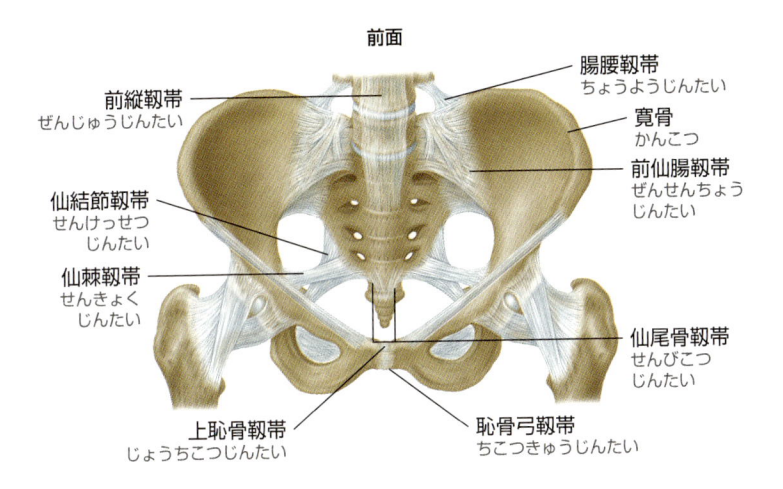

前面

- 前縦靱帯 ぜんじゅうじんたい
- 仙結節靱帯 せんけっせつじんたい
- 仙棘靱帯 せんきょくじんたい
- 上恥骨靱帯 じょうちこつじんたい
- 腸腰靱帯 ちょうようじんたい
- 寛骨 かんこつ
- 前仙腸靱帯 ぜんせんちょうじんたい
- 仙尾骨靱帯 せんびこつじんたい
- 恥骨弓靱帯 ちこつきゅうじんたい

骨盤は構造的に強くなくてはならない。それは加重を適切に下肢に伝え、また腹腔の臓器を支持・保護する必要があるからである。骨盤の骨（寛骨、仙骨、尾骨）全体の安定性は、一連の丈夫な骨盤の靱帯（骨盤の靱帯は靱帯で最も強力である）で骨同士が連結されていることによる。これらの靱帯はそれらがつないでいる2ヵ所の骨から名づけられている。例えば仙腸靱帯は仙骨と腸骨（寛骨の一部）をつないでいる。恥骨結合は左右の恥骨の間をつないでおり、それによりほとんど動かないようになっている。上下の恥骨靱帯によりさらにその位置関係を堅固なものにしている。

器官系	筋骨格系
位置	骨盤の骨の間、骨盤の構造を取り囲む
主な機能	骨盤の骨の間の安定性をつくり出す
構成要素	腸腰靱帯、仙棘靱帯、仙腸靱帯、仙尾骨靱帯、仙結節靱帯、前縦靱帯、恥骨靱帯
関連構造	骨盤・脊椎の骨と関節

骨盤

寛 骨 かんこつ

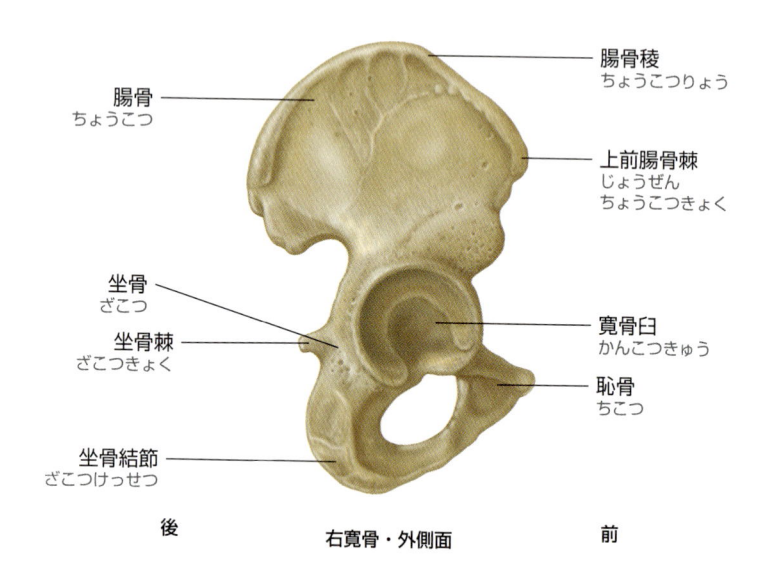

- 腸骨 ちょうこつ
- 腸骨稜 ちょうこつりょう
- 上前腸骨棘 じょうぜんちょうこつきょく
- 坐骨 ざこつ
- 坐骨棘 ざこつきょく
- 寛骨臼 かんこつきゅう
- 恥骨 ちこつ
- 坐骨結節 ざこつけっせつ

後　　　右寛骨・外側面　　　前

左右2つの丈夫な寛骨は骨盤の大部分を占め，前方で互いがつながり(恥骨結合)，後方では仙骨をはさんでつながっている。寛骨は，腸骨，坐骨，恥骨の3つの骨が融合してできたものである。小児ではこれらの骨はまだ軟骨で結合しているだけだが，思春期に互いに融合して1つの寛骨になる。寛骨の上縁は広い腸骨稜を形成している。さらに骨を下がると坐骨結節がある。ここは坐骨の大きな突出で座った時に体重がかかるところである。寛骨臼は外側にあるくぼみで，大腿骨頭を容れて，股関節を形成している。

器官系	筋骨格系
位置	骨盤
主な機能	下肢と脊柱の間の力を伝え，安定性をもたらす。骨盤内臓を保護する
構成要素	腸骨，坐骨，恥骨
関連構造	仙骨，大腿骨，筋，靱帯

骨　盤

骨盤底筋群 こつばんていきんぐん

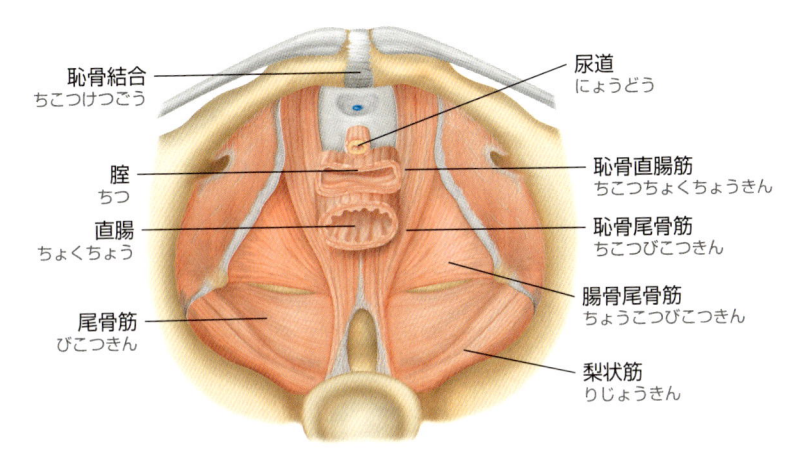

- 恥骨結合 ちこつけつごう
- 腟 ちつ
- 直腸 ちょくちょう
- 尾骨筋 びこつきん
- 尿道 にょうどう
- 恥骨直腸筋 ちこつちょくちょうきん
- 恥骨尾骨筋 ちこつびこつきん
- 腸骨尾骨筋 ちょうこつびこつきん
- 梨状筋 りじょうきん

女性の骨盤，上面

骨盤底筋群(骨盤隔膜)は腹部および骨盤内臓を支持するために重要である。これらの筋は妊娠時に増大し続ける子宮の重さを支えている。そして分娩時には子宮頚管を拡張しながら進む児頭を支えている。骨盤底筋群は骨盤の骨格をつくる骨でできた輪の内部に付着し，全体として傾斜しているので，漏斗のような形になっている。肛門挙筋が骨盤底で最大の筋である。肛門挙筋は広く薄い膜様の筋で，恥骨尾骨筋(主たる部位)，恥骨直腸筋，腸骨尾骨筋の3部からなる。肛門挙筋の後ろに尾骨筋が位置する。

器官系	筋骨格系
位置	骨盤底で筋性の床を形成する
主な機能	腹部および骨盤内臓を支持する。妊娠時に成長する子宮を支える。排便，排尿の調節を補助する
構成要素	恥骨尾骨筋，恥骨直腸筋，腸骨尾骨筋，尾骨筋
関連構造	骨盤・腹部内臓，骨盤の骨・靱帯

骨盤

骨盤底の開口部 こつばんていのかいこうぶ

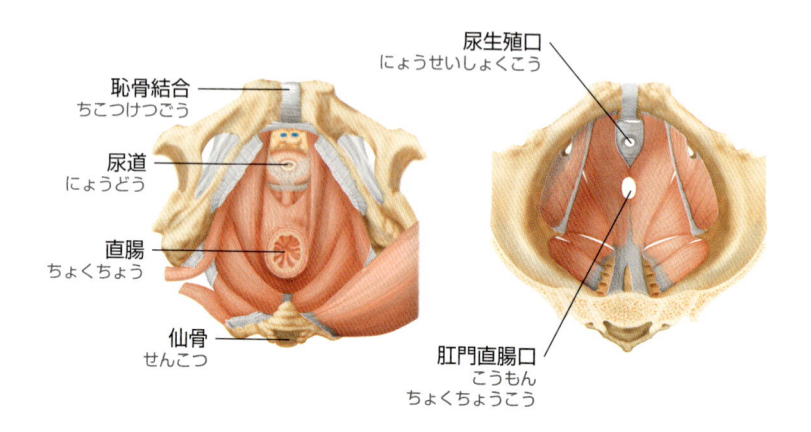

恥骨結合
ちこつけつごう

尿道
にょうどう

直腸
ちょくちょう

仙骨
せんこつ

尿生殖口
にょうせいしょくこう

肛門直腸口
こうもんちょくちょうこう

男性の骨盤隔膜，下面　　　　　**男性の骨盤隔膜，上面**

骨盤底筋群（骨盤隔膜）は胸部の横隔膜に似ていて，ほとんど連続的な膜様の筋からなる。そこには肛門直腸口と尿生殖口の2つの開口部があり，重要な構造が通る。肛門直腸口は直腸が通っているが，骨盤から上部は肛門管であり，骨盤底筋の下は肛門となる。U字形の恥骨直腸筋の筋線維がこの開口部の後縁を形成している。肛門直腸口の前方に位置するのが尿生殖口であり，ここを尿道（膀胱から尿を体外に運ぶ）が通過する。女性では，腟もまた尿生殖口から骨盤隔膜を通過する。

器官系	筋骨格系
位置	骨盤の底部で筋性の床を形成する
主な機能	直腸，肛門管，尿道，腟が骨盤隔膜を通る
構成要素	肛門直腸口，尿生殖口
関連構造	骨盤底筋群（骨盤隔膜）

骨 盤

鼡径管 そけいかん

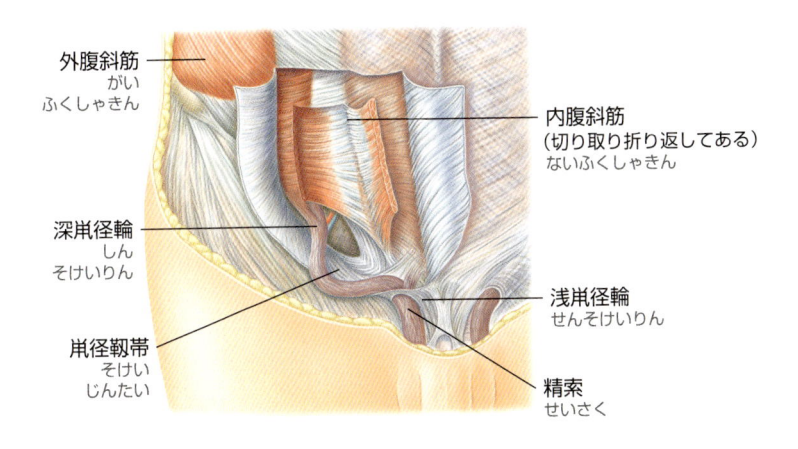

- 外腹斜筋 がいふくしゃきん
- 内腹斜筋（切り取り折り返してある）ないふくしゃきん
- 深鼡径輪 しんそけいりん
- 浅鼡径輪 せんそけいりん
- 鼡径靭帯 そけいじんたい
- 精索 せいさく

鼡径領域の腹壁は，男性では精索が，女性では子宮円索が通る鼡径管があるために，弱い領域である。しかし，このトンネルの形状により，腹腔の内容がヘルニアを起こす（突出する）傾向は最小限に抑えられるようになっている。鼡径管はその入口である腹腔内の深鼡径輪から大腿表面に開く浅鼡径輪に向けて，外側上方から内側下方に走っている。鼡径管の天井や床は，腹部の筋と靭帯で形成されている。トンネルをアーチ状に囲っている筋線維は咳やくしゃみをするなどの腹圧が上昇する際に自動的に収縮し，その内容を保護している。

器官系	筋骨格系
位置	鼡径部
主な機能	男性では精索，女性では子宮円索が通る通路となる
構成要素	天井は内腹斜筋と腹横筋，床は鼡径靭帯，前壁は外腹斜筋，後壁は横筋筋膜で形成される
関連構造	腹筋，鼡径靭帯

骨盤

鼡径靱帯 そけいじんたい

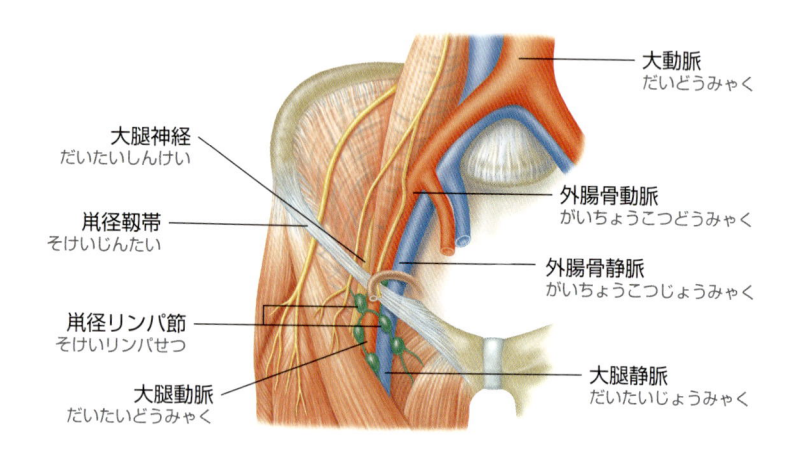

- 大動脈 だいどうみゃく
- 大腿神経 だいたいしんけい
- 鼡径靱帯 そけいじんたい
- 外腸骨動脈 がいちょうこつどうみゃく
- 外腸骨静脈 がいちょうこつじょうみゃく
- 鼡径リンパ節 そけいリンパせつ
- 大腿動脈 だいたいどうみゃく
- 大腿静脈 だいたいじょうみゃく

鼡径靱帯は頑丈な線維性靱帯で，骨盤の前面のすき間をつないでいる。鼡径靱帯の背後には下肢に分布する血管や神経と2群（表層と深層）のリンパ節を含む数多くの重要な構造がみられる。2本の重要な血管がこの靱帯の背後を通り下肢に入る。大腿動脈と大腿静脈である。これらの血管は薄い漏斗状の結合組織でできた大腿鞘に包まれているため，股関節を動かす際にも血管は鼡径靱帯で傷つけられることもなく滑るように動くことができる。これらの血管の外側には大腿神経がある。この神経は腹腔内の神経網である腰神経叢の最大の枝である。

器官系	筋骨格系
位置	上前腸骨棘と恥骨結節との間をつなぐ
主な機能	鼡径管の床を形成する
構成要素	外腹斜筋腱膜の下線維・反転線維
関連構造	骨盤の骨，腹筋

骨盤

男性生殖器系 だんせいせいしょくきけい

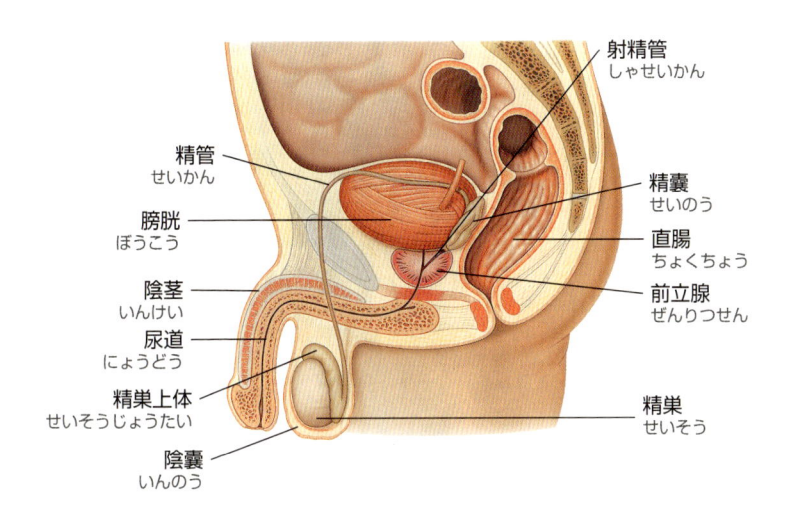

- 射精管 しゃせいかん
- 精管 せいかん
- 膀胱 ぼうこう
- 陰茎 いんけい
- 尿道 にょうどう
- 精巣上体 せいそうじょうたい
- 陰囊 いんのう
- 精囊 せいのう
- 直腸 ちょくちょう
- 前立腺 ぜんりつせん
- 精巣 せいそう

男性生殖器系に属する臓器は精子と精液の産生し，さらにそれらを体外に送り出している。他の器官と違い，思春期以前には完全な機能を発揮していない。1対の精巣は陰囊に入れられて体外に吊り下げられていて，ここで精子がつくられている。精子は体外に出されるまでに，複雑な管の中を旅することになる。くねくねと曲がった精巣上体内の精巣上体管には精巣から送られてきた精子が貯蔵されており，ここから筋でできた長い管である精管を通り，その間に精囊と前立腺の2つの腺組織から液体成分が加わり，精液が完成する。精液は前立腺から陰茎の中心を通る尿道に入る。

器官系	生殖器系
位置	外性器，骨盤内
主な機能	精子を産生する。精液，精子と卵子の受精を可能にする酵素が豊富な分泌物を産生する
構成要素	精巣，陰囊，精巣上体，陰茎，前立腺，精管，精囊
関連構造	泌尿器系

225

骨盤

男性外生殖器 だんせいがいせいしょくき

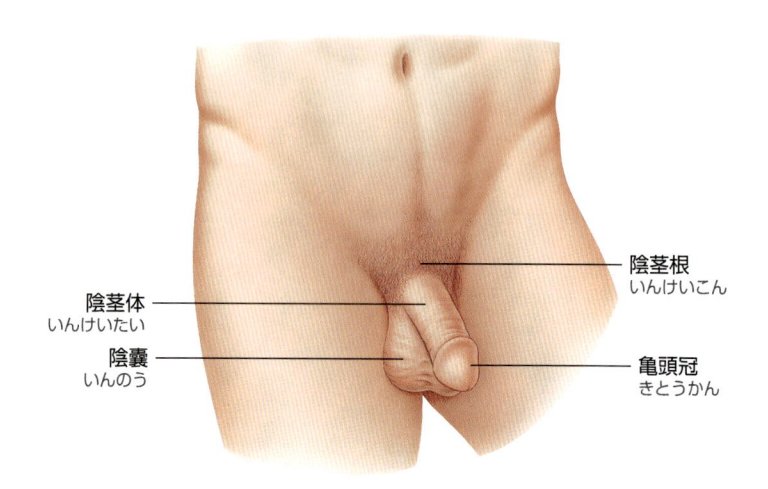

陰茎体
いんけいたい

陰嚢
いんのう

陰茎根
いんけいこん

亀頭冠
きとうかん

外生殖器は生殖器系の一部分であり，陰部にみられるもので，男性では陰嚢と陰茎からなる。陰嚢は皮膚と結合組織からなるゆるい袋構造で，1対の精巣を入れて吊るしている。陰嚢には正中線中隔があり，これによって2つの精巣を左右に分けている。精巣がこのような体腔外の危険な位置に置かれていることは不思議なことであるが，これは精子の産生には体温より低い温度が必要だからである。陰茎は主に海綿体でできており，性的興奮時に血液が充満することによって勃起する。尿道は，尿と精液が通るが，陰茎の中心を通っている。

器官系	生殖器系
位置	恥骨部
主な機能	陰嚢は精子の産生を可能にする適切な温度を維持する。陰茎は尿と精液を通し体外に出す。性交を可能にする
構成要素	陰嚢，陰茎
関連構造	泌尿器系

骨盤

前立腺 ぜんりつせん

膀胱
ぼうこう

尿道前立腺部
にょうどうぜんりつせんぶ

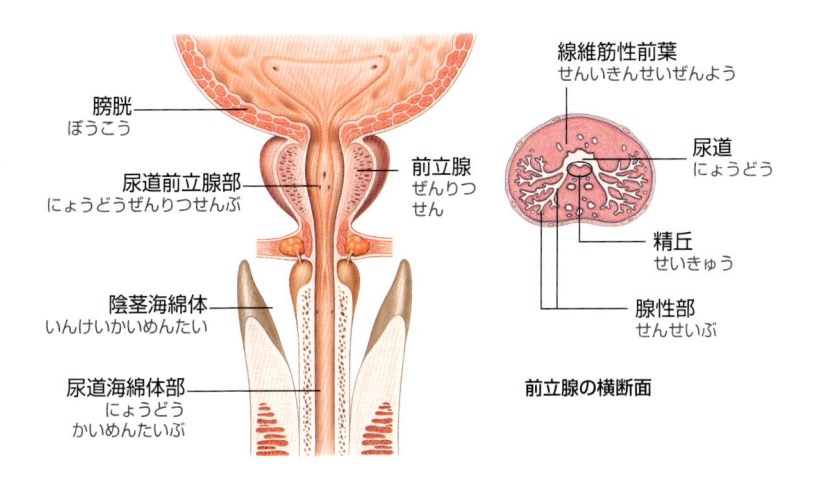

前立腺
ぜんりつせん

陰茎海綿体
いんけいかいめんたい

尿道海綿体部
にょうどうかいめんたいぶ

線維筋性前葉
せんいきんせいぜんよう

尿道
にょうどう

精丘
せいきゅう

腺性部
せんせいぶ

前立腺の横断面

前立腺は大きめのクルミ大で，丈夫な線維性被膜で取り囲まれており，膀胱の直下で尿道の上部を取り囲んでいる。前立腺は膀胱の底部に密着しており，その丸みを帯びた前面はちょうど恥骨の背部にある。前立腺は男性生殖器の重要な部分の1つで，精子を活性化する酵素を豊富に含んだ，精液の全体量の1/3を占める液体を産生している。この液体は前立腺の細胞により分泌され，射精管を通り，尿道（尿道前立腺部という）内の隆起部である精丘に開口分泌される。

器官系	生殖器系
位置	膀胱の底部にあり，尿道を取り囲む
主な機能	精液の大半を占める酵素の豊かな液体を産生する。この液体は精子の活性化を助ける
構成要素	線維性被膜，腺性組織，線維筋組織，射精管
関連構造	尿道，膀胱

骨盤

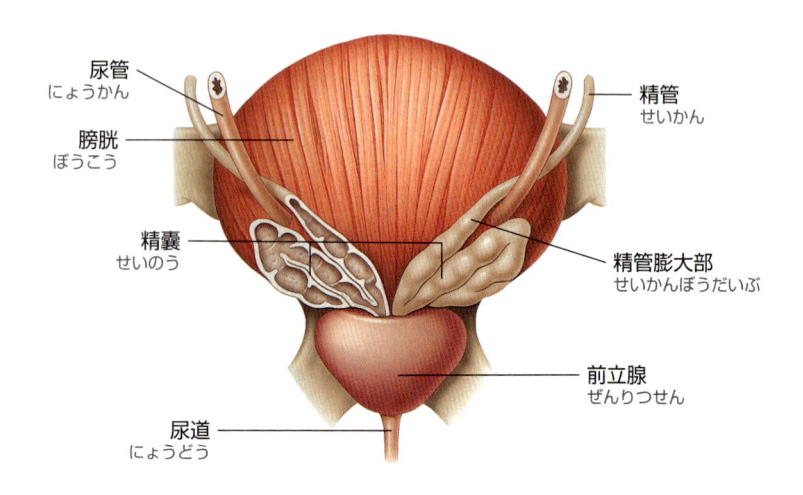

精　囊 せいのう

尿管 にょうかん
膀胱 ぼうこう
精囊 せいのう
尿道 にょうどう
精管 せいかん
精管膨大部 せいかんぼうだいぶ
前立腺 ぜんりつせん

1対の精囊は男性生殖器系の付属腺で，精囊液の主成分である果糖を含んだ粘稠なアルカリ性分泌物を産生する。各精囊は膀胱の後面で直腸の前方にあり，大きさと形は小指程度で，左右でちょうどV字形をなしている。腺内には輪走と縦走する筋層をもったらせん状の分泌細管がある。分泌物は腺から精囊管に入る。この管は通常精管と連結し，射精管になる前に前立腺の被膜を貫通する。老年期には精囊は萎縮し，判別しづらくなる。

■器官系	生殖器系
■位置	膀胱の後面，直腸の前方
■主な機能	精液の大部分を占める。腟分泌物を中和するアルカリ性分泌物を産生する
■構成要素	平滑筋層，分泌細管，導管
■関連構造	前立腺，尿道

骨盤

精巣と精巣上体 せいそうとせいそうじょうたい

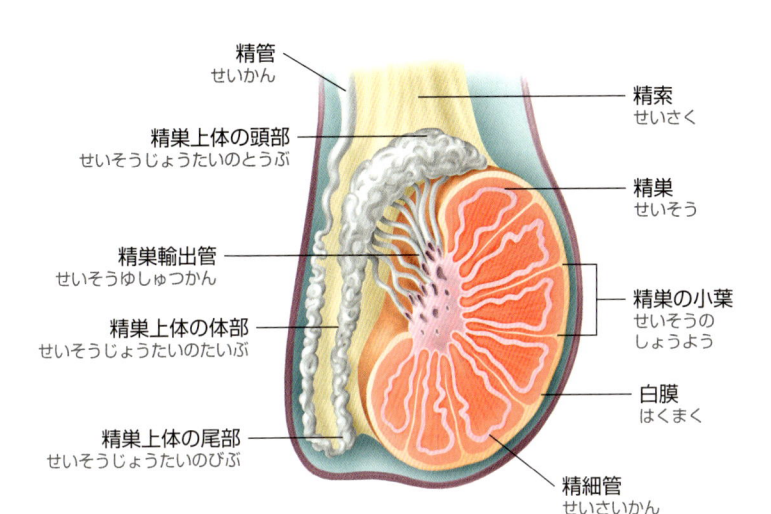

- 精管（せいかん）
- 精巣上体の頭部（せいそうじょうたいのとうぶ）
- 精巣輸出管（せいそうゆしゅつかん）
- 精巣上体の体部（せいそうじょうたいのたいぶ）
- 精巣上体の尾部（せいそうじょうたいのびぶ）
- 精索（せいさく）
- 精巣（せいそう）
- 精巣の小葉（せいそうのしょうよう）
- 白膜（はくまく）
- 精細管（せいさいかん）

精巣は硬い可動性のある卵円形の構造で，頑丈な保護被膜（白膜（はくまく））に包まれ，陰嚢内に精索で吊り下げられている。精巣の断面をみると，結合組織でできた隔壁で小葉に分けられ，その中には何本かのまがりくねった精細管（せいさいかん）がぎっしりとつめこまれている。精細管を取り囲む結合組織内にライディッヒ細胞（間細胞）があり，男性ホルモンを産生している。精巣輸出管は精子を精巣上体に運ぶ。精巣上体は1本の強く屈曲した約6ｍの長さの管で，精巣の上部に密着している。精巣上体内で精子は成熟するまで貯蔵される。精管は精巣上体管の続きで，射精時に精子を運ぶ。

器官系	生殖器系
位置	精嚢内に吊り下げられている
主な機能	精子を産生し貯蔵する。男性ホルモンを産生する
構成要素	陰嚢，精巣，精巣輸出管，精巣上体，精管，精索，白膜
関連構造	泌尿器系

陰　囊 いんのう

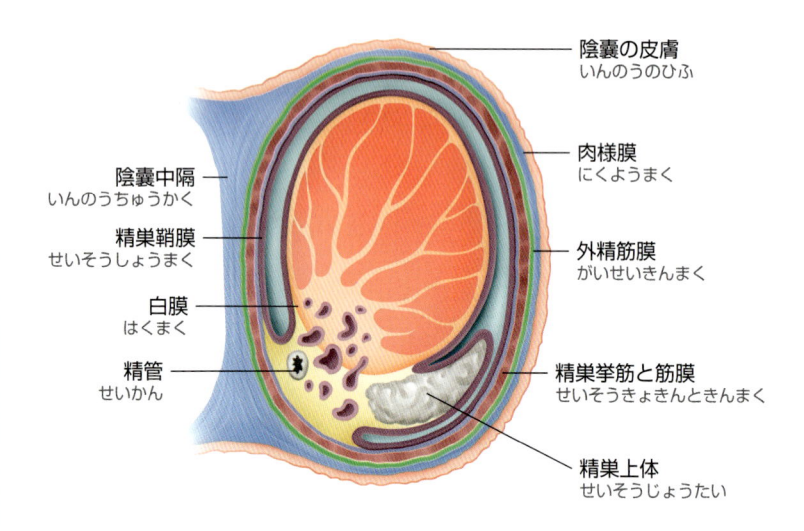

陰嚢の皮膚 いんのうのひふ
肉様膜 にくようまく
陰嚢中隔 いんのうちゅうかく
精巣鞘膜 せいそうしょうまく
外精筋膜 がいせいきんまく
白膜 はくまく
精管 せいかん
精巣挙筋と筋膜 せいそうきょきんときんまく
精巣上体 せいそうじょうたい

正常の精子は温度が体内温度より約3度低い状態でつくられている。精索内と陰嚢壁の筋線維は陰嚢の温度調節を手助けしており，冷えている場合，精巣を胴体に近づけ，温かい場合には胴体から離すようにしている。陰嚢の壁は数層からなり，しわのある色素沈着した皮膚で取り囲まれている。この陰嚢の壁は平滑筋線維を含んだ結合組織の層である肉様膜と，腹壁の筋層由来の3層の筋膜を含んでいる。精巣鞘膜は膜性の閉じられた袋で，わずかな量の液体を含み，滑らかな精巣の動きを可能にしている。

■器官系	生殖器系
■位置	骨盤の底部で，陰茎の後下方
■主な機能	精子の産生を可能にする適切な温度の維持
■構成要素	皮膚，肉様膜，外精筋膜，筋膜，精巣挙筋，精巣鞘膜
■関連構造	精巣，陰茎

骨盤

精巣への血液供給
せいそうへのけつえききょうきゅう

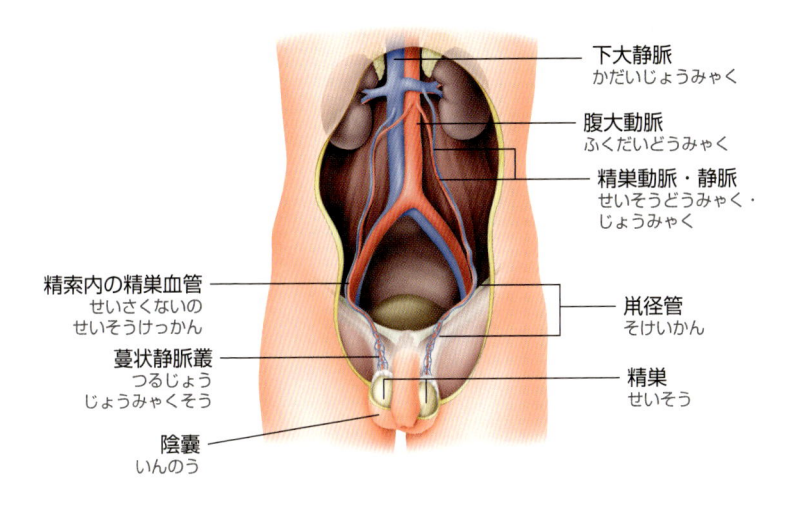

- 下大静脈　かだいじょうみゃく
- 腹大動脈　ふくだいどうみゃく
- 精巣動脈・静脈　せいそうどうみゃく・じょうみゃく
- 精索内の精巣血管　せいさくないのせいそうけっかん
- 蔓状静脈叢　つるじょうじょうみゃくそう
- 陰嚢　いんのう
- 鼡径管　そけいかん
- 精巣　せいそう

胎生期には，精巣は腹腔内で発達し，出生後，最終的な位置である陰嚢内に下降してくる。精巣に血液を供給する血管が腹大動脈から起こるのはこのためである。2本の長い精巣動脈は後腹壁を鼡径管に入るまで下行する。精索の一部として精巣動脈は陰嚢に入り，そこで精巣に分布する。精巣動脈は精管に分布する動脈と相互に連結する。精巣静脈は精巣と精巣上体から起こるが，これは1本の静脈ではなく，蔓状静脈叢といった網目状の静脈で，熱交換機構としても働き，動脈血が精巣に到達する前にこれを冷却する。

器官系	心臓血管系
位置	腹大動脈から伸び，精嚢まで下降
主な機能	酸素と栄養分が豊富な血液を精巣の組織に供給する。酸素の乏しい血液を心臓に戻す
構成要素	精巣動脈・静脈，蔓状静脈叢
関連構造	大動脈，下大静脈

骨盤

陰　茎 いんけい

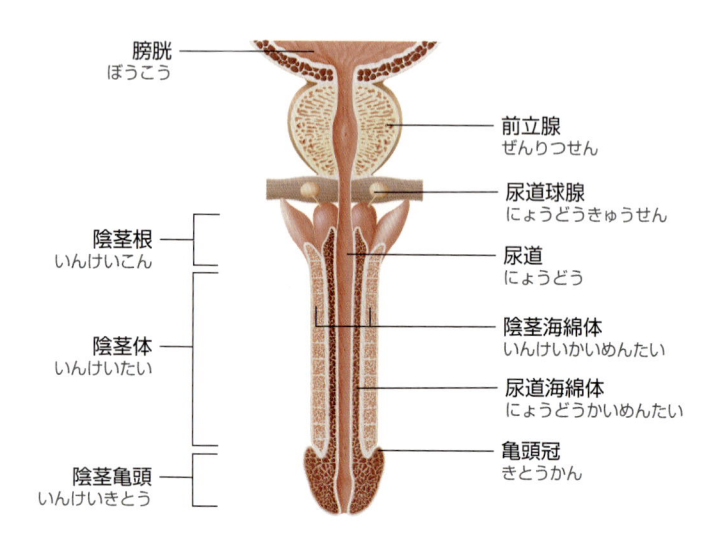

- 膀胱 ぼうこう
- 前立腺 ぜんりつせん
- 尿道球腺 にょうどうきゅうせん
- 陰茎根 いんけいこん
- 尿道 にょうどう
- 陰茎体 いんけいたい
- 陰茎海綿体 いんけいかいめんたい
- 尿道海綿体 にょうどうかいめんたい
- 陰茎亀頭 いんけいきとう
- 亀頭冠 きとうかん

陰茎は海綿様勃起組織である陰茎海綿体と尿道海綿体からなる。これらの構造は血液が充満することにより勃起し，性交を可能にする。陰茎は次の3部分に分けることができる。陰茎根は筋線維におおわれた勃起組織の柱状構造が拡張した部分である。陰茎体は陰茎の主たる部分で，勃起組織，結合組織，血管とリンパ管からなる。陰茎亀頭は陰茎の頂部で，ここには外尿道口があり，精液や尿が出される。陰茎全体は皮膚でおおわれており，亀頭の表面には2層の皮膚(包皮)が伸びている。

■器官系	生殖器系
■位置	恥骨の基部
■主な機能	性交時に腟内に精液を送りこむ。尿を体外に放出する
■構成要素	陰茎根，陰茎体，陰茎亀頭，陰茎海綿体，尿道海綿体，尿道
■関連構造	陰嚢，精巣

骨盤

陰茎の断面 いんけいのだんめん

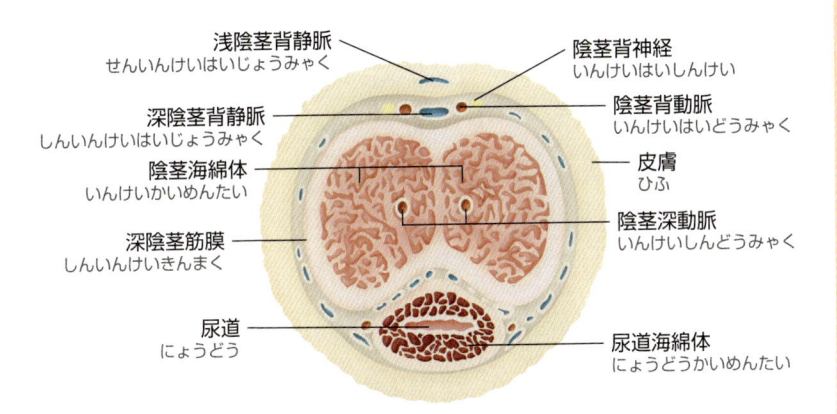

- 浅陰茎背静脈 せんいんけいはいじょうみゃく
- 深陰茎背静脈 しんいんけいはいじょうみゃく
- 陰茎海綿体 いんけいかいめんたい
- 深陰茎筋膜 しんいんけいきんまく
- 尿道 にょうどう
- 陰茎背神経 いんけいはいしんけい
- 陰茎背動脈 いんけいはいどうみゃく
- 皮膚 ひふ
- 陰茎深動脈 いんけいしんどうみゃく
- 尿道海綿体 にょうどうかいめんたい

陰茎の体部の横断面では，勃起組織，血管，筋膜などの相互関係を容易にみることができる。大部分を占めるものは3つの勃起組織で，これは小型の尿道海綿体と2つの大型の陰茎海綿体からなる。尿道海綿体の内部には尿道がある。尿道は膀胱から尿を運び，精液を精巣から運ぶ。左右の陰茎海綿体にはそれぞれ陰茎深動脈があり，勃起に必要な血液を供給する。結合組織の膜である深陰茎筋膜は，勃起組織である陰茎海綿体，陰茎背動脈，深陰茎背静脈，神経を取り囲んでいる。深陰茎筋膜の外側は疎性結合組織の層で浅陰茎背静脈を含んでいる。

■器官系	生殖器系
■位置	恥骨の基部
■主な機能	性交時に腟内に精液を送りこむ。尿を体外に放出する
■構成要素	陰茎海綿体，尿道海綿体，陰茎背動脈，深陰茎背静脈，浅陰茎背静脈，神経，結合組織，皮膚，尿道
■関連構造	陰嚢，精巣

骨盤

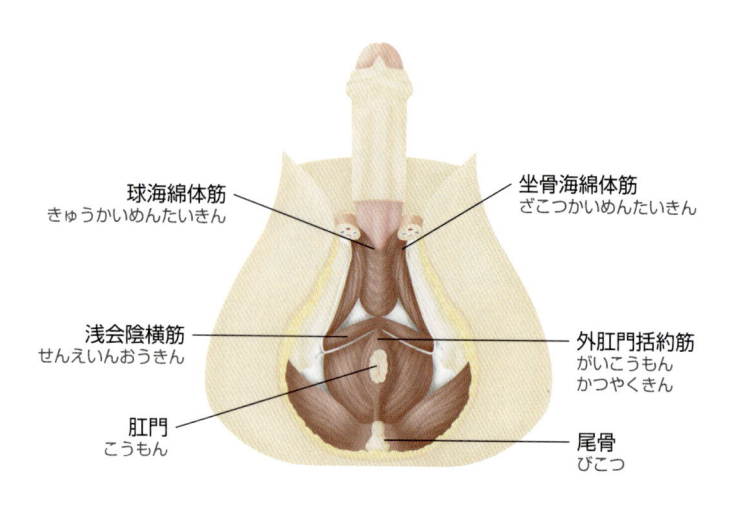

浅会陰筋 せんえいんきん

- 球海綿体筋 きゅうかいめんたいきん
- 坐骨海綿体筋 ざこつかいめんたいきん
- 浅会陰横筋 せんえいんおうきん
- 外肛門括約筋 がいこうもんかつやくきん
- 肛門 こうもん
- 尾骨 びこつ

3つの筋が陰茎と関係しているが，それらの筋線維は陰茎根と周囲に限られており，陰茎体や亀頭とは関係がない。これらの筋は肛門と外性器の周囲領域である会陰内に存在することから全体で浅会陰筋と呼ばれている。球海綿体筋は陰茎の根部を取り囲み，陰茎海綿体の基部を圧迫するように作用し，尿道から内容物を放出するのを助ける。陰茎海綿体の基部の坐骨海綿体筋と，肛門の前方の皮膚直下の狭い浅会陰横筋が収縮することにより，陰茎が勃起し続けることが可能となる。

器官系	筋骨格系
位置	肛門と外性器の周囲である会陰内
主な機能	陰茎の勃起の維持と尿道の内容物の放出を助ける
構成要素	球海綿体筋，坐骨海綿体筋，浅会陰横筋
関連構造	骨盤底筋群，骨盤の骨

骨盤

陰茎への血液供給
いんけいへのけつえききょうきゅう

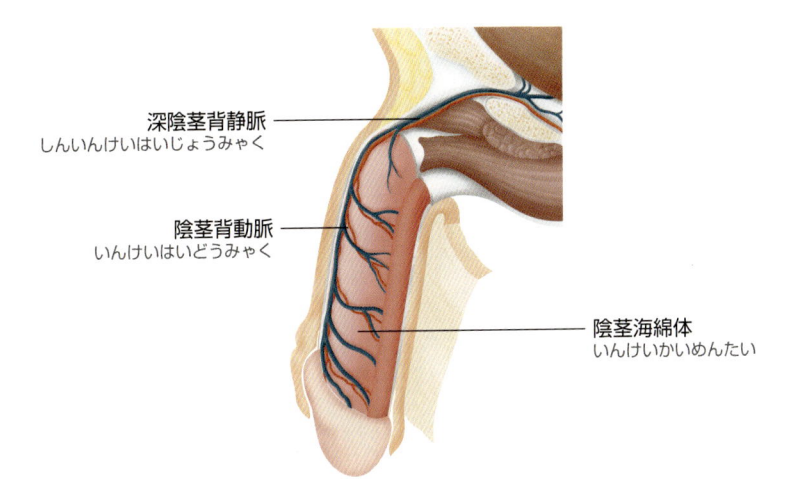

深陰茎背静脈
しんいんけいはいじょうみゃく

陰茎背動脈
いんけいはいどうみゃく

陰茎海綿体
いんけいかいめんたい

陰茎への動脈血供給には2つの機能がある。他の器官と同様に，動脈血は酸素化された血液を陰茎の組織に供給している。これに加えて，動脈血にはさらに海綿様勃起組織を充満させる働きがある。陰茎に分布する動脈のすべては骨盤の内陰部動脈由来である。陰茎背動脈は深陰茎背静脈の両側にあり，結合組織と皮膚に血液を供給している。陰茎海綿体の内部深くを走行している陰茎深動脈は陰茎海綿体に血液を送りこみ，勃起している間，組織内を血液で満たし続ける。深陰茎背静脈には陰茎海綿体からの血液が流れこむ。一方，まわりの結合組織と皮膚からの血液は浅陰茎背静脈に流される。

■器官系	心臓血管系
■位置	陰茎内
■主な機能	酸素と栄養分の豊富な血液を陰茎の組織に供給する。酸素の乏しい血液を心臓に戻す。陰茎の海綿体組織に血液を満たし陰茎を勃起させる
■構成要素	深陰茎背静脈，陰茎背動脈，浅陰茎背静脈，陰茎深動脈
■関連構造	内陰部動脈・静脈

骨盤

女性生殖器系 じょせいせいしょくきけい

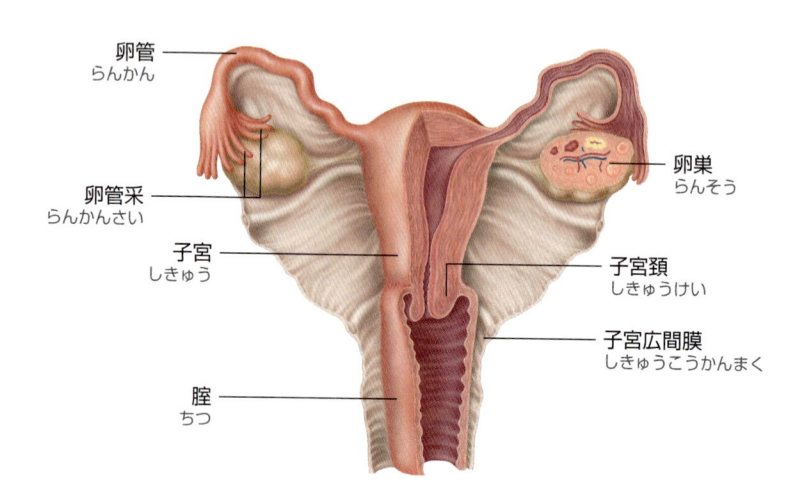

卵管　らんかん
卵管采　らんかんさい
子宮　しきゅう
腟　ちつ
卵巣　らんそう
子宮頚　しきゅうけい
子宮広間膜　しきゅうこうかんまく

女性生殖器系は内生殖器の卵巣，卵管（ファロピウス管），子宮，子宮頚，腟と外生殖器（外陰部）からなる。アーモンド形の卵巣は子宮の両側にあって，靱帯で支えられている。卵巣内には卵子が貯蔵されており，毎月1回，卵巣と子宮をつないでいる卵管内に排卵される。子宮は洋なし形をした筋性の中空臓器で，成長する胎児を育み，保護する場所となる。子宮と腟の間にあるのが子宮頚で，この中心に狭い管がある。子宮底と卵巣は腹膜（腹腔の内面をおおう）のテントにおおわれており，そのために子宮がその位置を保つことができる。

■器官系	生殖器系
■位置	骨盤内
■主な機能	受精のために卵子を貯蔵し排卵する。成長する胎児を育て保護し，出産を可能にする。ホルモンを産生する
■構成要素	卵巣，卵管，子宮，子宮頚，腟，外陰部
■関連構造	骨盤，膀胱

骨盤

骨盤内の位置 こつばんないのいち

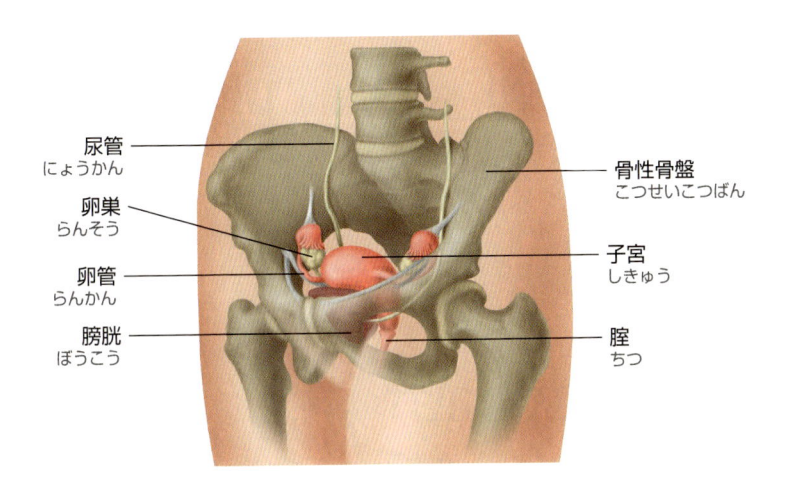

- 尿管 にょうかん
- 卵巣 らんそう
- 卵管 らんかん
- 膀胱 ぼうこう
- 骨性骨盤 こつせいこつばん
- 子宮 しきゅう
- 腟 ちつ

成人女性では，内生殖器(これは卵巣をのぞき，基本的には管状構造をしている)は骨盤腔の深い位置にある。これらの構造は骨盤を構成する，寛骨，仙骨，尾骨によって周囲を取り囲まれ，保護されている。小児期の骨盤腔はこれとは異なり，相対的に浅いものである。成人の子宮は膀胱と直腸との間にあるが，その位置は動きを伴うために，変化する。普通，子宮は全体として膀胱底に向かって傾いている。この状態を前傾と呼んでいる。子宮体は子宮頚に対してさらに軽く前方に屈曲している(前屈)。時に前方でなく後方の直腸側に屈曲している(後屈)こともある。

■器官系	生殖器系
■位置	骨盤内
■主な機能	受精のために卵子を貯蔵し排卵する。成長する胎児を育て保護し，出産を可能にする。ホルモンを産生する
■構成要素	卵巣，卵管，子宮，子宮頚，腟，外陰部
■関連構造	骨盤，膀胱，直腸

骨盤

女性生殖器への血液供給
じょせいせいしょくきへのけつえききょうきゅう

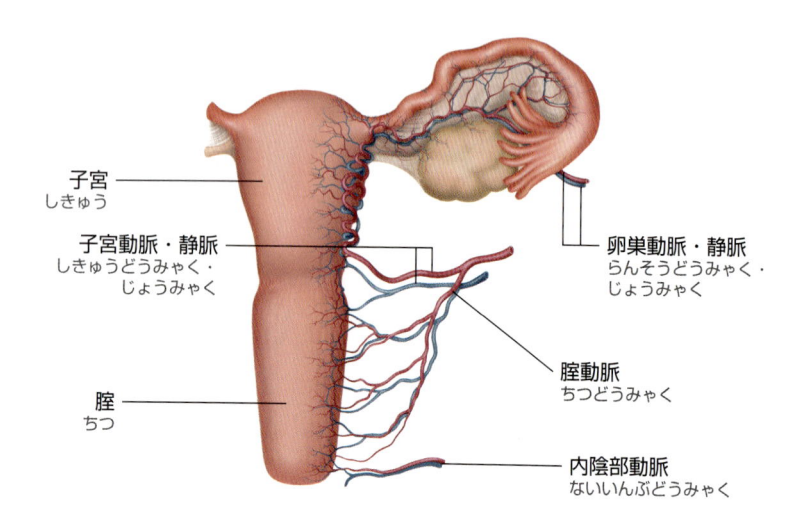

- 子宮
  しきゅう
- 子宮動脈・静脈
  しきゅうどうみゃく・じょうみゃく
- 卵巣動脈・静脈
  らんそうどうみゃく・じょうみゃく
- 腟動脈
  ちつどうみゃく
- 腟
  ちつ
- 内陰部動脈
  ないいんぶどうみゃく

女性生殖器は相互に交通している動脈からの豊富な血液供給を受けている。卵巣動脈は腹大動脈から起こり，卵巣をおおう腹膜のひだである卵巣間膜を通り，卵巣や卵管に分布する。子宮動脈は骨盤の太い内腸骨動脈（ないちょうこつ）の枝で，子宮頸から子宮に入る。子宮動脈とともに，腟動脈が腟壁に血液を供給している。さらに腟の下1/3と肛門は内陰部動脈から血液が供給されている。子宮と腟の壁内の静脈網は，子宮静脈を介して内腸骨静脈に血液を送り返している。

■器官系	心臓血管系
■位置	女性生殖器系の臓器の周囲や壁内
■主な機能	栄養分と酸素の豊富な血液を組織に供給し，酸素の乏しい血液を心臓に戻す
■構成要素	卵巣動脈・静脈，腟動脈，内陰部動脈，子宮動脈・静脈
■関連構造	内腸骨動脈・静脈

骨盤

女性外生殖器
じょせいがいせいしょくき

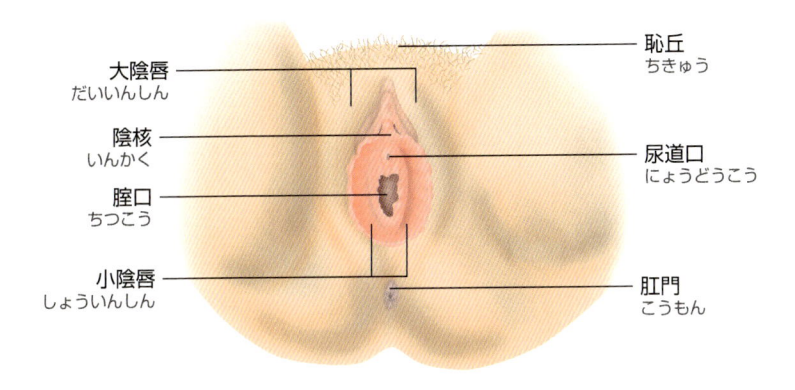

- 大陰唇 だいいんしん
- 陰核 いんかく
- 腟口 ちつこう
- 小陰唇 しょういんしん
- 恥丘 ちきゅう
- 尿道口 にょうどうこう
- 肛門 こうもん

女性の外生殖器は腟の外部にある領域である。恥丘は丸みをおびた，脂肪の多い領域で，恥骨の上にある。思春期を迎えると，この領域は通常，粗い陰毛でおおわれる。2つの外側の皮膚ひだが外陰部開口部を保護している。これが大陰唇である。さらにそれよりも小さなわずかなひだが陰裂の中にあるが，これが小陰唇である。小陰唇の内部の領域が腟前庭であり，ここには尿道口と腟口がある。腟前庭の頂部には陰核があり，主として勃起組織からなり，これは男性の陰茎に相当するものである（ただし，尿道は通っていない）。

器官系	生殖器系
位置	外陰部
主な機能	腟口は内外の生殖器間の通路となる。陰唇は腟前庭をおおい保護する
構成要素	恥丘，大陰唇，小陰唇，陰核，腟口，腟前庭
関連構造	内生殖器，肛門

239

骨盤

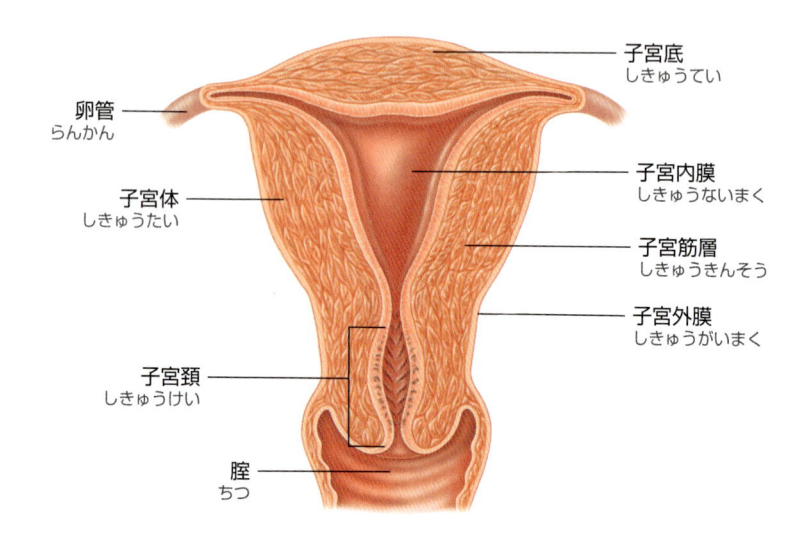

子 宮 しきゅう

- 子宮底 しきゅうてい
- 卵管 らんかん
- 子宮体 しきゅうたい
- 子宮内膜 しきゅうないまく
- 子宮筋層 しきゅうきんそう
- 子宮外膜 しきゅうがいまく
- 子宮頚 しきゅうけい
- 腟 ちつ

非妊娠時には，子宮はおよそ7.5 cmの長さで，最も幅の広い部分が5 cmであるが，胎児が成長するとともに拡張する。子宮体は子宮の中央の三角部分で，子宮の大部分を占める。ここから卵管（ファロピウス管）が伸びている。子宮頚は子宮の下部で腟に突出している。子宮の壁は厚く，3層からなる。子宮外膜は薄い腹膜であり，骨盤腹膜に連続している。子宮筋層は平滑筋からなる中間層であり，子宮に分布する血管や神経がみられる。子宮内膜は子宮内腔をおおっており，月経周期に伴いその厚みを変化させる。これは受精卵が着床する準備をしている。

■器官系	生殖器系
■位置	骨盤内で，膀胱の後部
■主な機能	成長する胎児を保護し育てる
■構成様素	子宮外膜，子宮筋層，子宮内膜
■関連構造	卵管，腟

骨盤

妊娠中の子宮 にんしんちゅうのしきゅう

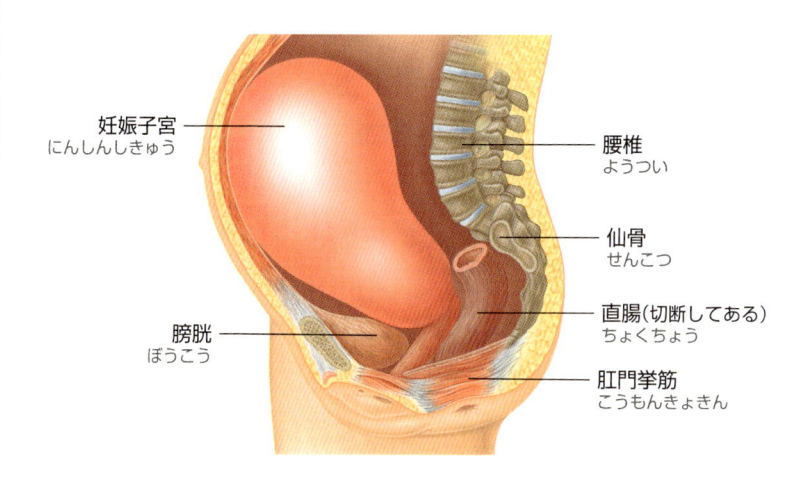

妊娠子宮
にんしんしきゅう

腰椎
ようつい

仙骨
せんこつ

直腸（切断してある）
ちょくちょう

膀胱
ぼうこう

肛門挙筋
こうもんきょきん

妊娠中に子宮はその大きさを増大させ，腹腔内の大部分を占めるようになる。拡張した子宮の圧により腹腔臓器は上方に押しやられて，横隔膜を胸腔の方に押し上げる。妊娠後期にはこの圧迫により胃や膀胱などの臓器は容積が減少する。そのため妊娠中は食事してもすぐに満腹になり，頻尿にもなる。出産後，子宮は急激に縮小するが，決して妊娠前の大きさには戻らない。妊娠の後期には，子宮の重量は妊娠前の45 g から900 g 前後にまで増加するが，これは子宮筋層の筋線維が太くなり，数も増加するからである。

器官系	生殖器系
位置	骨盤内
主な機能	成長する胎児を保護し育てる
構成要素	子宮外膜，子宮筋層，子宮内膜
関連構造	卵管，腟，腹部臓器

骨盤

卵　巣 らんそう

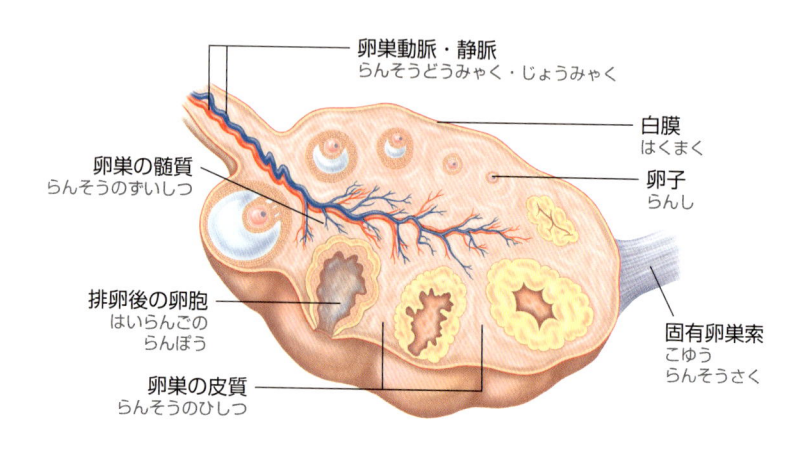

- 卵巣動脈・静脈 らんそうどうみゃく・じょうみゃく
- 白膜 はくまく
- 卵子 らんし
- 卵巣の髄質 らんそうのずいしつ
- 排卵後の卵胞 はいらんごのらんぽう
- 固有卵巣索 こゆうらんそうさく
- 卵巣の皮質 らんそうのひしつ

卵巣内には出生時に約200万個の未成熟な卵子（原子卵胞）がすでに存在するが，思春期までに約40万個に減る。それでも女性が一生に排卵する数以上である。思春期になると，28日ごとに1個が成熟する。成熟した卵子が腹膜腔内に放出され（排卵），卵管采から卵管に取り込まれて卵管膨大部で精子と出会い受精する。卵巣はまた女性の成長に必要なホルモンを産生する。卵巣は線維性組織でできた白膜に取り囲まれて保護されている。また卵巣の中心部（髄質）には血管と神経が出入りし，外側の皮質では卵子が発達する。この卵巣の断面図では異なった発育段階の卵子を描いてある（実際は図のようなことはない）。

器官系	生殖器系
位置	子宮の両側
主な機能	女性ホルモンを産生する。卵子を貯蔵し卵管内に放出する
構成要素	白膜，皮質，髄質，卵子を含んだ卵胞，卵巣動脈・静脈
関連構造	卵管，子宮，固有卵巣索

骨盤

卵巣の支持靱帯 らんそうのしじじんたい

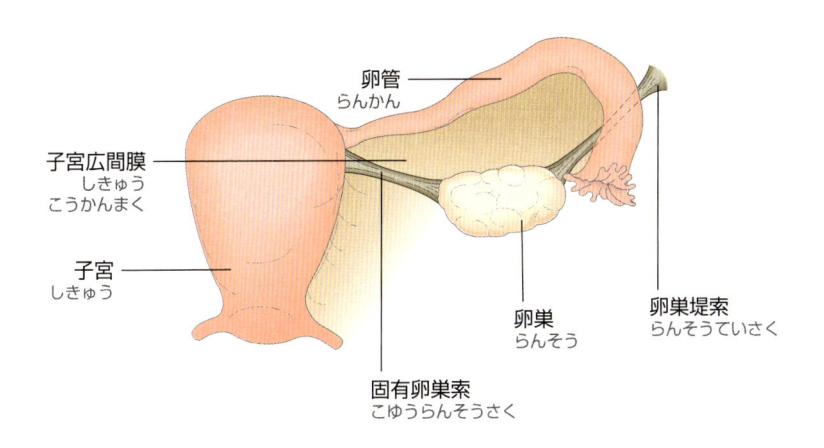

- 卵管 らんかん
- 子宮広間膜 しきゅうこうかんまく
- 子宮 しきゅう
- 固有卵巣索 こゆうらんそうさく
- 卵巣 らんそう
- 卵巣堤索 らんそうていさく

卵巣は骨盤内でいくつかの靱帯によってその位置を保っている。子宮広間膜は骨盤内の腹膜のテント状のひだで、子宮の両側に吊り下げられ、卵管と卵巣を入れている。卵巣は骨盤の側壁に子宮広間膜の一部である卵巣堤索で固定されているが、これはまた卵巣に出入りする血管やリンパ管を通している。固有卵巣索は線維性索状物で、子宮広間膜内を卵巣と子宮側面との間をつないでいる。子宮の付着部位は卵管が入る位置の直下である。これらの靱帯は妊娠時や出産時には引き伸ばされる。このことは卵巣の位置が妊娠前の場所から変わることを意味している。

器官系	生殖器系
位置	卵巣，卵管，子宮の周囲
主な機能	卵巣を骨盤内で固定する
構成要素	子宮広間膜，固有卵巣索，卵巣堤索
関連構造	卵巣，卵管，子宮

骨盤

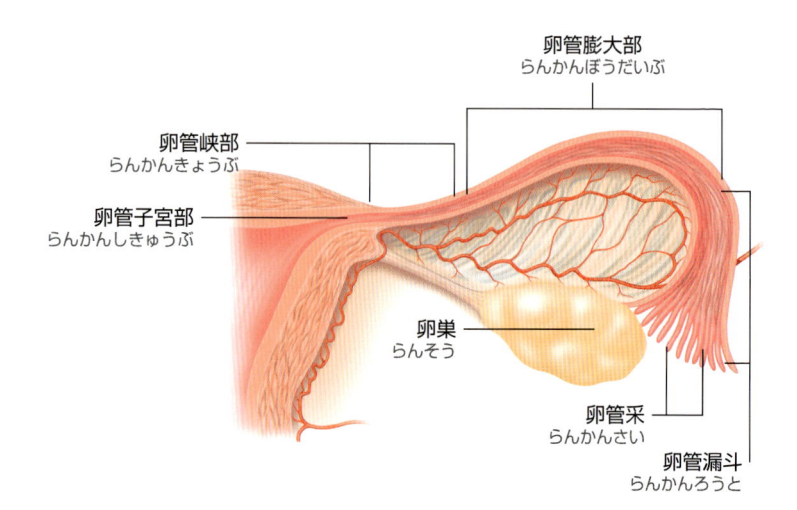

卵　管 らんかん

- 卵管峡部 らんかんきょうぶ
- 卵管子宮部 らんかんしきゅうぶ
- 卵管膨大部 らんかんぼうだいぶ
- 卵巣 らんそう
- 卵管采 らんかんさい
- 卵管漏斗 らんかんろうと

卵管（ファロピウス管）は卵巣から放出された卵子を取りこみ，子宮に運ぶ管である。ここはまた，受精が起こる場でもある。卵管は約 10 cm の長さで，子宮の上部から外方に，骨盤腔の壁に向かって伸びている。解剖学的には，卵管は 4 部に分けることができる。卵管漏斗は漏斗様の形をした卵管の終部である。ここには卵管采という指状の突出があって，卵巣におおいかぶさり，排卵時に放出された卵子を拾い上げる。卵管膨大部は最も長く拡張した部分で，ここで通常受精がおこなわれる。子宮に近接した部分は卵管峡部であり，壁が肥厚した最も短い部分は卵管子宮部である。

■器官系	生殖器系
■位置	子宮の両側から骨盤壁に向かって伸びる
■主な機能	排卵後，卵子を子宮に運ぶ。受精の場となる
■構成要素	卵管漏斗，卵管膨大部，卵管峡部，卵管子宮部，卵管采
■関連構造	卵巣，子宮，靱帯

骨 盤

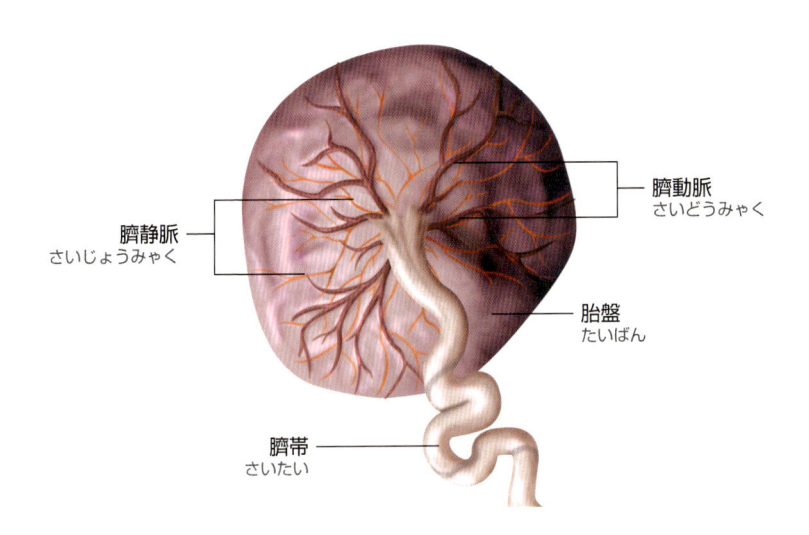

胎　盤 たいばん

臍静脈
さいじょうみゃく

臍動脈
さいどうみゃく

胎盤
たいばん

臍帯
さいたい

妊娠中，胎盤は発育中の胎児の肺と腸としての役割を担っている。胎児の血液を胎盤に運び，内部で母体の血液と接近させることにより，胎児は酸素と栄養分を取り入れ，かわりに二酸化炭素や老廃物を排泄することができる。出産後，娩出された胎盤をみると，深紅の円形ないし卵円形の平坦な器官である。その重さは約 500 g で，これは胎児の 1/6 の重さである。胎盤は母体側と胎児側の 2 面を区別することができる。妊娠中，胎盤の母体側は子宮内面にしっかりと固定されている。胎児側からは臍帯が伸びているが，これは胎児の膜成分でおおわれ，太い血管がみられる。

器官系	生殖器系
位置	子宮内面に直接付着し，臍帯によって発育中の胎児とつながる
主な機能	胎児に栄養分と酸素を供給し，胎児の老廃物を排泄する
構成要素	母体・胎児の血管，結合組織，膜
関連構造	子宮

骨盤

胎盤の内部 たいばんのないぶ

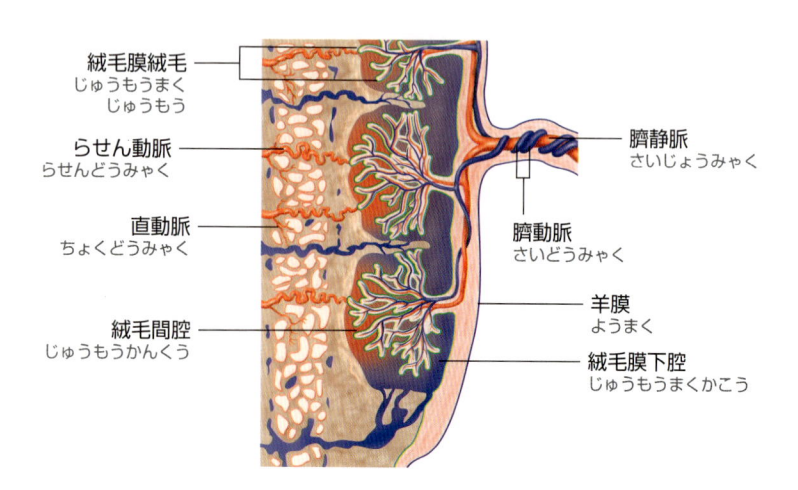

- 絨毛膜絨毛 じゅうもうまく じゅうもう
- らせん動脈 らせんどうみゃく
- 直動脈 ちょくどうみゃく
- 絨毛間腔 じゅうもうかんくう
- 臍静脈 さいじょうみゃく
- 臍動脈 さいどうみゃく
- 羊膜 ようまく
- 絨毛膜下腔 じゅうもうまくかこう

胎盤は母体組織からなる部分と，胎児組織からなる部分からできている。らせん動脈は母体の子宮動脈から起こり，胎盤内の広いプール(絨毛間腔)を血液で満たす。この中に胎児の絨毛が漂っている。胎児の絨毛膜絨毛は指状の突起で，中には胎児と臍帯(胎児に酸素と栄養分の豊富な血液を送る臍静脈が1本と，胎児から二酸化炭素と老廃物を含んだ血液を胎盤に送る臍動脈が2本)を通してつながっている血管が入っている。この構造は繰り返し枝分かれして表面積を広げている。母体血と胎児血は絨毛の薄い壁で分けられているため決して混じらない。

■器官系	生殖器系
■位置	妊娠中，子宮に付着
■主な機能	胎児に酸素を供給し，胎児の老廃物を排泄する。妊娠の維持と分娩に備えるためのホルモンを産生する
■構成要素	母体・胎児の血管，絨毛間腔，絨毛膜絨毛，絨毛膜下腔，羊膜
■関連構造	子宮

大殿筋 だいでんきん

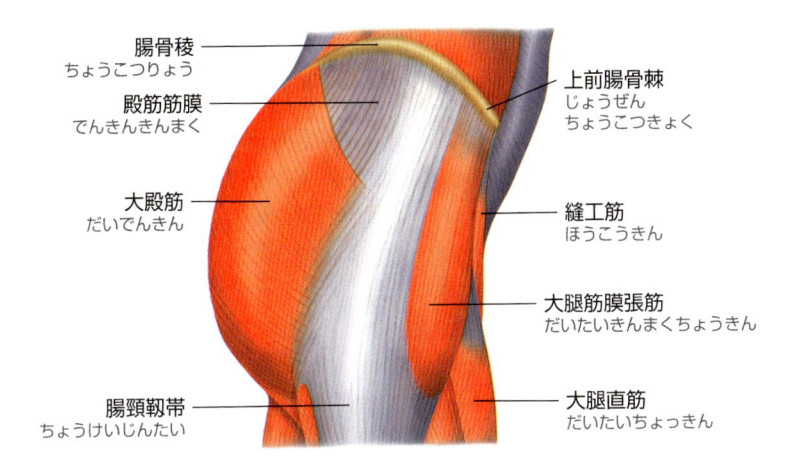

図のラベル:
- 腸骨稜 (ちょうこつりょう)
- 殿筋筋膜 (でんきんきんまく)
- 大殿筋 (だいでんきん)
- 腸脛靭帯 (ちょうけいじんたい)
- 上前腸骨棘 (じょうぜんちょうこつきょく)
- 縫工筋 (ほうこうきん)
- 大腿筋膜張筋 (だいたいきんまくちょうきん)
- 大腿直筋 (だいたいちょっきん)

殿部は骨盤の背部にあたる。殿部は股関節を安定させ動かすのに役立っている大きな筋により形づくられていて，全体が脂肪組織でおおわれている。大殿筋は人体で最も大きな筋の1つであり，他の殿部の筋を包みこんでいるが，やや小型の中殿筋の外側約1/3は包まれていない。大殿筋は腸骨(骨盤の一部分)と仙骨の後面から起こり，その線維は外下方に45度の角度で大腿骨の方に下行している。大殿筋の主な機能は下肢の伸展で，坐位から立ち上がる時などに働く。立っている場合，大殿筋は坐骨結節をおおっているが，座っている時は大殿筋は動いて坐骨結節から離れている。

■器官系	筋骨格系
■位置	骨盤の後方，殿部領域
■主な機能	下肢の伸展，特に坐位から立ち上がる場合に働く
■構成要素	厚く太い筋線維
■関連構造	骨盤の骨，他の殿筋群

下 肢

殿部の深層筋 でんぶのしんそうきん

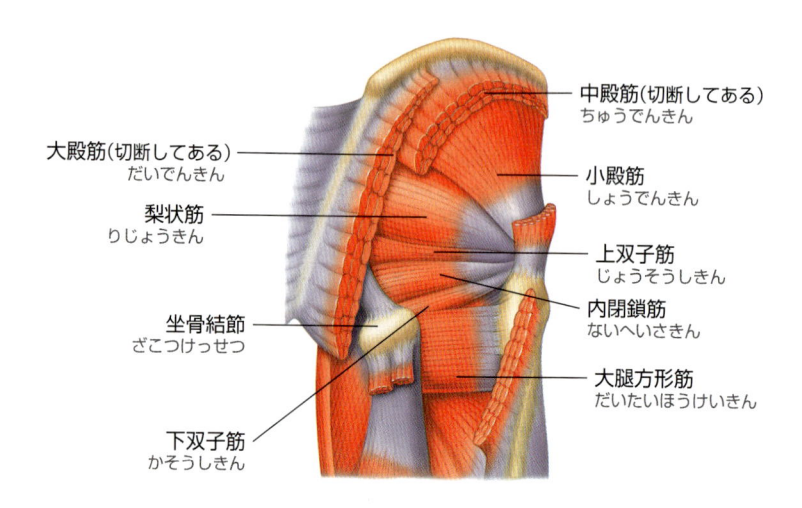

- 中殿筋(切断してある) ちゅうでんきん
- 大殿筋(切断してある) だいでんきん
- 小殿筋 しょうでんきん
- 梨状筋 りじょうきん
- 上双子筋 じょうそうしきん
- 内閉鎖筋 ないへいさきん
- 坐骨結節 ざこつけっせつ
- 大腿方形筋 だいたいほうけいきん
- 下双子筋 かそうしきん

大殿筋の下には股関節を安定させ,下肢を動かすための筋がある。中殿筋と小殿筋はともに扇状の筋で,その筋線維は同じ方向に走行している。これらの筋は一緒になって働き,歩行時に足が地面についていない側の大腿を外転させ,殿部が下がらないようにしている。こうすることにより体重負荷のない足がより前方に振り動かされ,地面につかないようにできる。この部分の他の筋は主に股関節を外旋させ,股関節を安定させるように働いている。この働きをもつ筋には梨状筋,内閉鎖筋,上双子筋,下双子筋,大腿方形筋がある。

■器官系	筋骨格系
■位置	殿部の大殿筋より深層部分
■主な機能	殿部と骨盤の安定に役立つ。歩行の際や大腿の外旋に働く
■構成要素	中殿筋,小殿筋,梨状筋,内閉鎖筋,上双子筋,下双子筋,大腿方形筋
■関連構造	大殿筋,骨盤の骨

下 肢

殿部の滑液包 でんぶのかつえきほう

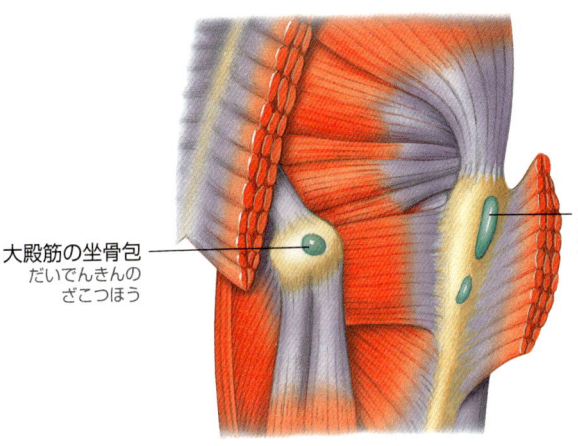

大殿筋の坐骨包
だいでんきんの
ざこつほう

大殿筋の転子包
だいでんきんの
てんしほう

滑液包は小さな滑液を入れた袋状構造で，わずかな水が入った水枕のようなものである。滑液包は通常，骨と腱の間にあって，それらが反対方向に動く際にクッションとなって摩耗しないようにしている。殿部には3つの滑液包のグループがみられる。大殿筋の大きな転子包は大殿筋の厚い上方の筋線維と大腿骨大転子との間にある。大殿筋の坐骨包は大殿筋の下方の筋線維と坐骨結節(骨盤の一部分で座った時に体重がかかるところ)の間にみられる。大殿筋の筋間包(図示されていない)は大腿の外側にあって，大殿筋と外側広筋の間にある。

■器官系	筋骨格系
■位置	殿部の腱と骨の間
■主な機能	2つの構造物が互いに擦れ合う際にクッションとして働く
■構成要素	大殿筋の転子包，大殿筋の坐骨包，殿筋の筋間包
■関連構造	殿筋群，骨盤の骨

251

下肢

股関節 こかんせつ

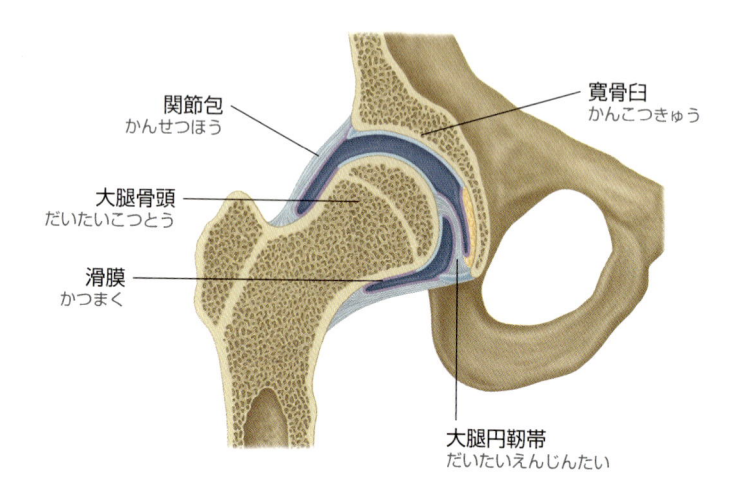

- 関節包 かんせつほう
- 大腿骨頭 だいたいこつとう
- 滑膜 かつまく
- 寛骨臼 かんこつきゅう
- 大腿円靭帯 だいたいえんじんたい

股関節は強大な球関節で，下肢と骨盤をつないでいる。大腿骨頭がボールとなり，骨盤の寛骨の深い凹みである寛骨臼がソケットとなっている。関節表面(骨の一部分で互いに接触することもある)は硝子軟骨(ガラス軟骨)でおおわれて保護されており，非常に滑りやすくなっている。股関節は滑膜で包まれており，滑液の薄い層のためにより滑らかに動くようになっている。滑液は関節包を取り囲む滑膜から分泌され，関節内の滑液腔を満たしている。

■器官系	筋骨格系
■位置	下肢と骨盤をつなぐ
■主な機能	広範囲の動きを可能にする
■構成要素	大腿骨頭，寛骨臼，関節包，滑膜，滑液，硝子軟骨，大腿円靭帯
■関連構造	下肢，骨盤，脊椎

下肢

股関節の靱帯 こかんせつのじんたい

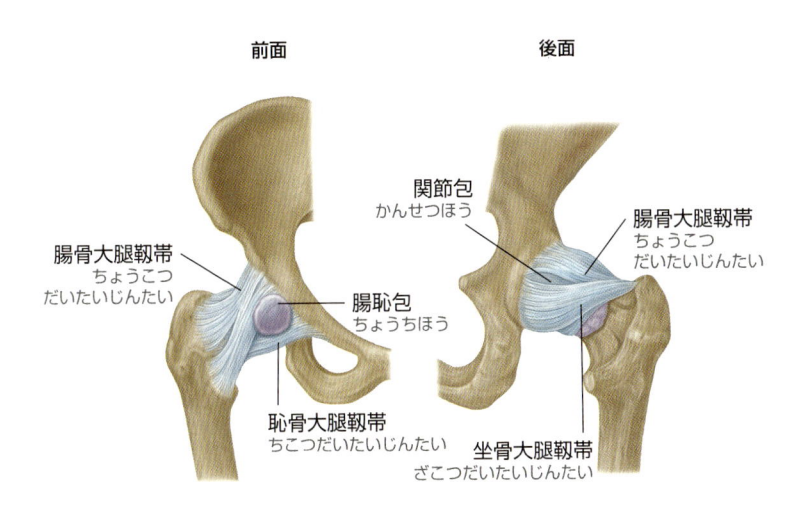

前面

後面

- 腸骨大腿靱帯 ちょうこつだいたいじんたい
- 腸恥包 ちょうちほう
- 恥骨大腿靱帯 ちこつだいたいじんたい
- 関節包 かんせつほう
- 腸骨大腿靱帯 ちょうこつだいたいじんたい
- 坐骨大腿靱帯 ざこつだいたいじんたい

股関節は厚い関節包に取り囲まれ保護されているが，これはさらに丈夫な靱帯により強化・安定化されている。これらの靱帯は関節包の肥厚した部分であり，寛骨臼のへりから大腿骨頚にまで伸びている。これらの靱帯は寛骨から大腿骨に向かってらせん状に伸び，それらの付着している骨の名前にちなんだ名称が付けられている。腸骨大腿靱帯は強力なY字型の構造で，股関節前面を支持し，過伸展しないようにしている。同様に大きならせん状の坐骨大腿靱帯が関節の後面にある。三角形の恥骨大腿靱帯が股関節の前面にあり，過剰に外転しないようにしている。

■器官系	筋骨格系
■位置	寛骨から大腿骨まで伸びる
■主な機能	股関節の関節包の補強と安定
■構成要素	腸骨大腿靱帯，坐骨大腿靱帯，恥骨大腿靱帯
■関連構造	寛骨，股関節，大腿骨

253

下肢

大腿骨 だいたいこつ

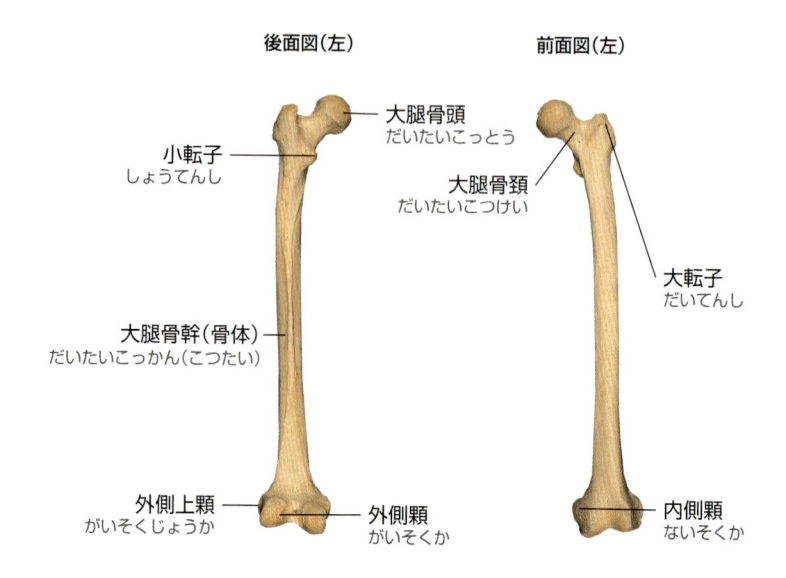

後面図(左) 前面図(左)

- 大腿骨頭 だいたいこっとう
- 小転子 しょうてんし
- 大腿骨頚 だいたいこつけい
- 大転子 だいてんし
- 大腿骨幹(骨体) だいたいこっかん(こつたい)
- 外側上顆 がいそくじょうか
- 外側顆 がいそくか
- 内側顆 ないそくか

大腿骨は人体で最も長く重い骨である。成人男性では約 40 cm の長さがあり，これは身長の約 1/4 にあたる。大腿骨は両端が肥大した太く長い大腿骨幹(骨体)からなる。上端の大腿骨頭は寛骨の寛骨臼にきっちりとはまりこみ，股関節をつくっている。下端は脛骨の間で膝関節を形成している。大腿骨の上端は解剖学的に大腿骨頭，大腿骨頚，大転子，小転子を区別することができる。これらの転子は骨の突出であり，筋が付着する部分である。下端は内外両側に内側顆，外側顆という 2 つの拡大した骨性突出であって，これらは下腿の脛骨と膝関節をつくる。

■器官系	筋骨格系
■位置	骨盤の寛骨から膝関節まで伸びる
■主な機能	下半身を支持し，安定させる。歩行や他の運動を可能にする
■構成要素	大腿骨頭，大腿骨頚，大転子，小転子，大腿骨幹(骨体)，内顆，外顆，内側顆，外側顆
■関連構造	寛骨，骨盤の他の骨，脛骨，腓骨

下肢

大腿骨の内部構造
だいたいこつのないぶこうぞう

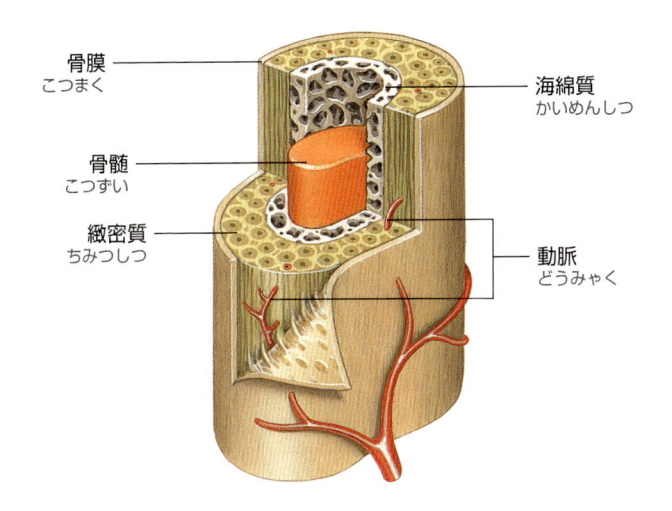

骨膜
こつまく

骨髄
こつずい

緻密質
ちみつしつ

海綿質
かいめんしつ

動脈
どうみゃく

大腿骨は長管骨に分類される骨である。この種の骨は相対的に長い骨幹と両端に拡張した骨端がある。骨全体は丈夫な保護膜である骨膜におおわれている。骨組織は骨膜を通り入る細動脈から栄養をもらっている。大腿骨の骨幹は強く密な緻密質でできたパイプ状の構造をしている。この緻密質の層が黄色骨髄（成人では脂肪細胞からなる）の芯を取り囲んでいる。拡張した大腿骨の末端は中心部が海綿質で，その表面を緻密質がおおいできている。この中心領域は構造的にはかなり粗であり，骨端部には骨髄がない。

■器官系	筋骨格系
■位置	骨盤の寛骨から膝関節まで伸びる
■主な機能	下半身を支持し，安定化する。歩行や他の運動を可能にする
■構成要素	骨膜，緻密質，海綿質，骨髄，動脈
■関連構造	寛骨，骨盤の他の骨，脛骨，腓骨

255

下 肢

大腿骨に付着する筋
だいたいこつにふちゃくするきん

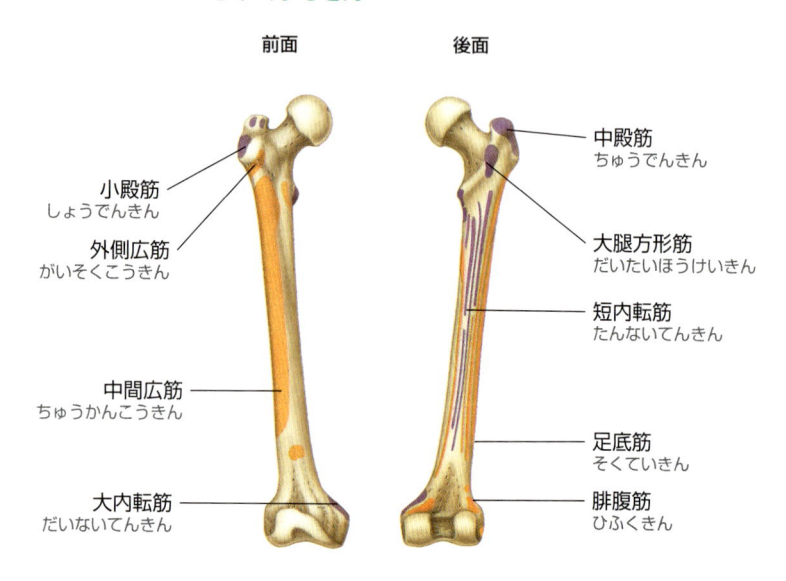

前面

- 小殿筋 しょうでんきん
- 外側広筋 がいそくこうきん
- 中間広筋 ちゅうかんこうきん
- 大内転筋 だいないてんきん

後面

- 中殿筋 ちゅうでんきん
- 大腿方形筋 だいたいほうけいきん
- 短内転筋 たんないてんきん
- 足底筋 そくていきん
- 腓腹筋 ひふくきん

大腿骨は非常に長い骨で，股関節や足の運動に関わる多くの筋の付着部位になっている。いくつかの筋，例えば殿筋群は，起始が骨盤で，股関節を越えて大腿骨に付着する。これらの筋が収縮すると股関節は動き，足(股関節)を屈曲，伸展，外転することができる。他の大腿骨から起こる筋は下方に走行し，膝関節を越えて，脛骨や腓骨に付着する。これらの筋は膝関節を屈曲または伸展させる。筋が骨に付着するところには明らかな骨の突出がみられる。このような骨の突出部分の表面は，筋肉が付着しやすいようにざらついている。

■器官系	筋骨格系
■位置	下肢と骨盤をつなぐ
■主な機能	広範囲の運動を可能にする
■構成要素	付着する下肢のさまざまな筋(いくつかは上に示した)
■関連構造	下肢の筋，骨盤，脛骨，腓骨

下 肢

脛骨と腓骨 けいこつとひこつ

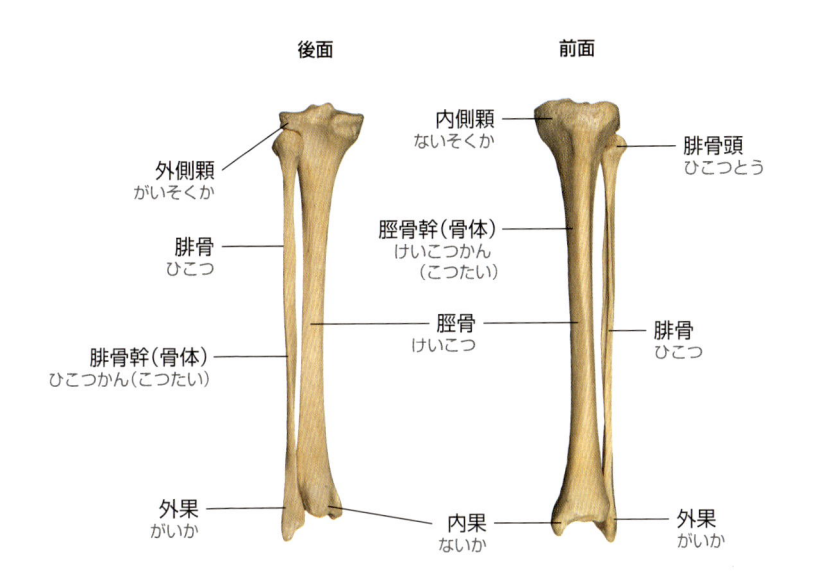

後面　　　　　　　　前面

- 内側顆 ないそくか
- 腓骨頭 ひこつとう
- 外側顆 がいそくか
- 腓骨 ひこつ
- 脛骨幹（骨体） けいこつかん（こつたい）
- 脛骨 けいこつ
- 腓骨 ひこつ
- 腓骨幹（骨体） ひこつかん（こつたい）
- 外果 がいか
- 内果 ないか
- 外果 がいか

脛骨もまた典型的な長管骨で，骨幹が長く両端が肥大している。脛骨に並んで腓骨がある。この骨は細長い骨で，脛骨のような強さはもっていない（体重を支える働きをしていない）。脛骨の上端は拡張して外側顆と内側顆を形成し，大腿骨と膝関節をつくる。ところが腓骨の上端は脛骨とのみ関節をつくっていて，膝関節とは関係しない。腓骨は足関節の重要な支えとなっている。腓骨の下端は外果（外くるぶし）であり，この隆起は距骨と関節をつくっている。脛骨の内果（内くるぶし）もまた，距骨と関節をつくり，足からくる力の 4/5 を受けている。

■器官系	筋骨格系
■位置	膝と足首の間
■主な機能	下肢を補強し，安定させる。運動を可能にする
■構成要素	骨頭，骨幹（骨体），外側顆，内側顆，外果，内果
■関連構造	大腿骨，距骨，膝関節，足関節

257

下肢

脛骨と腓骨の断面
けいこつとひこつのだんめん

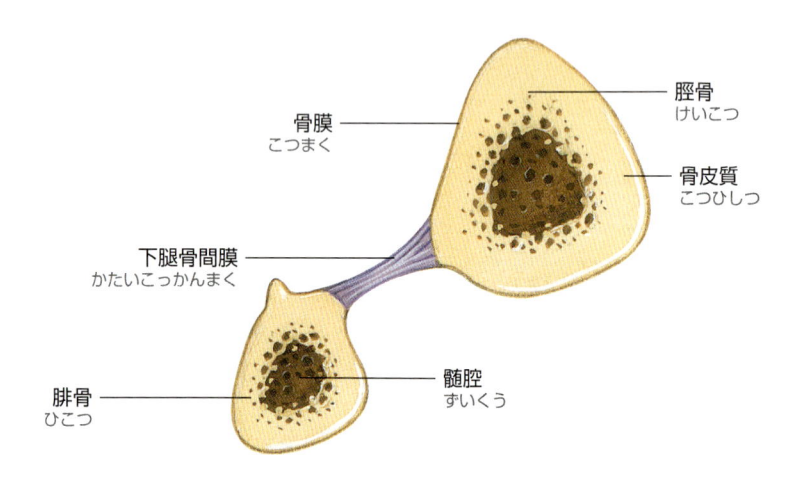

- 脛骨（けいこつ）
- 骨膜（こつまく）
- 骨皮質（こつひしつ）
- 下腿骨間膜（かたいこっかんまく）
- 腓骨（ひこつ）
- 髄腔（ずいくう）

脛骨と腓骨の骨幹の断面はほぼ三角形である。脛骨の骨幹断面は腓骨の骨幹断面よりも大きく，下腿の主な重さを支える骨であることがわかる。腓骨も突っ張り棒として，荷重を受けて下腿の安定性を増加させる。脛骨と腓骨は典型的な長管骨の構造をもち，厚く管状の外側の皮質が海綿質の髄腔を取り囲んでいる。これらの中空の構造は緻密質という最小限の支持材料で最大限の力学的強度をもたらしている。この2つの骨は骨膜という丈夫な膜性の層で包まれている。この骨膜は広がり，下腿骨間膜を形成し，両者をしっかりと固定している。

■器官系	筋骨格系
■位置	膝と足首の間
■主な機能	下肢を補強し，安定させる。運動を可能にする
■構成要素	骨幹（骨体），下腿骨間膜
■関連構造	大腿骨，距骨，膝関節，足関節

下 肢

脛骨と腓骨の靱帯
けいこつとひこつのじんたい

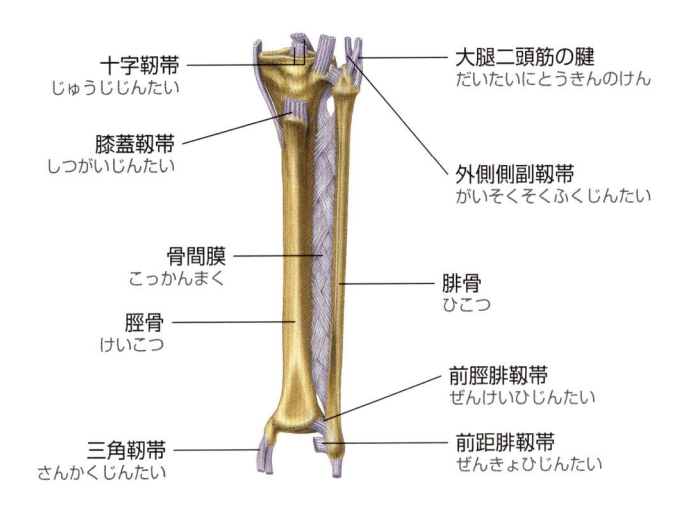

- 十字靱帯
  じゅうじじんたい
- 膝蓋靱帯
  しつがいじんたい
- 骨間膜
  こっかんまく
- 脛骨
  けいこつ
- 三角靱帯
  さんかくじんたい
- 大腿二頭筋の腱
  だいたいにとうきんのけん
- 外側側副靱帯
  がいそくそくふくじんたい
- 腓骨
  ひこつ
- 前脛腓靱帯
  ぜんけいひじんたい
- 前距腓靱帯
  ぜんきょひじんたい

数多くの強力な脛骨・腓骨周囲の靱帯が脛骨と腓骨を互いに，そして他の下肢の骨とをつないでいる。膝の直下には，腓骨頭と脛骨の外側顆の裏面との間に上部関節がある。この関節は関節包によって取り囲まれ保護され，前後の脛腓靱帯によって補強されている。別の靱帯は下腿の骨と大腿骨をつないでいる。これらの靱帯の中で最も強いものは膝関節の内側側副靱帯と外側側副靱帯であり，垂直に大腿骨から下方の対応する骨に向かって下がっている。脛骨と腓骨の下端は互いに靱帯でしっかりとつながれ，足関節の安定性を保っている。

■器官系	筋骨格系
■位置	膝関節と足関節の周囲で，骨同士をつなぐ
■主な機能	下肢の骨や関節を補強し，安定させる
■構成要素	十字靱帯，内側副靱帯，外側側副靱帯，膝蓋靱帯，前距腓靱帯，三角靱帯，前脛腓靱帯，後脛腓靱帯
■関連構造	寛骨，骨盤の他の骨，脛骨，腓骨

259

下肢

膝関節と膝蓋骨 しつかんせつとしつがいこつ

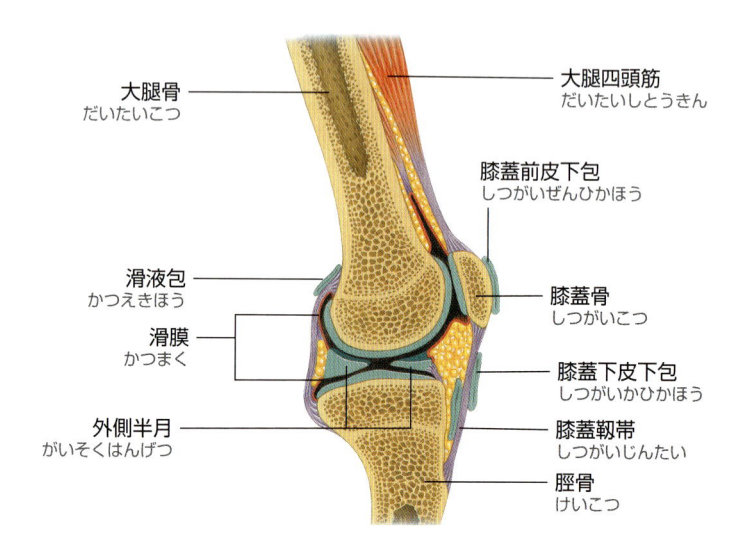

- 大腿骨 だいたいこつ
- 大腿四頭筋 だいたいしとうきん
- 膝蓋前皮下包 しつがいぜんひかほう
- 滑液包 かつえきほう
- 膝蓋骨 しつがいこつ
- 滑膜 かつまく
- 膝蓋下皮下包 しつがいかひかほう
- 外側半月 がいそくはんげつ
- 膝蓋靱帯 しつがいじんたい
- 脛骨 けいこつ

膝関節は大腿骨の下端と脛骨の上端との間の関節である。これは滑膜性関節であり，関節腔内をおおう滑膜から分泌される滑液によって滑らかに動くことができる。この関節の前方には平坦な円盤状の膝蓋骨がある。これは大腿四頭筋の腱の中にできた大きな種子骨であって，腱が摩耗しないように保護する働きがある。膝蓋骨の前方と直下には滑液包があり，膝を曲げる際に膝蓋骨を保護している。大腿骨の顆(骨の球状端)と脛骨の間のかみ合いは決してしっかりとしたものではないものの，膝関節周囲を強力な筋や靱帯が取り囲んでいるため，この関節はかなり安定している。

■器官系	筋骨格系
■位置	大腿骨から下腿まで伸びる
■主な機能	下肢の広範囲の運動を可能にする
■構成要素	大腿骨，脛骨，膝蓋骨，滑液包，滑膜，半月，靱帯
■関連構造	下肢の筋

関節半月 かんせつはんげつ

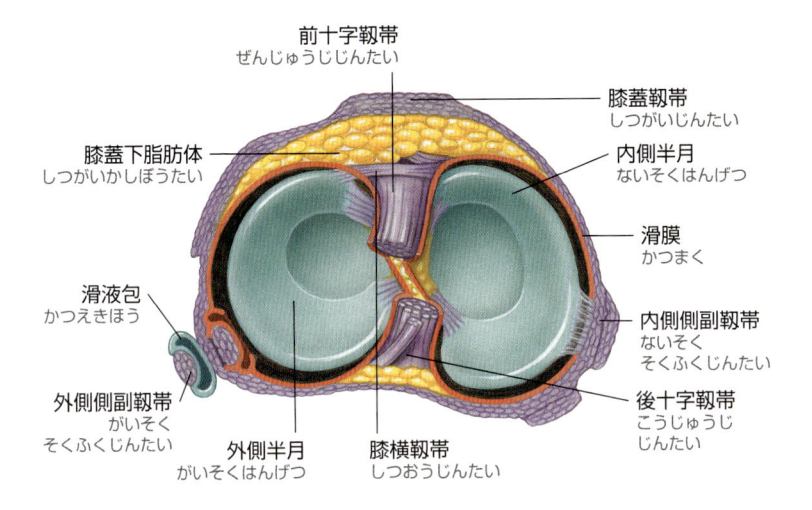

図中のラベル:
- 前十字靱帯 (ぜんじゅうじじんたい)
- 膝蓋靱帯 (しつがいじんたい)
- 膝蓋下脂肪体 (しつがいかしぼうたい)
- 内側半月 (ないそくはんげつ)
- 滑膜 (かつまく)
- 滑液包 (かつえきほう)
- 内側側副靱帯 (ないそくそくふくじんたい)
- 外側側副靱帯 (がいそくそくふくじんたい)
- 外側半月 (がいそくはんげつ)
- 膝横靱帯 (しつおうじんたい)
- 後十字靱帯 (こうじゅうじじんたい)

膝関節を開き，中の脛骨上面を眺めると，そこには2つのC字状の半月板がはっきりとみえる。半月板は丈夫な線維軟骨でできた板で，脛骨の関節表面をおおっているが，ここに大腿骨顆がはまるので，くぼみができている。半月板には関節内の衝撃緩衝材としての機能があるほか，関節の横方向のぐらつきを防ぐ働きもある。2つの半月は横断面ではくさび形で，その外縁が広がっている。中心に向かうと半月は次第に薄くなり，互いにつながっていない。前方では2つの半月は互いに膝横靱帯によってつながっている。また半月の外縁は関節包にしっかりと付着している。

■器官系	筋骨格系
■位置	膝関節内の脛骨の関節表面
■主な機能	大腿骨の外側顆と内側顆がはまり，深いくぼみをつくる。衝撃緩衝材として働く
■構成要素	外側半月，内側半月
■関連構造	脛骨，大腿骨，靱帯

下肢

膝関節包外靱帯 しつかんせつほうがいじんたい

曲げた膝を前方より眺める

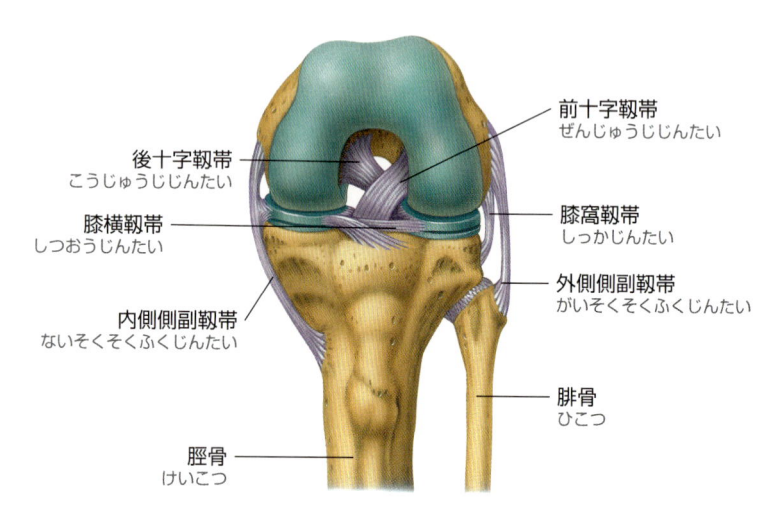

- 前十字靱帯 ぜんじゅうじじんたい
- 後十字靱帯 こうじゅうじじんたい
- 膝横靱帯 しつおうじんたい
- 膝窩靱帯 しっかじんたい
- 外側側副靱帯 がいそくそくふくじんたい
- 内側側副靱帯 ないそくそくふくじんたい
- 腓骨 ひこつ
- 脛骨 けいこつ

股関節とは違って膝関節をつくる骨のつながりは弱く，あまり安定した状態ではない。そのために，膝関節の安定性は大部分がそれを取り囲む靱帯や筋に頼っている。膝関節の関節腔は関節包で包まれており，膝を支える靱帯は関節包との位置関係から関節包外靱帯と関節包内靱帯の2群に分けることができる。関節包外靱帯は関節包の外側にあり，膝関節で下腿が前屈するのを防いでいる。これらの靱帯は膝の前面と後面で大腿骨と腓骨・脛骨をつないでおり，異常な動きをしないようにしている。

■器官系	筋骨格系
■位置	膝関節包の周囲
■主な機能	膝を支持し安定させる。異常な動きを防ぐ
■構成要素	大腿四頭筋腱，外側側副靱帯，内側側副靱帯，斜膝窩靱帯，弓状膝窩靱帯，膝横靱帯，膝窩靱帯
■関連構造	脛骨，腓骨，大腿骨，半月

膝関節包内靱帯 しつかんせつほうないじんたい

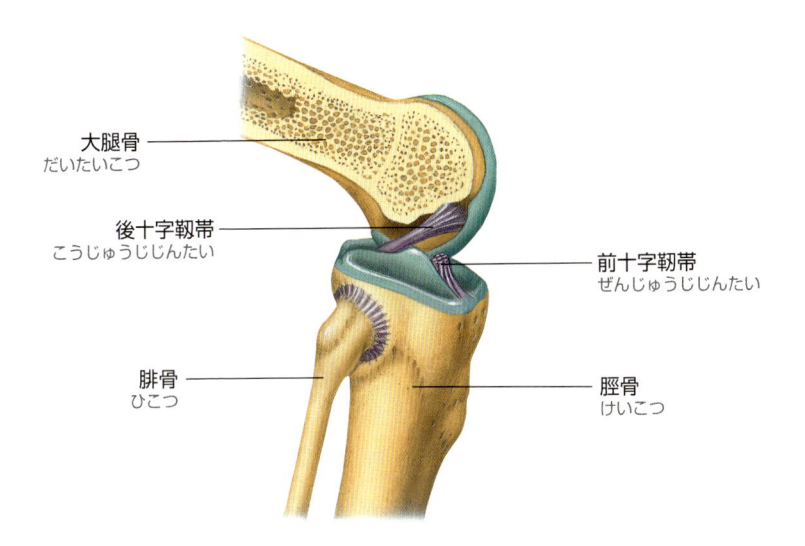

- 大腿骨 (だいたいこつ)
- 後十字靱帯 (こうじゅうじじんたい)
- 前十字靱帯 (ぜんじゅうじじんたい)
- 腓骨 (ひこつ)
- 脛骨 (けいこつ)

膝関節包内靱帯は脛骨と大腿骨とを膝関節の関節包内の中心でつないでいて，それらが前方や後方にずれるのを防いでいる。2つの関節包内靱帯は互いに交叉して十字状になっているので，十字靱帯という。前十字靱帯は膝が屈曲している時にはゆるみ，膝が伸展している時には張っている。後十字靱帯は前十字靱帯より強く，膝の屈曲時には張っており，膝関節の過屈曲を防ぐ。膝関節の安定性は屈曲位で重力がかかる場合(例えば下り坂を降りる時など)には非常に重要である。

■器官系	筋骨格系
■位置	膝関節包内
■主な機能	大腿骨や脛骨が前方や後方に変位するのを防ぐ
■構成要素	前十字靱帯，後十字靱帯
■関連構造	大腿骨，脛骨

下肢

膝の滑液包 ひざのかつえきほう

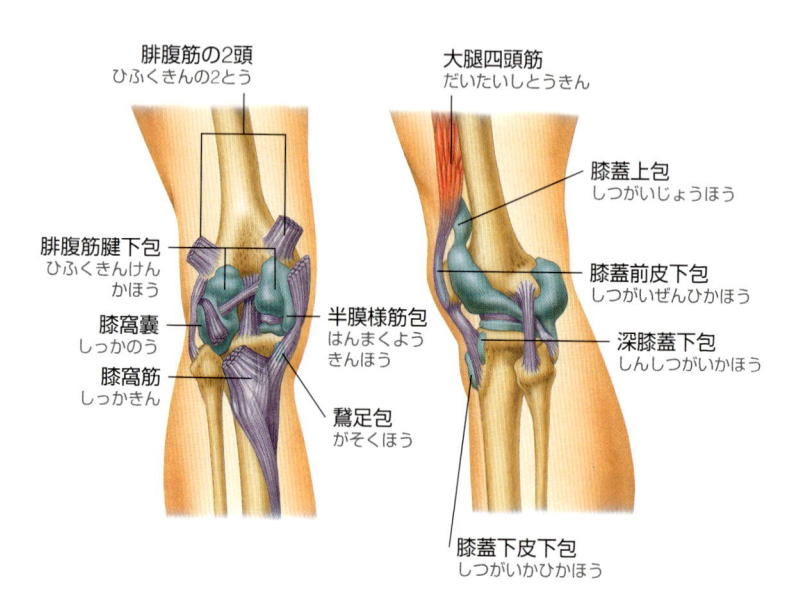

- 腓腹筋の2頭 ひふくきんの2とう
- 腓腹筋腱下包 ひふくきんけんかほう
- 膝窩嚢 しっかのう
- 膝窩筋 しっかきん
- 半膜様筋包 はんまくようきんほう
- 鵞足包 がそくほう
- 大腿四頭筋 だいたいしとうきん
- 膝蓋上包 しつがいじょうほう
- 膝蓋前皮下包 しつがいぜんひかほう
- 深膝蓋下包 しんしつがいかほう
- 膝蓋下皮下包 しつがいかひかほう

滑液包は滑液を容れた小さな袋で、骨と靭帯の間にあって、これらが互いの上を滑る際に生じる摩擦を減らす役割をしている。膝のまわりには数多くの滑液包があるが、その中のいくつかは関節腔とつながっていて、少し複雑な形になっている。膝蓋上包は膝関節腔の上で、大腿骨の下端と強大な大腿四頭筋の間にみられる。膝蓋前皮下包と膝蓋下包(図示されていない)は膝蓋骨と膝蓋靭帯の周囲にある。膝蓋前皮下包は運動の際に、皮膚が膝蓋骨の上を自由に動けるようにしている。膝蓋下皮下包および深膝蓋下包は膝蓋靭帯の下端で、脛骨粗面との付着部周囲にある。

器官系	筋骨格系
位置	膝関節周囲
主な機能	腱と骨との間の衝撃緩衝材となる。摩擦による損傷を防ぐ
構成要素	膝窩嚢, 鵞足包, 半膜様筋包, 膝蓋前皮下包, 膝蓋下皮下包, 膝蓋上包, 膝蓋下包, 深膝蓋下包, 腓腹筋腱下包
関連構造	大腿骨, 脛骨, 腓骨, 腱, 筋

下 肢

大腿前面の筋 だいたいぜんめんのきん

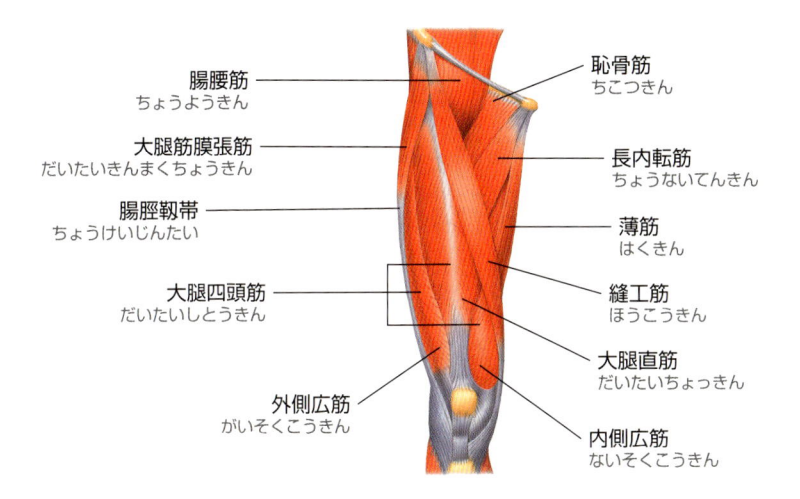

- 腸腰筋 ちょうようきん
- 大腿筋膜張筋 だいたいきんまくちょうきん
- 腸脛靱帯 ちょうけいじんたい
- 大腿四頭筋 だいたいしとうきん
- 外側広筋 がいそくこうきん
- 恥骨筋 ちこつきん
- 長内転筋 ちょうないてんきん
- 薄筋 はくきん
- 縫工筋 ほうこうきん
- 大腿直筋 だいたいちょっきん
- 内側広筋 ないそくこうきん

大腿前面の筋は股関節を屈曲させ，膝関節を伸展させることにより歩行に関わる。大きな腸腰筋は股関節を屈曲させる強大な筋で，膝を上前方に持ち上げる働きをする。腸腰筋は一部は骨盤の内面から，また一部は脊椎下部から起こり，大腿骨上部の突出部である小転子に付いている。大腿筋膜張筋は下肢の外側を下行している強靱な結合組織帯に付いており，立位で大腿骨が脛骨上に位置できるように支えている。縫工筋は人体で最も長い筋で，大腿部を骨盤から脛骨上端まで伸びている平らな紐様の筋である。

■器官系	筋骨格系
■位置	大腿の前面部分
■主な機能	股関節の屈曲と膝関節の伸展
■構成要素	腸腰筋，大腿筋膜張筋，大腿四頭筋，縫工筋，薄筋，恥骨筋，長内転筋
■関連構造	骨盤，大腿骨，脛骨

下肢

大腿四頭筋　だいたいしとうきん

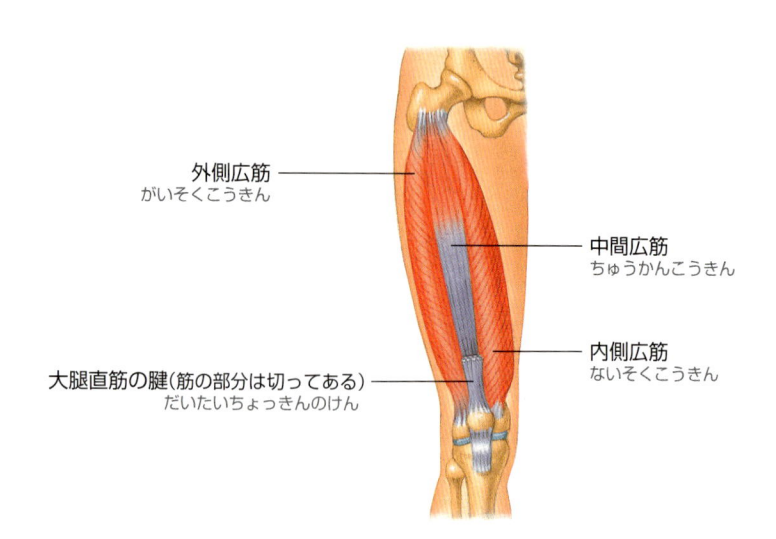

外側広筋
がいそくこうきん

中間広筋
ちゅうかんこうきん

内側広筋
ないそくこうきん

大腿直筋の腱（筋の部分は切ってある）
だいたいちょっきんのけん

大腿四頭筋は4つの筋頭をもつ筋で，大腿部の大部分を占め，膝関節を伸展させる。この筋は人体で最も強大な筋の1つであり，4つの筋からなり，それらの筋の腱が集まり大腿四頭筋の共通腱となる。この腱は膝蓋骨の頂部に停止した後に，そこからさらに膝蓋靱帯に続き，脛骨粗面に停止する。大腿直筋はまっすぐな筋で，他の3つの筋におおいかぶさり，股関節の屈曲と膝関節の伸展をおこなう。外側広筋は大腿四頭筋の中で最大のもので，大腿の外側部にある。反対側の内側には内側広筋がある。中間広筋は中間にあって，大腿直筋の直下にある。

■器官系	筋骨格系
■位置	大腿骨頭と膝関節の間
■主な機能	膝関節の伸展
■構成要素	外側広筋，大腿直筋，中間広筋，内側広筋
■関連構造	大腿骨，脛骨

下 肢

ハムストリング（膝屈曲筋）
ハムストリング（しつくっきょくきん）

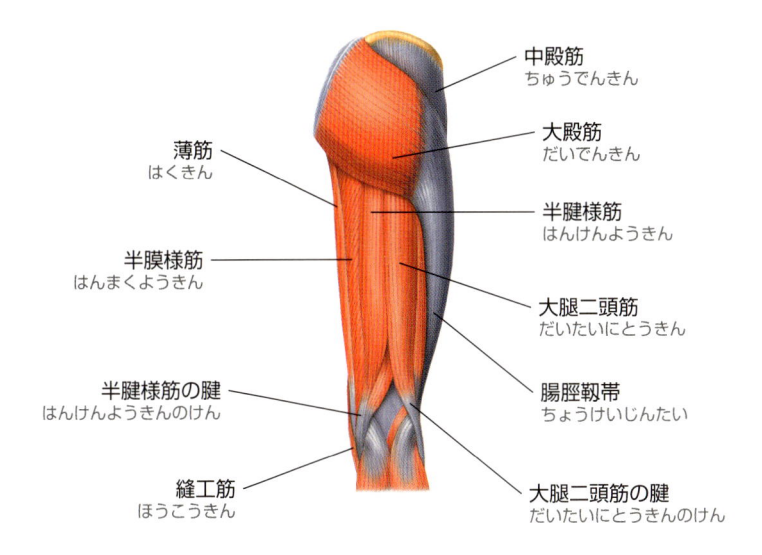

図中ラベル：
- 中殿筋（ちゅうでんきん）
- 大殿筋（だいでんきん）
- 薄筋（はくきん）
- 半腱様筋（はんけんようきん）
- 半膜様筋（はんまくようきん）
- 大腿二頭筋（だいたいにとうきん）
- 半腱様筋の腱（はんけんようきんのけん）
- 腸脛靭帯（ちょうけいじんたい）
- 縫工筋（ほうこうきん）
- 大腿二頭筋の腱（だいたいにとうきんのけん）

大腿後方の3つの大きな筋（一般にハムストリングとして知られている）は股関節を伸展し、膝関節を屈曲するが、これらの筋は同時にこの2つの動作をおこなうことはできない。大腿二頭筋は2頭をもち、長頭は骨盤の坐骨結節から起こり、短頭は大腿骨後方から起こる。半腱様筋も骨盤から始まるが、この名前はこの筋の起始部から脛骨内側顆まで2/3を占める非常に長い腱をもつことによる。半膜様筋もまた坐骨結節から始まり、半腱様筋の深部で大腿後面を下行し、脛骨内側顆に停止する。

■器官系	筋骨格系
■位置	大腿の後面
■主な機能	股関節を伸展し，膝関節を屈曲する
■構成要素	大腿二頭筋，半腱様筋，半膜様筋
■関連構造	骨盤，大腿骨，脛骨

267

下肢

大腿の内転筋 だいたいのないてんきん

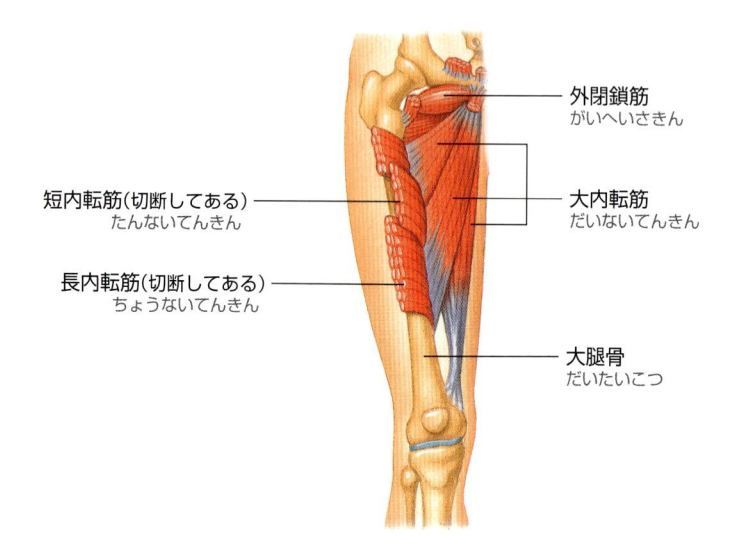

- 外閉鎖筋
がいへいさきん
- 短内転筋(切断してある)
たんないてんきん
- 大内転筋
だいないてんきん
- 長内転筋(切断してある)
ちょうないてんきん
- 大腿骨
だいたいこつ

大腿内側の筋は内転筋であり、下腿を内転させることができる(下腿を閉じる動作)。これらの筋は骨盤の下部から起こり、大腿骨のさまざまな部位に終わる。長内転筋は大きな扇状の筋で、他の内転筋の前面にあって、鼠径部でその腱に触れることができる。短内転筋は短い筋で、長内転筋の下面にある。大内転筋は大きな三角形の筋で、内転と膝の屈曲の両方の機能を兼ね備えている。薄筋(図示されていない)は紐様の筋で、大腿内側を垂直に下行している。この内転筋群の深層には小さな外閉鎖筋がある。

■器官系	筋骨格系
■位置	大腿内側で、骨盤から大腿骨に伸びる
■主な機能	大腿を閉じる
■構成要素	大内転筋、短内転筋、長内転筋、外閉鎖筋
■関連構造	骨盤、大腿骨

下 肢

下腿前面の筋 かたいぜんめんのきん

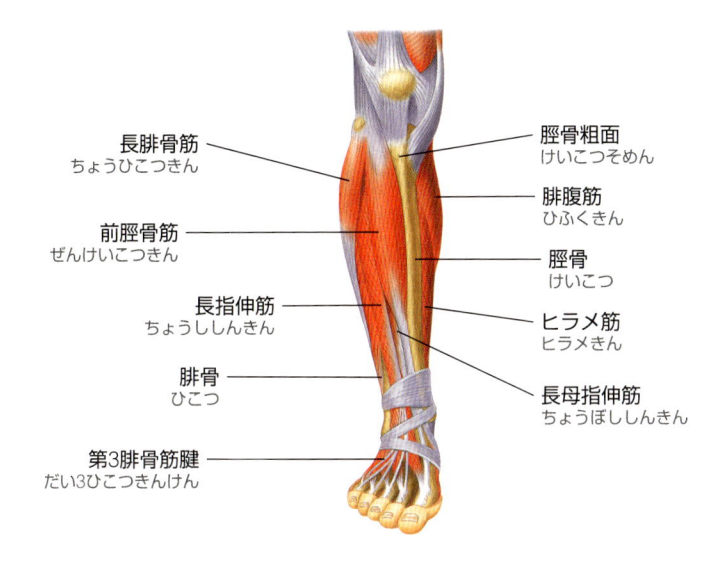

長腓骨筋
ちょうひこつきん

前脛骨筋
ぜんけいこつきん

長指伸筋
ちょうししんきん

腓骨
ひこつ

第3腓骨筋腱
だい3ひこつきんけん

脛骨粗面
けいこつそめん

腓腹筋
ひふくきん

脛骨
けいこつ

ヒラメ筋
ヒラメきん

長母指伸筋
ちょうぼししんきん

下腿前面の筋は脛骨の前面にある。これらの筋はすべて，足の背屈をおこなう。足の背屈とは筋の収縮により足指を上方に向け，かかとを下げることである。前脛骨筋は皮下で脛骨にそって触れることができ，その腱は足首（距腿部）で容易にみることができる。前脛骨筋の下には長指伸筋があり，外側の4つの足指に付いている。第3腓骨筋は足の長指伸筋につながる筋であるが，ない人もいる。この筋は足の小指近くの第5中足骨に停止する。長母指伸筋は薄い筋で下行し，第1末節骨に停止する。

■器官系	筋骨格系
■位置	下腿の脛骨前面
■主な機能	足の背屈をおこなう（足指を上方に向け，かかとを下げる）
■構成要素	前脛骨筋，長指伸筋，第3腓骨筋，長母指伸筋
■関連構造	脛骨，腓骨，足の骨

269

下肢

下腿外側の筋 かたいがいそくのきん

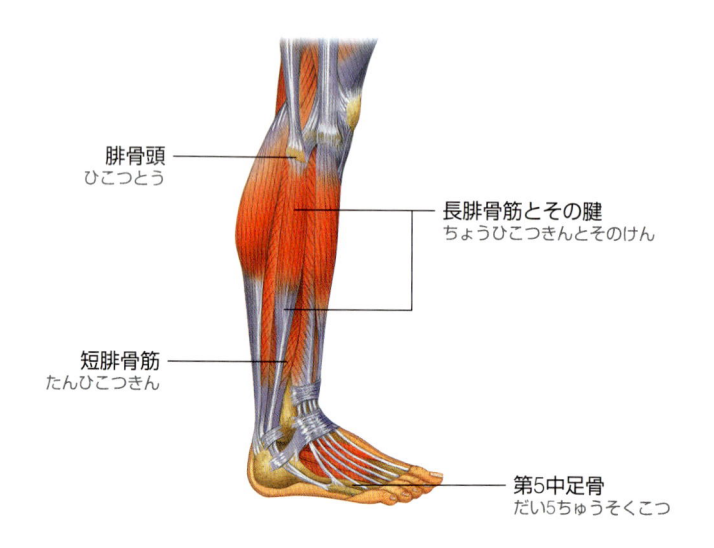

腓骨頭
ひこつとう

長腓骨筋とその腱
ちょうひこつきんとそのけん

短腓骨筋
たんひこつきん

第5中足骨
だい5ちゅうそくこつ

下腿外側の2つの筋は下腿の腓骨にそって存在する。長腓骨筋は長い方の筋で，より表層にみられる。この筋は腓骨の上部に始まり，足底にまで伸びている。短腓骨筋は長腓骨筋の下にある。この筋は腓骨の下部から起こり，その腱は下行し，第5中足骨の基部に停止する。これらの筋は足を底屈（足底を引き下げる）そして外反（足底を外側に向ける）させる。これらの筋はまた足関節を支えて内反（足底を内側に向ける）に抗する。この状態の関節が最も弱いからである。

■器官系	筋骨格系
■位置	下腿外側
■主な機能	足を底屈・外反させる。足関節の内反に抗する
■構成要素	長腓骨筋，短腓骨筋
■関連構造	腓骨，足の骨

270

下 肢

下腿後方(ふくらはぎ)の表層筋
かたいこうほう(ふくらはぎ)のひょうそうきん

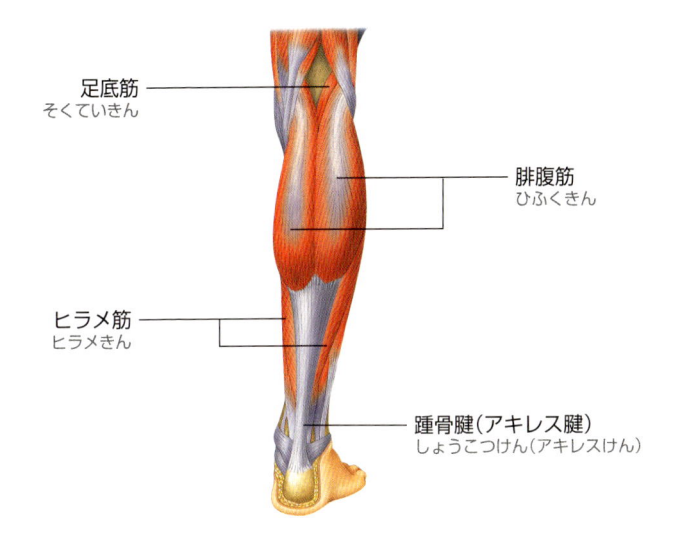

足底筋
そくていきん

腓腹筋
ひふくきん

ヒラメ筋
ヒラメきん

踵骨腱(アキレス腱)
しょうこつけん(アキレスけん)

下腿後方の筋は表層と深層に分けることができる。最表層の腓腹筋が最も大きく，大腿骨の上顆から起こり，特徴的な形をした2頭をもつ。ヒラメ筋は腓腹筋の下にある大きく強力な筋で，立っている時の体のバランスを取るのに重要である。腓腹筋とヒラメ筋は共通の腱である踵骨腱(アキレス腱)をもっている。これはふくらはぎの下部とかかとの間にある。小さな足底筋は下腿後方の最も弱い筋で，ない人もいる。これらの筋は一緒に働き，足を底屈(足底を引き下げる)したり，歩いたり走ったりジャンプする時に働く。

■器官系	筋骨格系
■位置	下腿の後面
■主な機能	走ったり，ジャンプしたり，体のバランスを取るために足を底屈させる(足底を引き下げる)
■構成要素	腓腹筋，ヒラメ筋，足底筋
■関連構造	大腿骨，脛骨，腓骨，踵骨

下肢

下腿後方（ふくらはぎ）の深層筋
かたいこうほう（ふくらはぎ）のしんそうきん

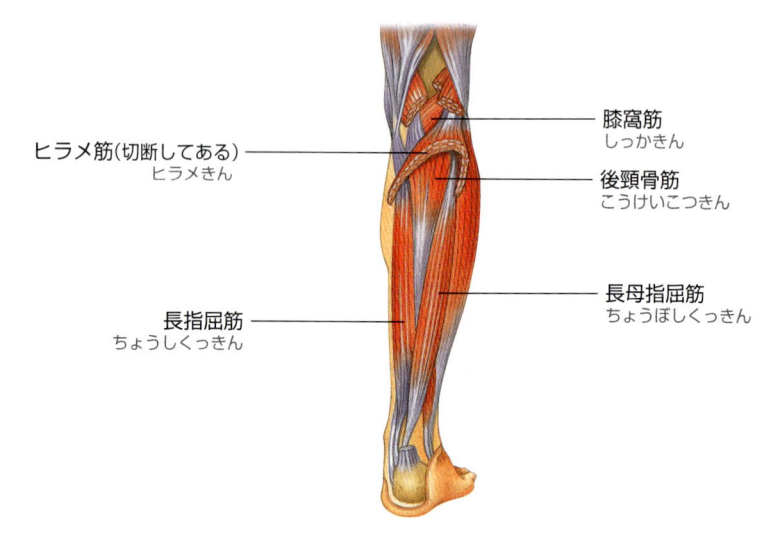

ヒラメ筋（切断してある）
ヒラメきん

長指屈筋
ちょうしくっきん

膝窩筋
しっかきん

後頸骨筋
こうけいこつきん

長母指屈筋
ちょうぼしくっきん

4つの筋が下腿後方筋の深層群を形成しているが，その働きはさまざまである。膝窩筋は薄い三角形の筋で，膝関節の背面の膝窩にある。この筋は膝関節を緩める役割をもつ。これによりわずかに脛骨を内旋させて足を曲げる（膝関節の屈曲）ことができる。長指屈筋は長い腱をもち，外側の4つの足指に終わり，足指を屈曲させる。長母指屈筋は足の母指に付いているにすぎないが，非常に強力な筋で，歩く時や走る時の足の運びに地面に押しつける，跳ねるなどの動きを起こす。最も深い後脛骨筋は，内反（足底を内側に向ける）を起こす。

■器官系	筋骨格系
■位置	下腿後面
■主な機能	膝関節を緩める。足指を屈曲させたり内反させたりする。歩く時や走る時の地面へ押しつける動きを起こす
■構成要素	膝窩筋，長指屈筋，長母指屈筋，後脛骨筋
■関連構造	大腿骨，脛骨，腓骨，足の骨

下肢の動脈 かしのどうみゃく

下肢に酸素と栄養分の豊富な血液を供給しているのは，骨盤内の外腸骨動脈から起こる動脈網である。下肢の主な動脈は大腿動脈であり，これは外腸骨動脈が鼠径部にある鼠径靭帯を越えてから名称を変えたものである。大腿動脈の主な枝は大腿深動脈で，内側大腿回旋動脈，外側大腿回旋動脈，4本の貫通動脈を枝として出している。膝窩動脈は大腿動脈が膝窩に入ってからの名称である。膝窩動脈は膝窩を下行し，小さな動脈を膝関節に出し，その後に前・後の脛骨動脈に分かれて下腿と足の前面と後面に分布する。

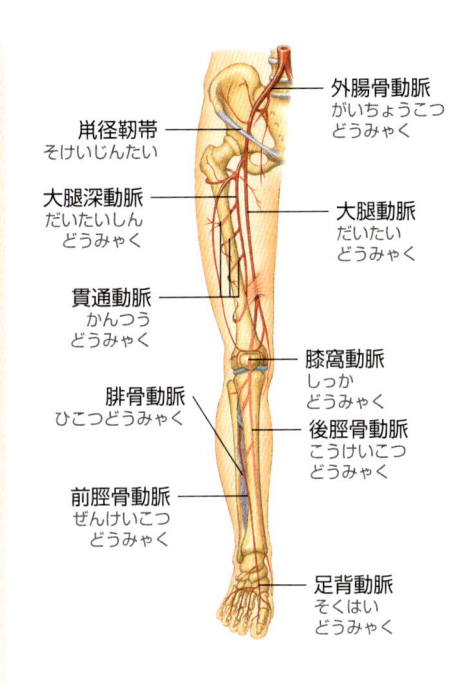

- 鼠径靭帯 そけいじんたい
- 外腸骨動脈 がいちょうこつどうみゃく
- 大腿深動脈 だいたいしんどうみゃく
- 大腿動脈 だいたいどうみゃく
- 貫通動脈 かんつうどうみゃく
- 膝窩動脈 しっかどうみゃく
- 腓骨動脈 ひこつどうみゃく
- 後脛骨動脈 こうけいこつどうみゃく
- 前脛骨動脈 ぜんけいこつどうみゃく
- 足背動脈 そくはいどうみゃく

■器官系	心臓血管系
■位置	骨盤内の外腸骨動脈から足先の間
■主な機能	酸素と栄養分の豊富な血液を下肢の組織に供給する
■構成要素	外腸骨動脈，大腿動脈，大腿深動脈，貫通動脈，膝窩動脈，腓骨動脈，前脛骨動脈，後脛骨動脈，足背動脈，内側大腿回旋動脈，外側大腿回旋動脈
■関連構造	下肢の構造・組織

下肢

膝関節周囲の動脈
しつかんせつしゅういのどうみゃく

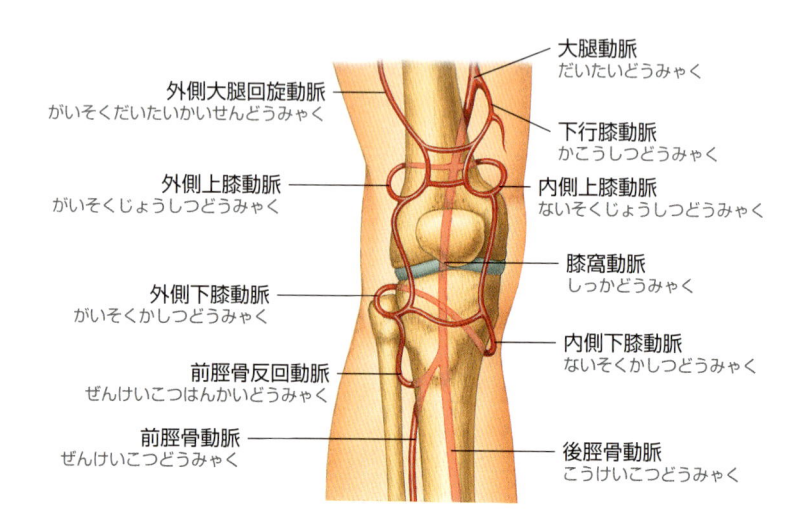

- 大腿動脈 だいたいどうみゃく
- 外側大腿回旋動脈 がいそくだいたいかいせんどうみゃく
- 下行膝動脈 かこうしつどうみゃく
- 外側上膝動脈 がいそくじょうしつどうみゃく
- 内側上膝動脈 ないそくじょうしつどうみゃく
- 膝窩動脈 しっかどうみゃく
- 外側下膝動脈 がいそくかしつどうみゃく
- 内側下膝動脈 ないそくかしつどうみゃく
- 前脛骨反回動脈 ぜんけいこつはんかいどうみゃく
- 前脛骨動脈 ぜんけいこつどうみゃく
- 後脛骨動脈 こうけいこつどうみゃく

膝の背面では，膝窩動脈からの多数の小さな枝が膝関節のまわりを取り囲んで，他の大腿動脈や前・後の脛骨動脈の小さな枝と動脈吻合をつくっている。これらの動脈は一緒になって動脈網となり，主経路である膝窩動脈とは異なる側副路を形成している。これは膝を長時間屈曲する（正座する）時や膝窩動脈が狭窄や閉塞した場合に役立つ。大腿動脈の拍動が鼡径部で触れることができるように，膝窩動脈の拍動は膝窩で触れることができるが，膝窩の深い場所でまわりの組織に埋まっているので，時に拍動が触れにくいことがある。

■器官系	心臓血管系
■位置	大腿動脈と前・後脛骨動脈の間
■主な機能	酸素と栄養分が豊富な血液を下腿の組織に供給する
■構成要素	大腿動脈，内側上膝動脈，外側上膝動脈，膝窩動脈，内側下膝動脈，外側下膝動脈，前脛骨反回動脈，前脛骨動脈，後脛骨動脈など
■関連構造	下腿の構造・組織

下 肢

足の動脈 あしのどうみゃく

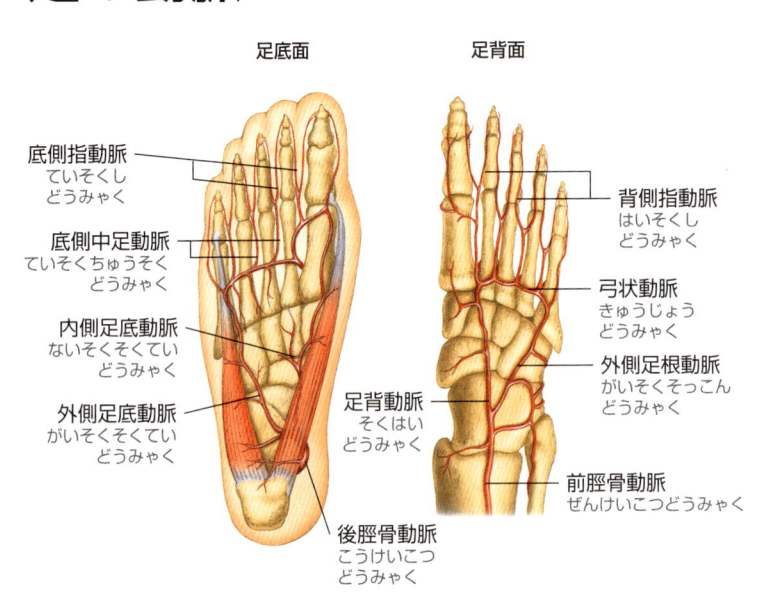

足底面

足背面

- 底側指動脈 ていそくしどうみゃく
- 底側中足動脈 ていそくちゅうそくどうみゃく
- 内側足底動脈 ないそくそくていどうみゃく
- 外側足底動脈 がいそくそくていどうみゃく
- 足背動脈 そくはいどうみゃく
- 後脛骨動脈 こうけいこつどうみゃく
- 背側指動脈 はいそくしどうみゃく
- 弓状動脈 きゅうじょうどうみゃく
- 外側足根動脈 がいそくそっこんどうみゃく
- 前脛骨動脈 ぜんけいこつどうみゃく

足の小動脈は互いにつながって弓状になり，そこからの枝が足指の両側に分布する。動脈血は前脛骨動脈と後脛骨動脈の終枝から供給されている。前脛骨動脈は足関節の前面を下行し，足背動脈となり足背を足の第1指と第2指の間に向かって走行し，ここで足底の動脈と吻合する。足背にある足背動脈の枝は吻合して弓状となり，ここから足指への枝を出している。足底面は後脛骨動脈の枝より豊富な血液を供給される。この動脈は足底に入ると，内側足底動脈と外側足底動脈に分かれる。

■器官系	心臓血管系
■位置	足で枝分かれする
■主な機能	酸素と栄養分の豊富な血液を足の組織に供給する
■構成要素	前脛骨動脈，後脛骨動脈，外側足底動脈，内側足底動脈，背側指動脈，底側指動脈，背側中足動脈，底側中足動脈，足背動脈など
■関連構造	足の構造・組織

下 肢

伏在静脈 ふくざいじょうみゃく

下肢の主要な浅静脈(皮静脈)は大伏在静脈と小伏在静脈の2つである。大伏在静脈は人体で最も長い静脈で、足背静脈弓の内側から起こり、下腿と大腿内側を鼠径部に向かって上行する。その経路上、大伏在静脈は内果の前方を通り、膝蓋骨の内側縁の後方を上行して大腿に入り、次第に内側から前側に移り、鼠径部で大腿静脈と合流する。小伏在静脈は足背静脈弓の外側端から起こり、外果の後側を走り、ふくらはぎの中央を上行する。そして膝窩で膝窩静脈に注ぐ。大・小伏在静脈はその経路の途中で多くの小静脈から血液が注がれ、さらに相互に交通している。

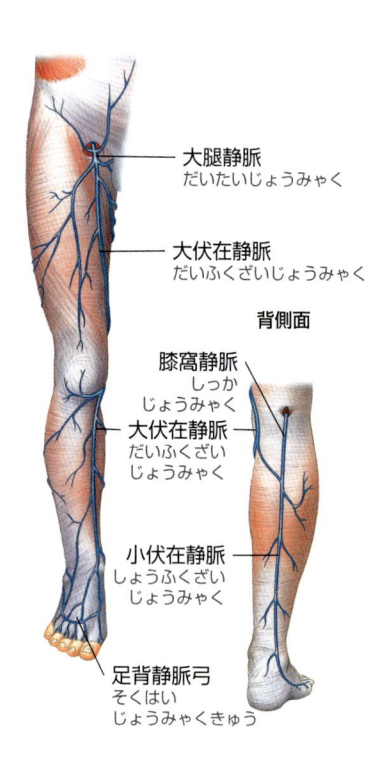

大腿静脈
だいたいじょうみゃく

大伏在静脈
だいふくざいじょうみゃく

背側面

膝窩静脈
しっか
じょうみゃく

大伏在静脈
だいふくざい
じょうみゃく

小伏在静脈
しょうふくざい
じょうみゃく

足背静脈弓
そくはい
じょうみゃくきゅう

■器官系	心臓血管系
■位置	足背静脈弓と鼠径部の大腿静脈の間
■主な機能	酸素の乏しい血液を下肢の組織から心臓に戻す
■構成要素	大伏在静脈, 小伏在静脈
■関連構造	下肢の構造・組織

下肢

下肢の深静脈 かしのしんじょうみゃく

下肢の深静脈は動脈とほぼ同じパターンで，その全長にわたり動脈にそって走行している。深静脈は下肢の組織から静脈血を戻すとともに，皮静脈からの血液を連絡する小さな静脈である貫通静脈から受けている。下肢の深静脈を右図では1本の静脈として示してあるが，実際は1対で，動脈を挟んで走行している。対になった静脈のことを伴行静脈と呼ぶが，全身でよくみられる。下肢の深静脈の主なものは後脛骨静脈(図示されていない)，前脛骨静脈，膝窩静脈(図示されてない)と大腿静脈である。大きな大腿静脈は膝窩静脈からの続きで，皮静脈から血液を受け，上行して鼡径部に入り，外腸骨静脈になる。

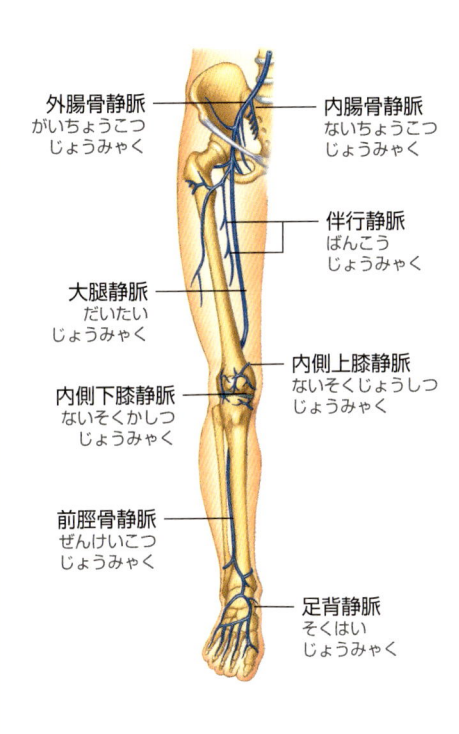

外腸骨静脈 がいちょうこつじょうみゃく
内腸骨静脈 ないちょうこつじょうみゃく
伴行静脈 ばんこうじょうみゃく
大腿静脈 だいたいじょうみゃく
内側上膝静脈 ないそくじょうしつじょうみゃく
内側下膝静脈 ないそくかしつじょうみゃく
前脛骨静脈 ぜんけいこつじょうみゃく
足背静脈 そくはいじょうみゃく

■器官系	心臓血管系
■位置	足背静脈と鼡径部の外腸骨静脈の間
■主な機能	酸素の乏しい血液を下肢の組織から心臓に戻す
■構成要素	前脛骨静脈，後脛骨静脈，膝窩静脈，大腿静脈
■関連構造	下肢の構造・組織

下 肢

静脈弁と静脈ポンプ
じょうみゃくべんとじょうみゃくポンプ

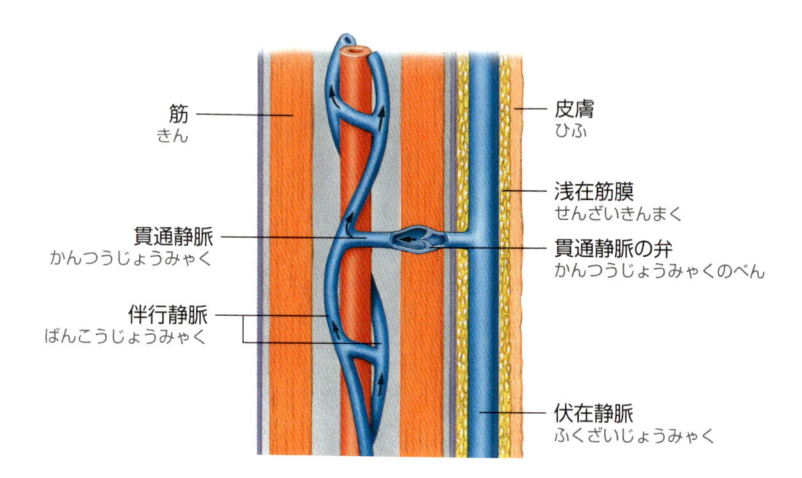

筋
きん

皮膚
ひふ

浅在筋膜
せんざいきんまく

貫通静脈
かんつうじょうみゃく

貫通静脈の弁
かんつうじょうみゃくのべん

伴行静脈
ばんこうじょうみゃく

伏在静脈
ふくざいじょうみゃく

下肢の血管の配置には皮静脈から貫通静脈そして深静脈へといった血流がある。この部分では，静脈血は体内を重力に逆らって上行しなくてはならず，深静脈を取り囲むふくらはぎの筋によるしごき運動（静脈ポンプ）の助けで心臓へ送られる。また静脈には小さな弁があり，静脈内を血液が逆流しないようにしている。これらの弁の存在は下肢の静脈では非常に重要で，ふくらはぎの筋が収縮する時に血液が皮静脈に流れるのではなく，心臓に向けて押し上げられるようになっている。もし貫通静脈内の弁が障害を受けた場合，血液の逆流が生じる。

■器官系	心臓血管系
■位置	下肢の静脈
■主な機能	酸素の乏しい血液を下肢の組織から心臓に戻す
■構成要素	血管，弁
■関連構造	ふくらはぎの筋

下 肢

坐骨神経 ざこつしんけい

大腿部から足まで走行している坐骨神経は，下肢の多くの筋に分布している，人体で最も太い神経である。実際には脛骨神経と総腓骨神経の2つの神経からなるが，結合組織で束ねられ，幅広い帯を形成して，大腿の背側を走行する。坐骨神経は脊椎の基部で仙骨神経叢から起こり，骨盤の大坐骨孔を通り大腿後面に出る。大殿筋の下で曲がり，大腿を下行しハムストリング内に枝を出し，通常，膝の直上で2つの神経に分かれ下腿の別の領域に分布する。時折，神経が分かれる高さに変異があり，非常にまれであるが，大坐骨孔で2本の神経に分かれていることもある。

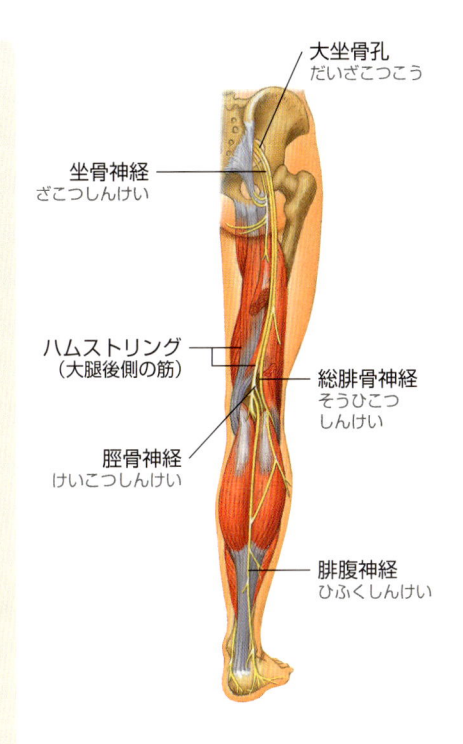

- 大坐骨孔 だいざこつこう
- 坐骨神経 ざこつしんけい
- ハムストリング（大腿後側の筋）
- 総腓骨神経 そうひこつしんけい
- 脛骨神経 けいこつしんけい
- 腓腹神経 ひふくしんけい

■器官系	神経系
■位置	脊椎付近の仙骨神経叢から足までの間
■主な機能	下肢の筋や他の構造に神経を分布する
■構成要素	総腓骨神経，脛骨神経
■関連構造	仙骨神経叢，下肢の筋・組織

下肢

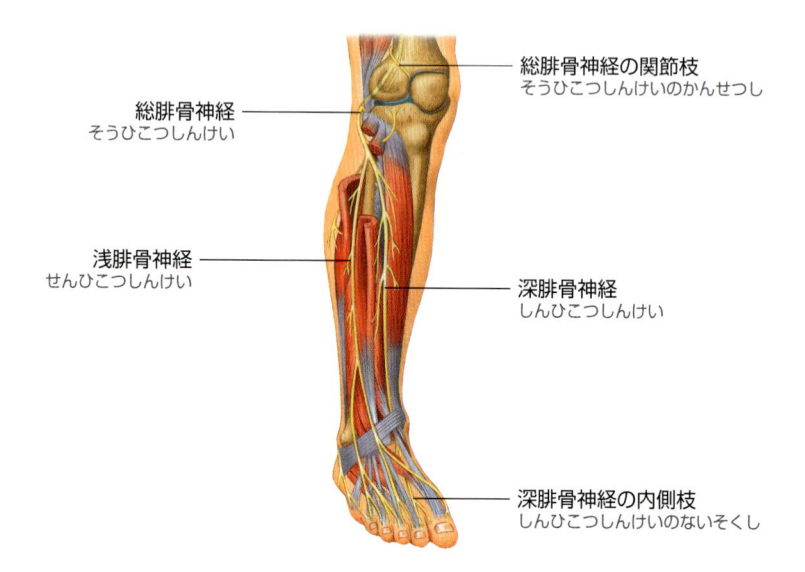

総腓骨神経 そうひこつしんけい

- 総腓骨神経の関節枝 そうひこつしんけいのかんせつし
- 総腓骨神経 そうひこつしんけい
- 浅腓骨神経 せんひこつしんけい
- 深腓骨神経 しんひこつしんけい
- 深腓骨神経の内側枝 しんひこつしんけいのないそくし

総腓骨神経は大腿の下1/3で坐骨神経から分かれ，下肢の外側を膝窩で2本の神経に分かれるまでをさす。腓骨神経の浅枝はそれが走行する下腿の外側に分布する。深腓骨神経は腓骨と脛骨を連結している下腿骨間膜の前面を走行し，足関節を越えて足に分布する。これらの2枝は膝関節とふくらはぎの外側および足の背面にも分布する。総腓骨神経は下腿の外側を走行するため，皮膚の直下にあり腓骨頭にも近接している。

■器官系	神経系
■位置	仙骨神経叢から坐骨神経として起こり，膝で分かれて足に分布
■主な機能	下腿の組織に分布する
■構成要素	腓骨神経の浅枝・関節枝，深腓骨神経
■関連構造	坐骨神経，下肢の構造や組織

脛骨神経 けいこつしんけい

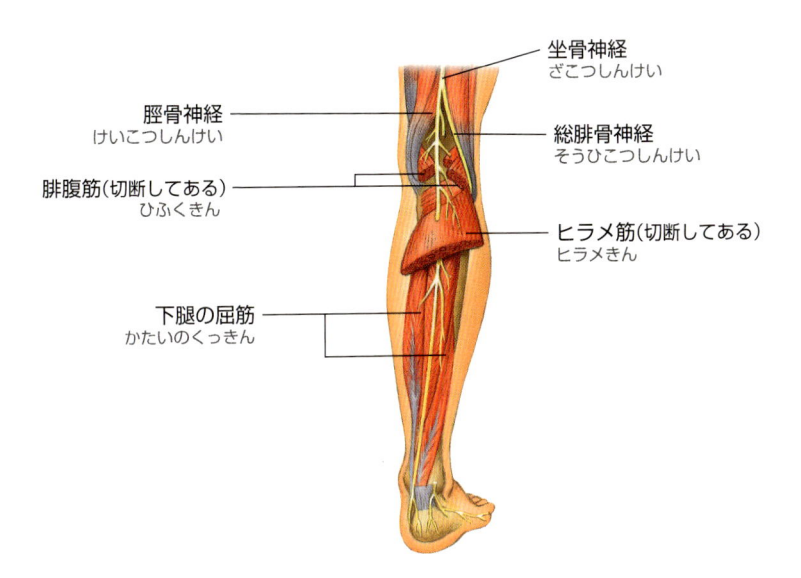

- 坐骨神経 ざこつしんけい
- 脛骨神経 けいこつしんけい
- 総腓骨神経 そうひこつしんけい
- 腓腹筋(切断してある) ひふくきん
- ヒラメ筋(切断してある) ヒラメきん
- 下腿の屈筋 かたいのくっきん

坐骨神経の2つの終枝のうち太い方は脛骨神経で，下腿の屈筋に分布し，関節を屈曲させる。脛骨神経は大腿の下1/3から起こり，ここでハムストリングに分布する。その後，総腓骨神経から分かれて下腿の背側で腓腹筋やヒラメ筋の領域を下行する。足関節で，神経は内果の後方を通過した後に内側足底神経と外側足底神経に分かれる。脛骨神経はまた皮膚に分布する腓腹神経（ふくらはぎの領域に分布）と内側踵骨神経(枝)（かかと領域に分布）の2本の皮枝をもつ。

■器官系	神経系
■位置	仙骨神経叢から坐骨神経として起こり，膝で分かれて足に分布
■主な機能	下腿の組織に分布する
■構成要素	腓腹神経，内側踵骨神経，総腓骨神経，内側足底神経，外側足底神経
■関連構造	坐骨神経，下肢の構造や組織

下肢

足関節 そくかんせつ

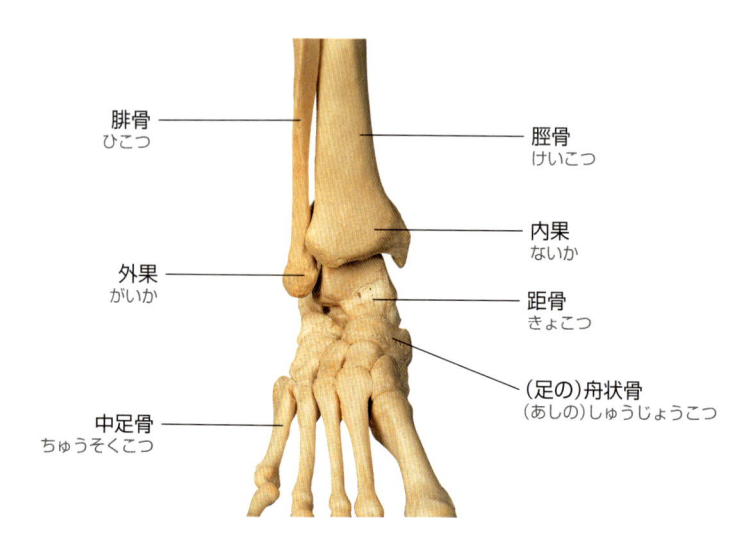

腓骨 ひこつ
脛骨 けいこつ
内果 ないか
外果 がいか
距骨 きょこつ
(足の)舟状骨 (あしの)しゅうじょうこつ
中足骨 ちゅうそくこつ

足関節では下腿の骨である脛骨と腓骨の下端で深い受け口が形成されている。この受け口に距骨滑車(滑車状の距骨の上表面)がはまっている。骨の形状と取り囲む靭帯の強度により，足関節は非常に安定しており体重を支えることができる。足関節の関節表面(互いの表面に対して動くことができる)は滑らかな硝子軟骨(ガラス軟骨)の層でおおわれている。この軟骨は滑膜で取り囲まれ，この膜が粘性のある分泌液を出し，関節の動きを滑らかにしている。足関節は蝶番関節であり，背屈(足背を引き上げる)と底屈(足底を引き下げる)を可能にしている。

■器官系	筋骨格系
■位置	脛骨と腓骨の底部
■主な機能	体重を支える。足の2方向の動き(背屈と底屈)を可能にする
■構成要素	脛骨の下面(内果関節面)，腓骨の外果，腓骨の内果，距骨滑車，舟状骨
■関連構造	足の骨

足関節の靱帯 そくかんせつのじんたい

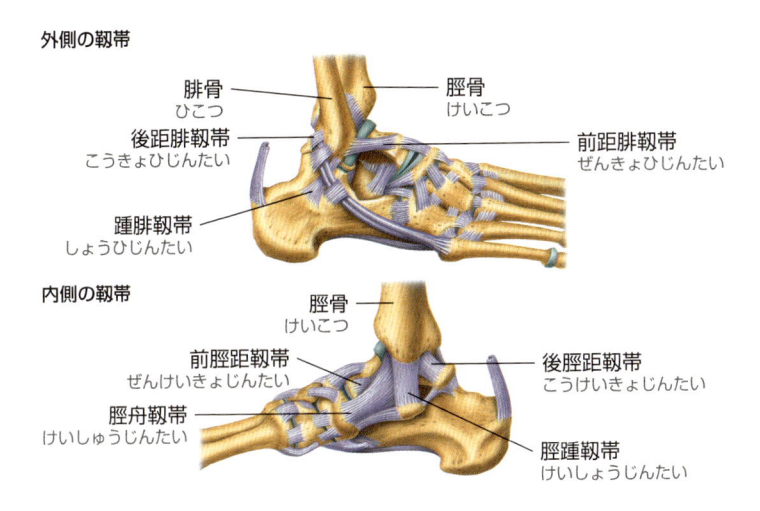

外側の靱帯

- 腓骨 ひこつ
- 脛骨 けいこつ
- 後距腓靱帯 こうきょひじんたい
- 前距腓靱帯 ぜんきょひじんたい
- 踵腓靱帯 しょうひじんたい

内側の靱帯

- 脛骨 けいこつ
- 前脛距靱帯 ぜんけいきょじんたい
- 後脛距靱帯 こうけいきょじんたい
- 脛舟靱帯 けいしゅうじんたい
- 脛踵靱帯 けいしょうじんたい

足関節は全体重に耐える安定性が必要となる。足関節の周囲にあるいくつかの強力な靱帯の存在が，関節の安定性をもたらし，自由度の高い動作が可能となる。たいていの関節と同じように，足関節は丈夫な関節包に取り囲まれていて，両側を内側靱帯と外側靱帯によって補強されている。三角靱帯として知られている内側靱帯は非常に強力で，脛骨の内果の先端から扇状に広がり，それがつないでいる2つの骨の名前が付いている。外側靱帯は2つの靱帯の中では弱い方であるが，3本の区別できる線維性組織でできた帯からなる。

■器官系	筋骨格系
■位置	足関節を取り囲む
■主な機能	足関節を補強しながらその広範囲の可動性を保つ
■構成要素	後距腓靱帯，前距腓靱帯，踵腓靱帯，前脛距靱帯，後脛距靱帯，脛舟靱帯，脛踵靱帯
■関連構造	足関節と足を構成する骨

下肢

足根骨 そくこんこつ

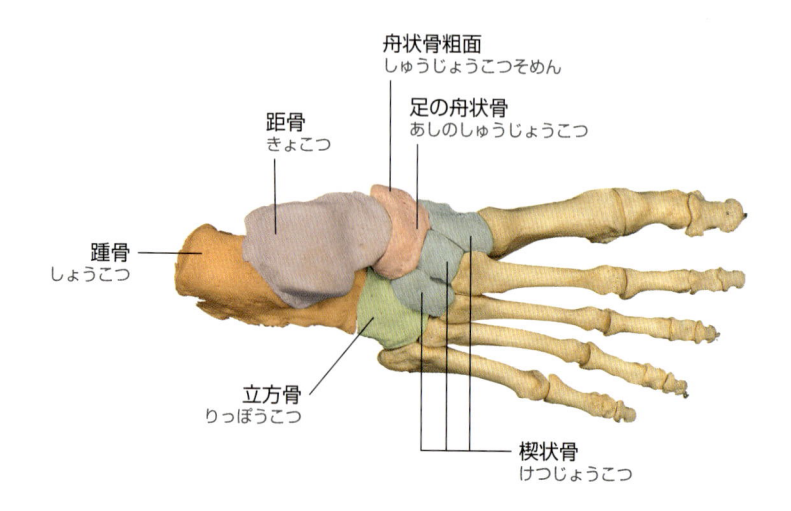

- 舟状骨粗面 しゅうじょうこつそめん
- 足の舟状骨 あしのしゅうじょうこつ
- 距骨 きょこつ
- 踵骨 しょうこつ
- 立方骨 りっぽうこつ
- 楔状骨 けつじょうこつ

ヒトの足は 26 個の骨からなり，そのうちの 7 個は足根骨である。距骨は脛骨と腓骨との間で足関節を形成し，全体重を支えている。この距骨は足根骨の中で最大の踵骨の上に位置する。舟状骨は相対的に小型の骨で，その形は船に似ており，隆起（舟状骨粗面）をもっている。舟状骨の下には立方骨があり，その形はおおよそ立方体である。この骨は足の外側にあって，その下面には溝があり，筋の腱が通過できるようになっている。楔状骨はその位置によって内側，中間，外側の 3 つの名が付けられている。内側楔状骨はこれらのくさび状の骨の中では最も大きい。

■器官系	筋骨格系
■位置	脛骨・腓骨と中足骨の間
■主な機能	足の構造の一部をつくる。可動性をもたせる。体重を支え，バランスを保つ
■構成要素	距骨，踵骨，舟状骨，楔状骨，立方骨
■関連構造	脛骨，腓骨，足の骨

下 肢

踵　骨 しょうこつ

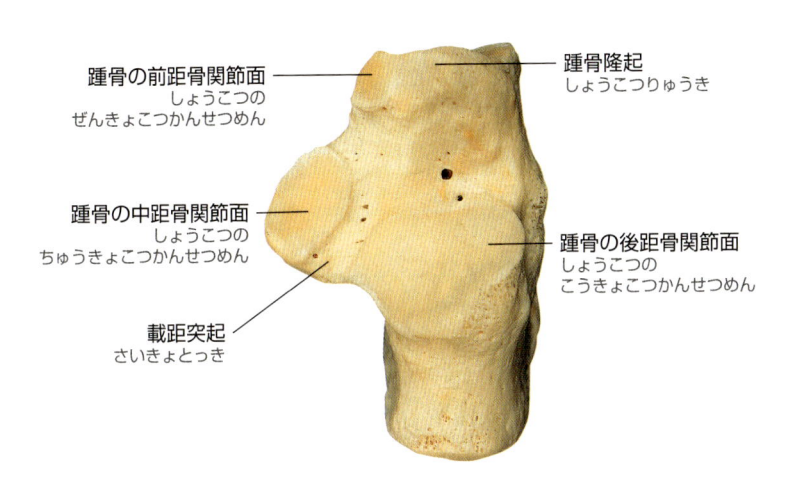

- 踵骨の前距骨関節面
  しょうこつの
  ぜんきょこつかんせつめん
- 踵骨の中距骨関節面
  しょうこつの
  ちゅうきょこつかんせつめん
- 載距突起
  さいきょとっき
- 踵骨隆起
  しょうこつりゅうき
- 踵骨の後距骨関節面
  しょうこつの
  こうきょこつかんせつめん

踵骨は足で最大の骨であり，かかとの皮下で容易に触れることができる。強大な骨で，体重を距骨から地面に伝える重要な働きをしている。踵骨は距骨とは上面で，また立方骨とは前面で関節を形成する関節面をもっている。踵骨の内側面には載距突起という突出があり，距骨頭を支えている。この突起の下面には溝があり，長い腱が通っている。踵骨の後端には大きな隆起である踵骨隆起があって，立った時に地面に着くようになる。距骨に向けて上がっていくとその部位は隆線となっているが，ここはアキレス腱(踵骨腱)の付着部位である。

■器官系	筋骨格系
■位置	距骨の下で足の後端
■主な機能	足の構造の一部をつくる。可動性をもたせる。体重を支え，バランスを保つ
■構成要素	関節面，踵骨隆起，載距突起
■関連構造	足の骨

285

下肢

中足骨と指節骨 ちゅうそくこつとしせつこつ

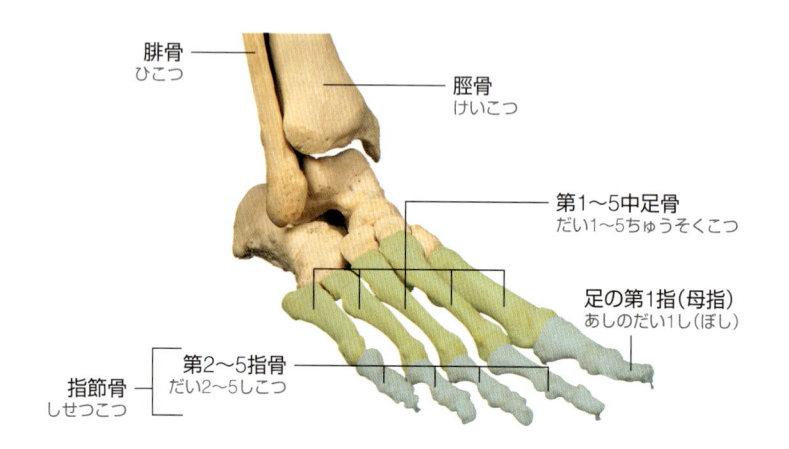

腓骨
ひこつ

脛骨
けいこつ

第1〜5中足骨
だい1〜5ちゅうそくこつ

足の第1指（母指）
あしのだい1し（ぼし）

第2〜5指骨
だい2〜5しこつ

指節骨
しせつこつ

中足骨と足の指節骨は小型の長管骨（基部，幹部，頭部からなる）であり，足の安定性に役立っている。中足骨の基部は足根骨と足の中央で関節をつくり，頭部は対応する足指の指節骨と関節をつくっている。中足骨は1から5まで番号がふられているが，これは最内側，つまり母指の後ろに位置している中足骨から始まっている。第1中足骨は他の中足骨に比べると短いがしっかりしており，母指の第1基節骨と関節をつくっている。足には14本の指節骨があり，手の指節骨に比べると小さく，運動能が少ないものの，手のものと同様の配列をしている。各足指にも3本の指節骨があるが，母指だけは2本しかない。

■器官系	筋骨格系
■位置	足根骨より先の部分
■主な機能	足の構造の一部をつくる。可動性をもたせる。体重を支え，バランスを保つ
■構成要素	第1〜5中足骨，指節骨
■関連構造	足根骨，脛骨，腓骨

下 肢

足の靱帯 あしのじんたい

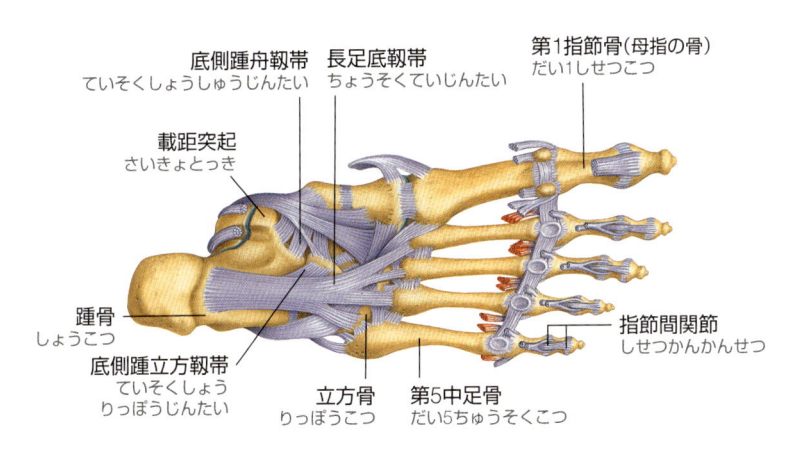

足底を眺めた図

図中のラベル:
- 底側踵舟靱帯（ていそくしょうしゅうじんたい）
- 長足底靱帯（ちょうそくていじんたい）
- 第1指節骨（母指の骨）（だい1しせつこつ）
- 載距突起（さいきょとっき）
- 踵骨（しょうこつ）
- 底側踵立方靱帯（ていそくしょうりっぽうじんたい）
- 立方骨（りっぽうこつ）
- 第5中足骨（だい5ちゅうそくこつ）
- 指節間関節（しせつかんかんせつ）

足の骨は全体としてアーチ状に配列しており（足弓（そくきゅう）），それによって弾力性に富み，地面が平坦でなくても体重を支えられるようになっている。足のアーチは骨の底面側に存在する数多くの靱帯により支えられ，頑丈であるが柔軟性のある土台をつくっている。ここには底側踵舟靱帯，長足底靱帯，底側踵立方靱帯の3つの大きな靱帯がある。多くの他の靱帯は長い中足骨や足の指節骨同士をつないだり，支えたりしている。中足骨は足根骨と，また互いに骨の表面を交差している足の靱帯でつながれている。

■器官系	筋骨格系
■位置	足底面
■主な機能	足のアーチを支える。頑丈だが柔軟性をもつ基盤となる
■構成要素	底側踵舟靱帯，長足底靱帯，底側踵立方靱帯
■関連構造	足の骨

下肢

足にある関節 あしにあるかんせつ

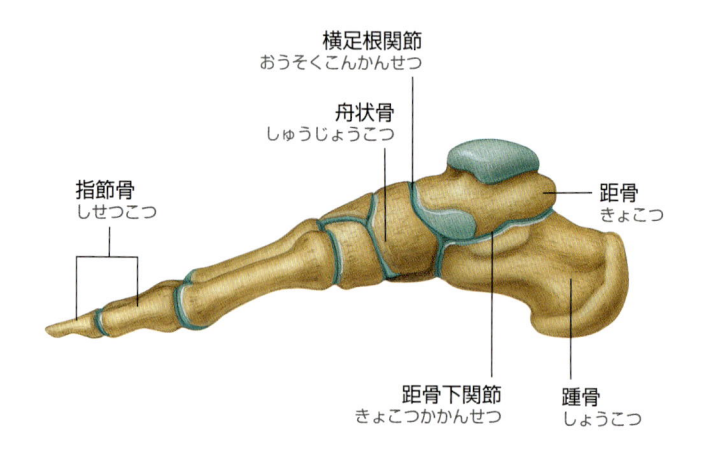

```
                  横足根関節
                  おうそくこんかんせつ
              舟状骨
              しゅうじょうこつ
  指節骨                                 距骨
  しせつこつ                               きょこつ


              距骨下関節        踵骨
              きょこつかかんせつ   しょうこつ
```

足関節（足根関節，距腿関節）は背屈（足背を引き上げる）と底屈（足底を引き下げる）だけしかおこなえない。他の足の動き，例えば外反（足底を外側に向ける），内反（足底を内側に向ける），さらに足が下方に向ける動きは，横足根関節と距骨下関節の2つの関節が関与している。横足根関節は複雑な関節で，隣接する踵骨，距骨，舟状骨，立方骨の関節面が組み合わさってできている。距骨下関節は距骨が踵骨に対して動く時に形成される関節である。これら以外の足の関節は互いに丈夫な靱帯でつながれており，ほとんど動きがない。

■器官系	筋骨格系
■位置	足の骨の間
■主な機能	安定性を維持するために足を動かす
■構成要素	横足根関節，距骨下関節
■関連構造	足の骨，筋，靱帯

下　肢

足関節の支帯 そくかんせつのしたい

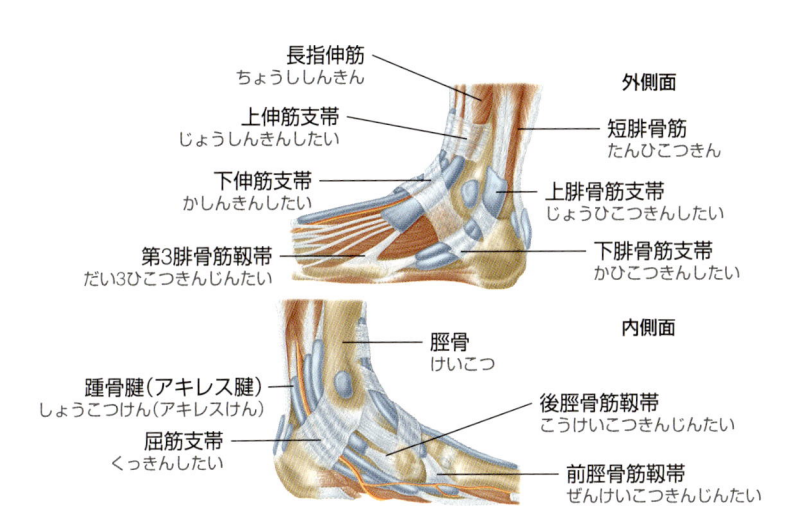

外側面

- 長指伸筋　ちょうししんきん
- 上伸筋支帯　じょうしんきんしたい
- 下伸筋支帯　かしんきんしたい
- 第3腓骨筋靱帯　だい3ひこつきんじんたい
- 短腓骨筋　たんひこつきん
- 上腓骨筋支帯　じょうひこつきんしたい
- 下腓骨筋支帯　かひこつきんしたい

内側面

- 脛骨　けいこつ
- 踵骨腱（アキレス腱）　しょうこつけん（アキレスけん）
- 屈筋支帯　くっきんしたい
- 後脛骨筋靱帯　こうけいこつきんじんたい
- 前脛骨筋靱帯　ぜんけいこつきんじんたい

足を動かす筋の多くは下腿にあるので，長い腱によって足の骨に付ける必要がある。これらの腱が足関節を通過するところでは，腱は支帯（線維性の帯）によって決まった場所に保持されている。ここには4つの支帯がある。上・下の伸筋支帯は両者ともに伸筋を保持する。腓骨筋支帯は腓骨筋腱を保持する。屈筋支帯は長母指伸筋腱を正しい位置に保つ。下肢の筋が足と足指を動かす場合に，長い腱が足関節の骨に対して前後に動くことになる。摩擦を防ぎ，滑らかに動けるように，腱は滑液のつまった滑液鞘に取り囲まれている。

■器官系	筋骨格系
■位置	足関節の周囲とそれより上方
■主な機能	筋の腱を正しい位置に保つ。足の安定性をもたらす
■構成要素	上伸筋支帯，下伸筋支帯，腓骨筋支帯，屈筋支帯
■関連構造	下腿と足の筋・骨

下肢

足背面の筋 そくはいめんのきん

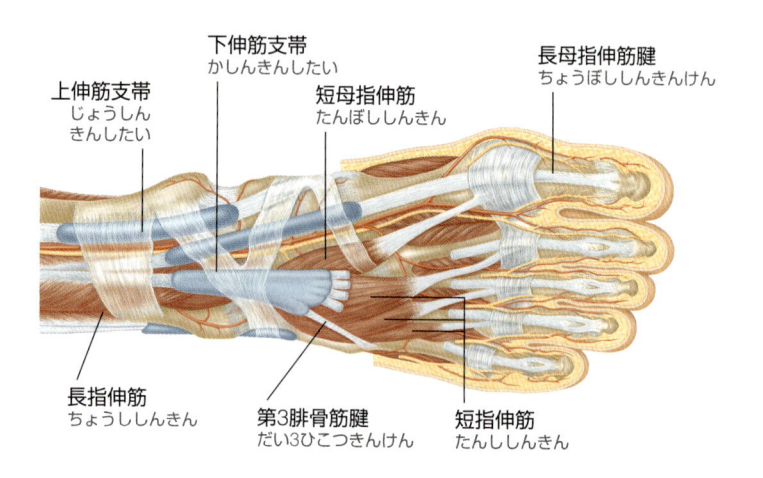

上伸筋支帯
じょうしん
きんしたい

下伸筋支帯
かしんきんしたい

短母指伸筋
たんぼししんきん

長母指伸筋腱
ちょうぼししんきんけん

長指伸筋
ちょうししんきん

第3腓骨筋腱
だい3ひこつきんけん

短指伸筋
たんししんきん

足の中にある筋の多くは内在筋であり，足底，最表層，背側，表層にそれぞれ2つの筋がある。短指伸筋，短母指伸筋はそれぞれ名前が示すように短筋で，第1～第4の足指を伸展（足指をまっすぐに伸ばしたり，上方に引っ張ったり）する。短指伸筋は踵骨の上面と下伸筋支帯から起こり，3部に分かれてそれぞれの腱が第2，第3，第4の足指に付く。短母指伸筋は本来，短指伸筋の一部分であり，足の母指に付くのでこのような名前が付いている。

■器官系	筋骨格系
■位置	足背で，第1～第4の足指まで伸びる
■主な機能	第1～第4の足指を伸展させる
■構成要素	短指伸筋，短母指伸筋
■関連構造	足の骨・筋・腱

下 肢

足底の筋 そくていのきん

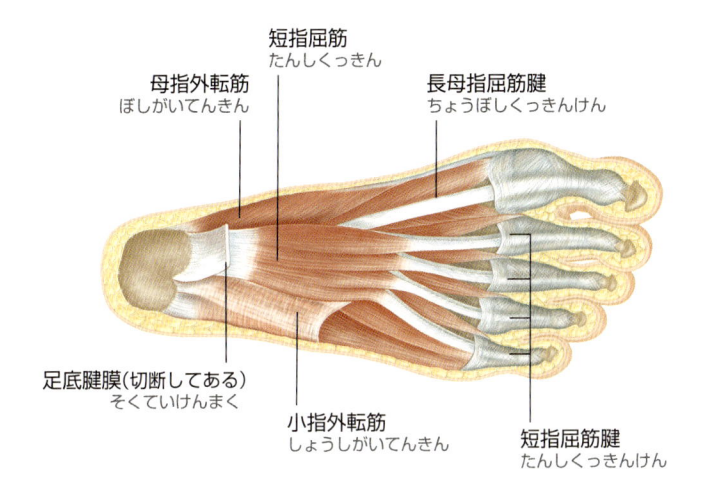

- 母指外転筋 ぼしがいてんきん
- 短指屈筋 たんしくっきん
- 長母指屈筋腱 ちょうぼしくっきんけん
- 足底腱膜（切断してある） そくていけんまく
- 小指外転筋 しょうしがいてんきん
- 短指屈筋腱 たんしくっきんけん

足底には内在筋が4層にわたってあり，外来筋（下腿にある筋）とともに働いて，さまざまな動きに対応している。足底の最表層の筋は足底腱膜という厚い結合組織の膜の直下にある。母指外転筋は足底の内縁にあり，足の母指を外転させる（外側に向ける）。短指屈筋は肉厚の筋で足底の中央にあり，その4つの腱は外側の4つの足指に付いている。この筋の収縮により足指が屈曲する。足底の外縁にそって小指外転筋があり，足の小指の外転と屈曲をおこなう。

■器官系	筋骨格系
■位置	足底の足底腱膜の直下
■主な機能	足指を外転・屈曲させる
■構成要素	母指外転筋，短指屈筋，小指外転筋
■関連構造	足の骨・筋・腱

全身の器官系

骨　格 こっかく

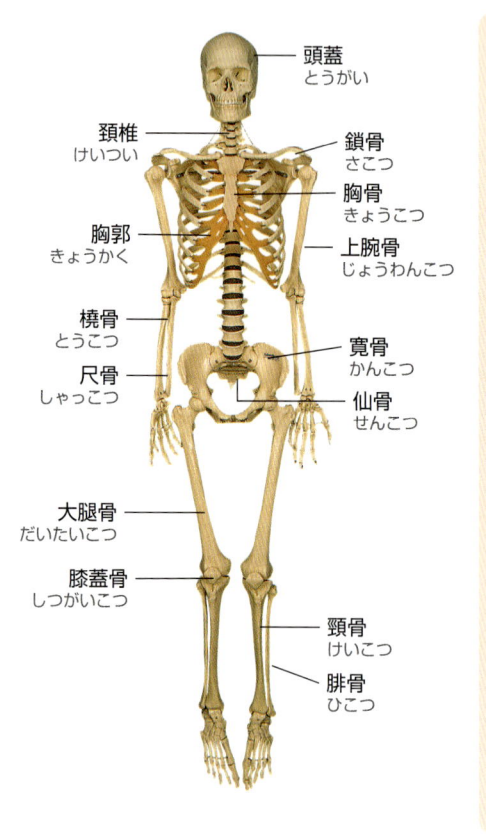

- 頭蓋 とうがい
- 頚椎 けいつい
- 鎖骨 さこつ
- 胸骨 きょうこつ
- 胸郭 きょうかく
- 上腕骨 じょうわんこつ
- 橈骨 とうこつ
- 尺骨 しゃっこつ
- 寛骨 かんこつ
- 仙骨 せんこつ
- 大腿骨 だいたいこつ
- 膝蓋骨 しつがいこつ
- 頚骨 けいこつ
- 腓骨 ひこつ

骨格は骨と軟骨でできており，全体重の1/5にあたる。頭蓋，脊柱，胸郭は軸骨格であり，上肢と下肢の骨と上肢帯および下肢帯は付属肢骨格と呼ばれている。骨格にはいろいろな生体機能がある。骨格は人体の支持体としての枠組みであり，その中にやわらかい内臓を容れている。脳と脊髄は頭蓋と脊柱で保護されており，胸郭は心臓と肺を保護している。体の運動は全身のいたるところで骨に付着している筋肉を動かすことによって起こる。カルシウムやリン酸などの無機物は骨の中に貯蔵されており，血液細胞は多くの骨の中心にある空所である骨髄腔に容れられた骨髄で産生される。

■器官系	筋骨格系
■位置	頭蓋から足指の先まで全身に分布
■主な機能	人体の枠組みとなる。内臓を保護する。筋肉の付着部位として運動を可能とする。無機質を貯蔵する。血液細胞を産生する
■構成要素	200以上の骨・軟骨
■関連構造	全身の器官・組織

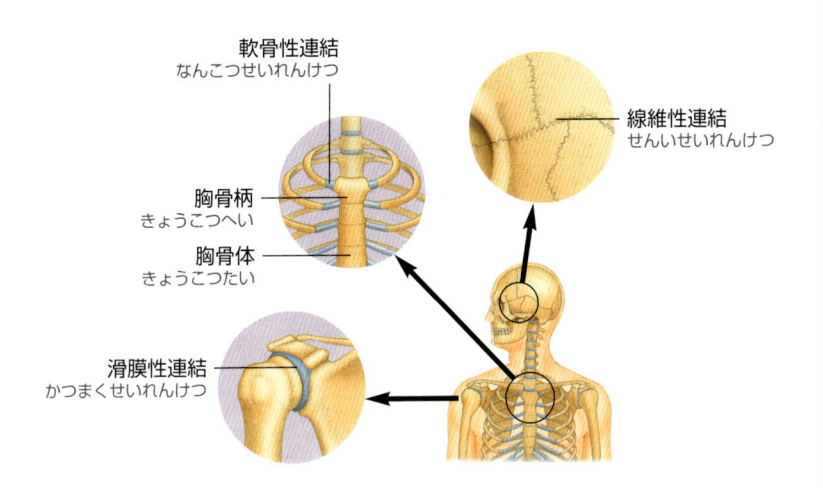

骨の連結様式 ほねのれんけつようしき

軟骨性連結 なんこつせいれんけつ

胸骨柄 きょうこつへい

胸骨体 きょうこつたい

滑膜性連結 かつまくせいれんけつ

線維性連結 せんいせいれんけつ

連結は2つかそれ以上の骨が向き合うところにあり、関節として動きが可能であるものや、密に合わさって動かないものもある。線維性連結（靱帯結合），軟骨性連結（軟骨結合），滑膜性連結（関節）に大別されている。線維性連結は頭蓋の間にみられ、コラーゲンと呼ばれる蛋白質で互いにつながり、可動性がほとんどない。軟骨性連結もまた可動性は制限されているが、圧力をかけると緩む柔軟性をもっている。例として、胸骨と肋骨の間をつなぐ肋軟骨は硝子軟骨（ガラス軟骨）であるが、連結部分は強靱な線維軟骨である。滑膜性連結（関節）は骨間を関節包がつなぎ、その中に滑液が含まれており、連結を滑らかにしているので容易に動くことができる。

■器官系	筋骨格系
■位置	骨の間
■主な機能	骨をつなぎ，時には動きや柔軟性をもたらす
■構成要素	線維性連結(靱帯結合)，軟骨性連結(軟骨結合)，滑膜性連結(関節)
■関連構造	骨，靱帯，筋

全身の器官系

骨格筋 こっかくきん

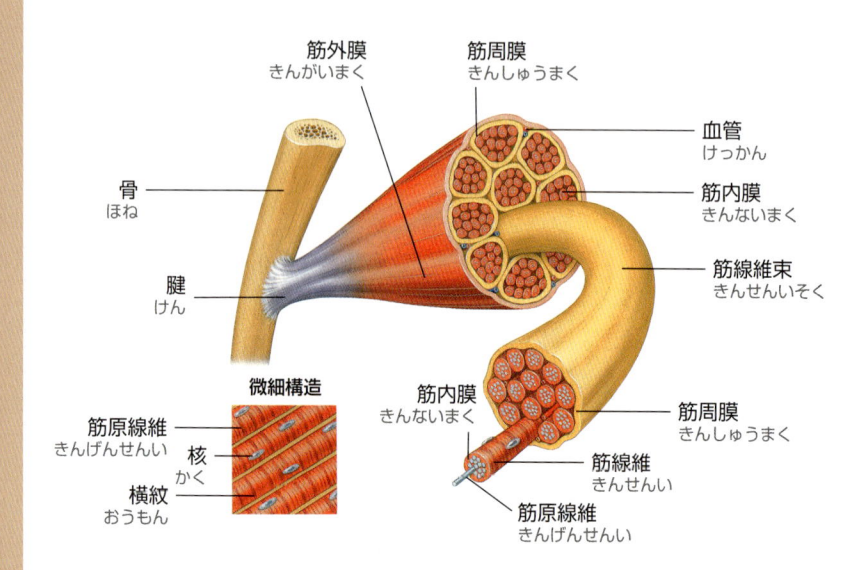

図の名称:
- 筋外膜 きんがいまく
- 筋周膜 きんしゅうまく
- 血管 けっかん
- 骨 ほね
- 筋内膜 きんないまく
- 腱 けん
- 筋線維束 きんせんいそく
- 筋内膜 きんないまく
- 筋周膜 きんしゅうまく
- 筋線維 きんせんい
- 筋原線維 きんげんせんい

微細構造:
- 筋原線維 きんげんせんい
- 核 かく
- 横紋 おうもん

人体で最も多い筋は骨格筋(随意筋とも横紋筋とも呼ばれている)であり、そのほとんどは皮下にみられる。骨格筋は運動を引き起こすが、それは基本的に随意的である。反射運動は無意識下にも起こる。骨格筋線維は結合組織(筋外膜)によって束ねられており、その中で線維性鞘(筋周膜)によって筋線維束に分けられる。これらの筋線維束の中で筋線維はそれぞれ筋内膜で包まれている。筋肉全体は強靱な線維帯である腱で骨につながっている。骨格筋が力強く収縮すると大きな力を出すが、逆に繊細でわずかな動きをすることも可能である。

■器官系	筋骨格系
■位置	全身に分布
■主な機能	随意運動を可能にする
■構成要素	腱，筋外膜，筋周膜，筋内膜，筋線維束，筋線維，血管，筋厚線維
■関連構造	骨，靱帯

全身の器官系

平滑（不随意）筋 へいかつ（ふずいい）きん

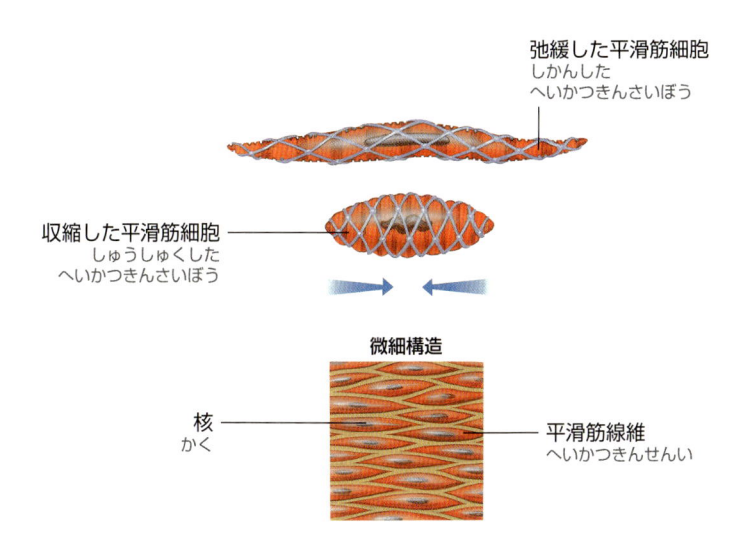

弛緩した平滑筋細胞
しかんした へいかつきんさいぼう

収縮した平滑筋細胞
しゅうしゅくした へいかつきんさいぼう

微細構造

核
かく

平滑筋線維
へいかつきんせんい

平滑筋は顕微鏡で観察した場合，横紋がみられないためにこのような名前が付いている。平滑筋は不随意筋でもあり，その動きを意識的に調節することはできず，自律神経系によって調節される。平滑筋は主に腸管や血管，膀胱などの壁にみられる。ここでの平滑筋は内腔（中心腔）の大きさを変えること，波状収縮（蠕動）といった異なった運動を同じ臓器（腸管や子宮）で起こすことが可能である。平滑筋はまた皮膚にもある。それは毛に付着し（立毛筋，毛が立つ），また，眼球内では水晶体の厚みや瞳孔の大きさを調節している（毛様体筋や瞳孔散大筋・括約筋）。

■器官系	筋骨格系
■位置	腸管，血管，膀胱，子宮，皮膚，眼球など
■主な機能	臓器の内腔の大きさを調節する。蠕動運動を起こす。水晶体の厚みや瞳孔の大きさを変える
■構成要素	平滑筋線維
■関連構造	自律神経系

全身の器官系

動脈系 どうみゃくけい

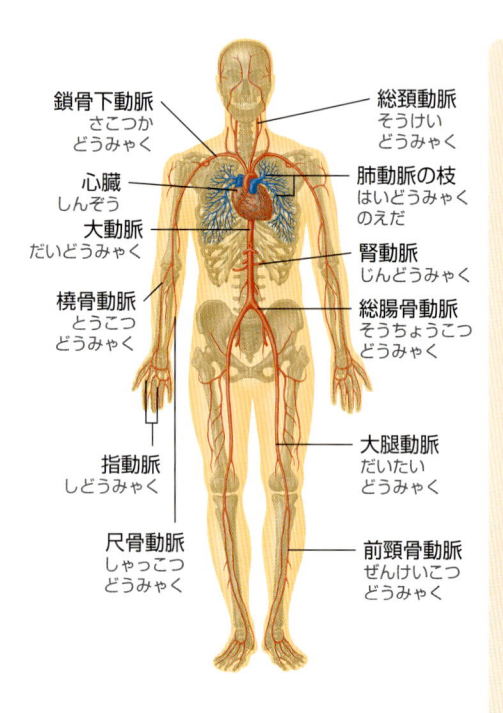

図中ラベル:
- 鎖骨下動脈 さこつかどうみゃく
- 心臓 しんぞう
- 大動脈 だいどうみゃく
- 橈骨動脈 とうこつどうみゃく
- 指動脈 しどうみゃく
- 尺骨動脈 しゃっこつどうみゃく
- 総頸動脈 そうけいどうみゃく
- 肺動脈の枝 はいどうみゃくのえだ
- 腎動脈 じんどうみゃく
- 総腸骨動脈 そうちょうこつどうみゃく
- 大腿動脈 だいたいどうみゃく
- 前頸骨動脈 ぜんけいこつどうみゃく

全身の動脈系の役割は血液を心臓から送り出し、全身の組織に栄養分を与えることである。肺から戻ってきた酸素化された血液は、心臓を介して大動脈（人体の主動脈）を流れる。大動脈の枝は頭部、上肢、胸腹部、下肢へと順に通る。これらの太い枝は繰り返し枝分かれして細くなる。そしてついに細動脈（さいどうみゃく）になり、人体の組織や器官に分布する。動脈の壁は弾性線維と平滑筋線維からなり、心臓から動脈系に流れこむ高圧の血液に耐えられるようになっている。たいていの動脈は人体のかなり深い位置を走っており、損傷しないようになっている。もし動脈が切断されると、血管内は高圧であるため大量の血液が短時間のうちに流れ出てしまう。

■器官系	心臓血管系
■位置	全身に分布
■主な機能	全身の器官・組織に栄養分と酸素を供給する
■構成要素	数多くの動脈・細動脈
■関連構造	心臓，静脈系

静脈系 じょうみゃくけい

全身の静脈系は全身の組織から心臓に血液を戻す働きをしている。この血液は体循環に戻る前に肺循環系を通して再酸素化される。静脈は毛細血管からの血液を受ける細い細静脈から起こる。静脈は互いに集まり，だんだんと太い血管となり，最後に全身の静脈血を集めた2本の主静脈である上大静脈と下大静脈になる。これらの2本の大静脈は直接心臓に流れこむ。常に全身の総血液量の約65％が静脈系を流れている。静脈は動脈に比べると血管壁が薄く，体内の表面近くにある。また血液を全身に送り出すようなポンプ機能がないので，血液の逆流を防ぐために静脈内には弁が存在する。

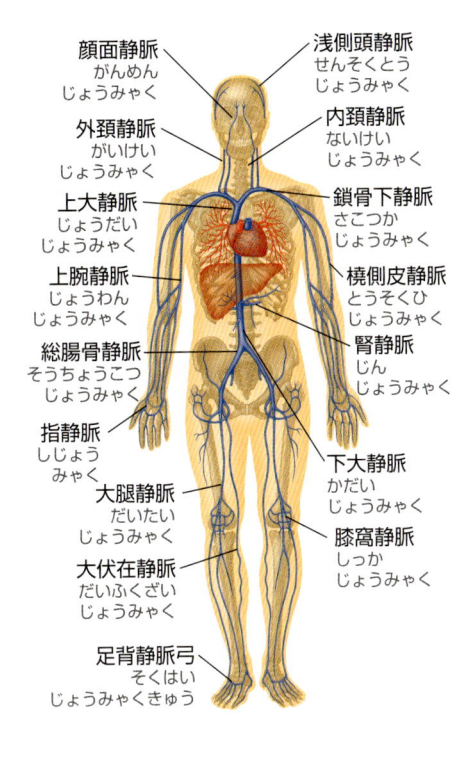

- 顔面静脈 がんめんじょうみゃく
- 浅側頭静脈 せんそくとうじょうみゃく
- 外頸静脈 がいけいじょうみゃく
- 内頸静脈 ないけいじょうみゃく
- 上大静脈 じょうだいじょうみゃく
- 鎖骨下静脈 さこつかじょうみゃく
- 上腕静脈 じょうわんじょうみゃく
- 橈側皮静脈 とうそくひじょうみゃく
- 総腸骨静脈 そうちょうこつじょうみゃく
- 腎静脈 じんじょうみゃく
- 指静脈 しじょうみゃく
- 下大静脈 かだいじょうみゃく
- 大腿静脈 だいたいじょうみゃく
- 膝窩静脈 しっかじょうみゃく
- 大伏在静脈 だいふくざいじょうみゃく
- 足背静脈弓 そくはいじょうみゃくきゅう

■器官系	心臓血管系
■位置	全身に分布
■主な機能	全身の器官や組織から心臓へ酸素の乏しい血液を戻す
■構成要素	数多くの静脈・細静脈
■関連構造	心臓，動脈系

全身の器官系

肺循環 はいじゅんかん

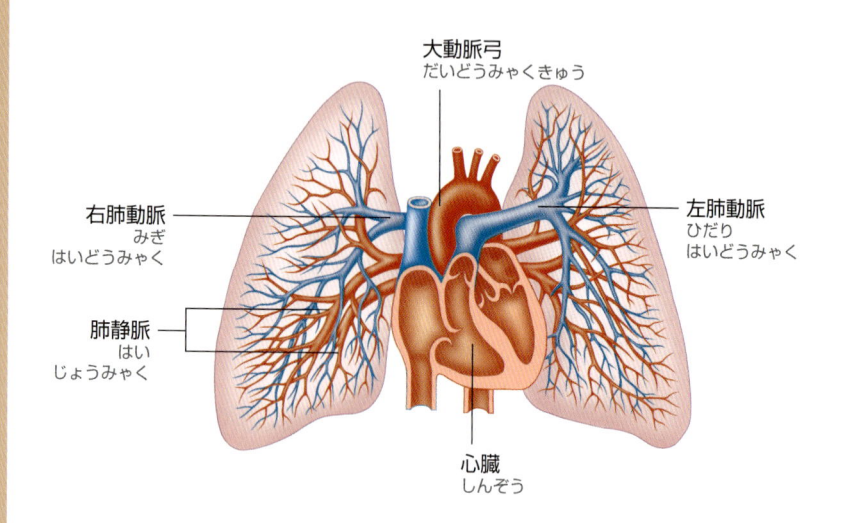

大動脈弓
だいどうみゃくきゅう

右肺動脈
みぎ
はいどうみゃく

左肺動脈
ひだり
はいどうみゃく

肺静脈
はい
じょうみゃく

心臓
しんぞう

肺循環は血液を肺内の肺胞(はいほう)に接触させることにより，酸素を血液中に取りこみ，二酸化炭素を肺胞内に排泄する．心臓の1拍動ごとに，酸素に乏しい血液は右心室から肺に左右の肺動脈を通して流れこむ．多くの動脈分岐の後に血液は肺胞を取り囲んでいる密な毛細血管網に入り，再酸素化される．この新たに酸素化された血液は，最終的には4本の肺静脈に入り，これが心臓の左心房に入る．ここから血液は全身の動脈系に戻され，全身の組織を養う．

■器官系	心臓血管系
■位置	心臓と肺の間の血管
■主な機能	血液を肺の機能的構造である肺胞に接触させることにより，ガス交換をおこなう
■構成要素	肺動脈，肺静脈
■関連構造	心臓，肺胞

末梢神経系 まっしょうしんけいけい

人体の神経系は大きく2つに分けることができる。脳と脊髄からなる中枢神経系と末梢神経系である。末梢神経系は大きく3つに分けられる。感覚受容器は特殊化した神経終末で，温度覚，痛覚，触覚などの情報を受容する。運動神経終末は筋肉に存在し，中枢神経系からの命令に反応する。末梢神経は神経束であり，中枢神経系との間で情報のやりとりをする。末梢神経のうち，12対の脳神経は脳から直接出ており，頭頚部からの情報を受け，また頭頚部の器官を調節している。脊髄神経は脊髄から出ているが，それには数千本もの神経線維が含まれており，人体に分布している。

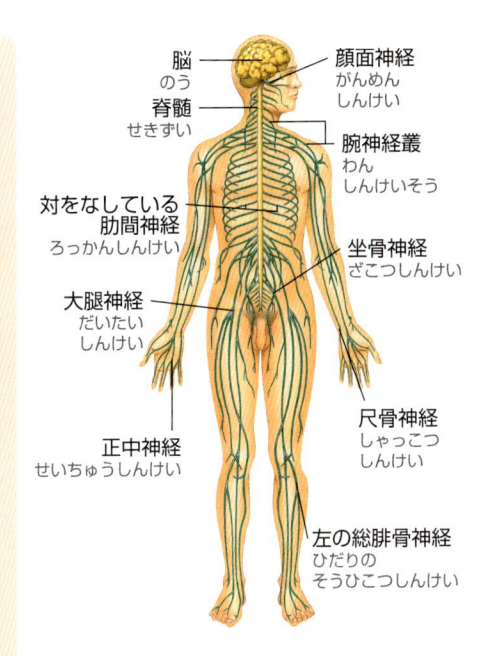

- 脳 のう
- 脊髄 せきずい
- 顔面神経 がんめんしんけい
- 腕神経叢 わんしんけいそう
- 対をなしている肋間神経 ろっかんしんけい
- 坐骨神経 ざこつしんけい
- 大腿神経 だいたいしんけい
- 尺骨神経 しゃっこつしんけい
- 正中神経 せいちゅうしんけい
- 左の総腓骨神経 ひだりのそうひこつしんけい

■器官系	神経系
■位置	脳神経は脳幹から，脊髄神経は脊髄から起こる
■主な機能	頭頚部の調節を可能にする。人体全体に知覚神経と運動神経を分布させる
■構成要素	12対の脳神経，31対の脊髄神経
■関連構造	脳，脊髄

全身の器官系

神経細胞 しんけいさいぼう

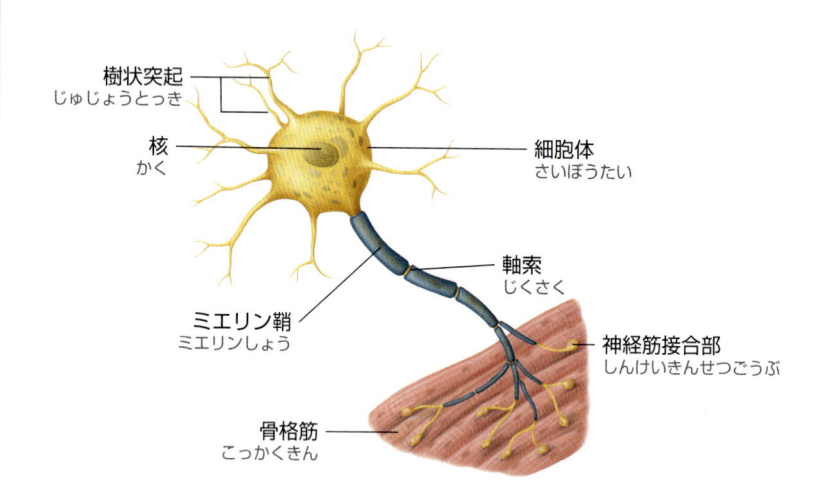

- 樹状突起（じゅじょうとっき）
- 核（かく）
- 細胞体（さいぼうたい）
- 軸索（じくさく）
- ミエリン鞘（ミエリンしょう）
- 神経筋接合部（しんけいきんせつごうぶ）
- 骨格筋（こっかくきん）

神経組織は2種類の細胞からできている。1つは神経細胞で，神経情報を電気信号（神経インパルス）として伝達している。もう1つは神経膠細胞（グリア細胞）で，神経細胞を取り囲む，神経細胞よりも小型の支持栄養細胞である。神経細胞は大型の，高度に分化した細胞であり，その機能は神経情報を受け取り，それを全身に伝達することにあるが，情報を受け取るのは細胞体から数多く出ている樹状突起である。また，神経細胞には1本の長い軸索があり，これはミエリン鞘で包まれ，電気信号として情報を細胞体から送り出している。神経細胞が損傷しても，細胞分裂して置き換わるということはない。それゆえ，神経細胞は非常に寿命が長いのが特徴である（最近は細胞分裂をすることがわかってきた）。

■器官系	神経系
■位置	全身に分布
■主な機能	電気信号（神経インパルス）として情報を伝達する
■構成要素	細胞体，樹状突起，軸索（神経突起），ミエリン鞘
■関連構造	全身のさまざまな組織，神経系

全身の器官系

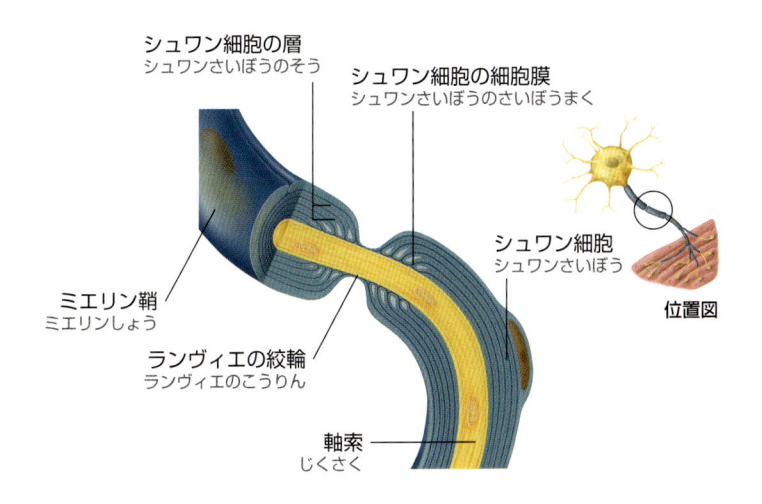

ミエリン鞘 ミエリンしょう

シュワン細胞の層
シュワンさいぼうのそう

シュワン細胞の細胞膜
シュワンさいぼうのさいぼうまく

シュワン細胞
シュワンさいぼう

位置図

ミエリン鞘
ミエリンしょう

ランヴィエの絞輪
ランヴィエのこうりん

軸索
じくさく

神経細胞の軸索を流れる電気信号（神経インパルス）の伝達速度は，脂質でできた絶縁体の層であるミエリン鞘があるとより速くなる。末梢神経系では，ミエリン鞘はシュワン細胞がその細胞質を神経細胞の軸索の周囲に同心円状に巻き付けることによってつくられる。個々のシュワン細胞は並んで配列しているが，互いに接することはない。このシュワン細胞間の間隙にはミエリンはなく，ランヴィエの絞輪と呼ばれている。そして，電気信号が軸索を流れる場合には，この絞輪の部分を跳びながら伝わる（跳躍伝導）ので，全体としてミエリン鞘が存在しない場合（無髄神経線維）よりも速く伝導される。実際，有髄神経線維は神経情報を無髄神経線維の 150 倍以上の速さで伝える。

■器官系	神経系
■位置	神経細胞の軸索を取り囲む
■主な機能	神経線維を伝わる電気信号（神経インパルス）の伝達速度を上げる
■構成要素	脂質，絶縁組織
■関連構造	神経系の組織

全身の器官系

末梢神経 まっしょうしんけい

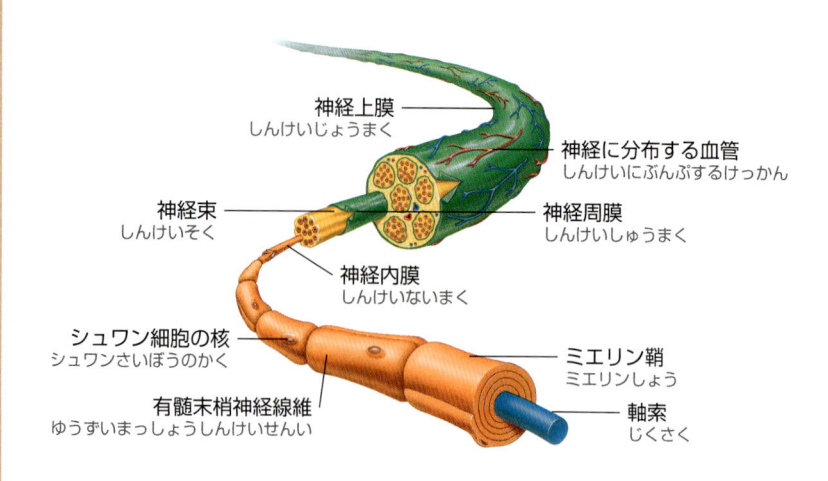

図中ラベル:
- 神経上膜（しんけいじょうまく）
- 神経に分布する血管（しんけいにぶんぷするけっかん）
- 神経束（しんけいそく）
- 神経周膜（しんけいしゅうまく）
- 神経内膜（しんけいないまく）
- シュワン細胞の核（シュワンさいぼうのかく）
- 有髄末梢神経線維（ゆうずいまっしょうしんけいせんい）
- ミエリン鞘（ミエリンしょう）
- 軸索（じくさく）

末梢神経は3種の結合組織でできた保護層でおおわれており、これらの層によって裸では傷つきやすい神経線維を守っている。神経内膜は末梢神経の最小単位である軸索を1本ずつ取り囲んでいる繊細な層である。この層は軸索のミエリン鞘もまた包んでいる。軸索が束になったものを神経周膜が取り囲んで神経束となる。この神経束は複数が集まって、丈夫な結合組織の膜である神経上膜で取り囲まれ、1本の末梢神経となる。神経上膜はまた神経線維に栄養分や酸素を運ぶ血管と血管をおおう結合組織も一緒に取り囲んでいる。

■器官系	神経系
■位置	全身に分布
■主な機能	末梢神経は中枢神経系へ情報を伝え、また命令を中枢から末梢へ伝達する
■構成要素	軸索, ミエリン鞘, 神経束, 神経内膜, 神経上膜, 神経周膜, 血管, 結合組織
■関連構造	神経系の組織

全身の器官系

自律神経系 じりつしんけいけい

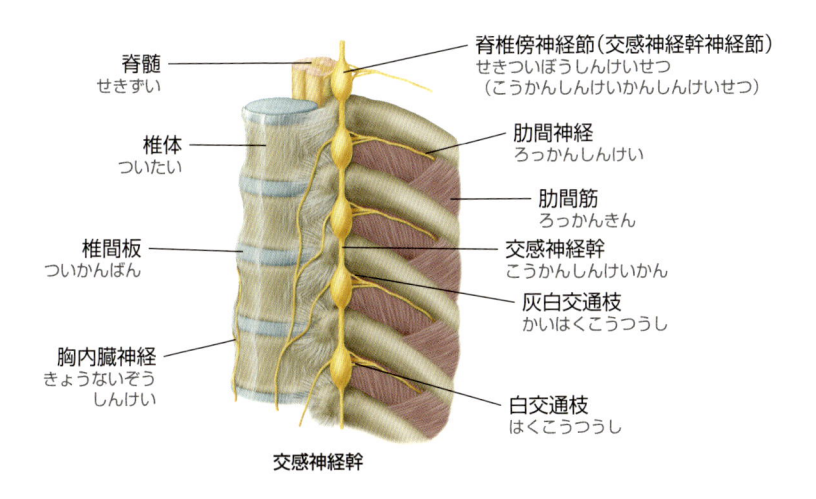

- 脊髄 せきずい
- 椎体 ついたい
- 椎間板 ついかんばん
- 胸内臓神経 きょうないぞうしんけい
- 脊椎傍神経節（交感神経幹神経節） せきついぼうしんけいせつ（こうかんしんけいかんしんけいせつ）
- 肋間神経 ろっかんしんけい
- 肋間筋 ろっかんきん
- 交感神経幹 こうかんしんけいかん
- 灰白交通枝 かいはくこうつうし
- 白交通枝 はくこうつうし

交感神経幹

自律神経系は人体のいろいろな部分に神経を分布させているが，その働きは意識に上らない。これには，交感神経系と副交感神経系の2種類がある。両神経系とも，中枢神経系からその関連臓器までの経路は2つの神経細胞からできている。交感神経系の神経細胞体は脊髄領域内にあって，その神経線維は脊髄を出てすぐに神経節が数珠状に連なった交感神経幹に入り，そこから末梢へ伸びる。交感神経系の働きは「戦闘または逃亡」反応というように表現される。危険な状況では，交感神経系は活発に働くので，心拍数は増加し，血液は筋肉に集められ，顔面は青ざめる。

■器官系	神経系
■位置	中枢神経系から出て，各種臓器に分布
■主な機能	交感神経系は全身の各所に分布する。無意識下に調節をおこなう（例：心拍数を増やし，消化の過程をゆっくりにする）
■構成要素	神経細胞，神経線維
■関連構造	他の神経系，さまざまな臓器

全身の器官系

副交感神経系 ふくこうかんしんけいけい

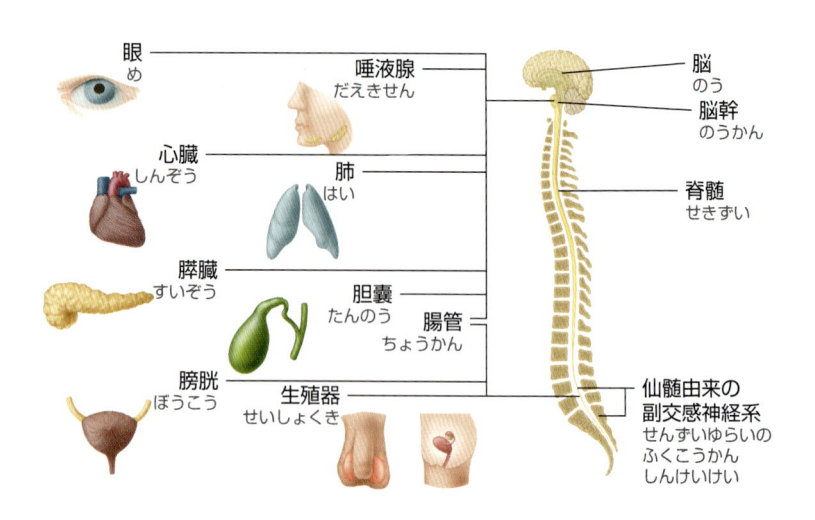

眼 め
唾液腺 だえきせん
心臓 しんぞう
肺 はい
膵臓 すいぞう
胆嚢 たんのう
腸管 ちょうかん
膀胱 ぼうこう
生殖器 せいしょくき
脳 のう
脳幹 のうかん
脊髄 せきずい
仙髄由来の副交感神経系 せんずいゆらいのふくこうかんしんけいけい

副交感神経系は自律神経系の1つであって、主に安静時に働くものである。その構造はかなり単純で、経路中、2つの神経細胞の最初のものが位置するのは脳と下位脊髄の2ヵ所のみである。副交感神経系の線維は脳幹の灰白質から出ているが、それらは頭蓋から出る際にいくつかの脳神経と一緒に出ている。これらの脳神経と一緒に出るものを脳神経付随の副交感神経路と呼ぶ。脊髄の仙骨部もまた副交感神経線維を含んでいる。この場合、脊髄からは脊髄神経の前根に含まれて出ることになる。副交感神経系は交感神経系と同じ臓器に分布しているが、その働きは逆である。

■器官系	神経系
■位置	中枢神経系から出て各種臓器に分布
■主な機能	副交感神経系は全身の各所に分布する。無意識下に調節をおこなう（例：心拍数を減らし、消化の過程を進める）
■構成要素	神経細胞、神経線維
■関連構造	他の神経系、さまざまな臓器

全身の器官系

リンパ系 リンパけい

リンパ系はリンパとよばれる液体を心血管系と同じように全身循環させている循環系であるが，心血管系ほどはっきりとしていない。リンパは血液由来の透明な水様の液体で，組織液とも呼ばれ，この中に体細胞が浸かっている。ここにはまたリンパ球という特殊化された白血球が含まれ，外来性異物である微生物を攻撃破壊することにより防御機能を果たしている。リンパ系は全身に分布するリンパ管のネットワークからなり，過剰な組織液を集めて流している。リンパ節の集まりがリンパ管の経路の途中にみられ，そこを通過するリンパを濾過している。人体内の何ヵ所かでリンパは静脈系に戻される(例えば，胸管は左の静脈角に注いでいる)。

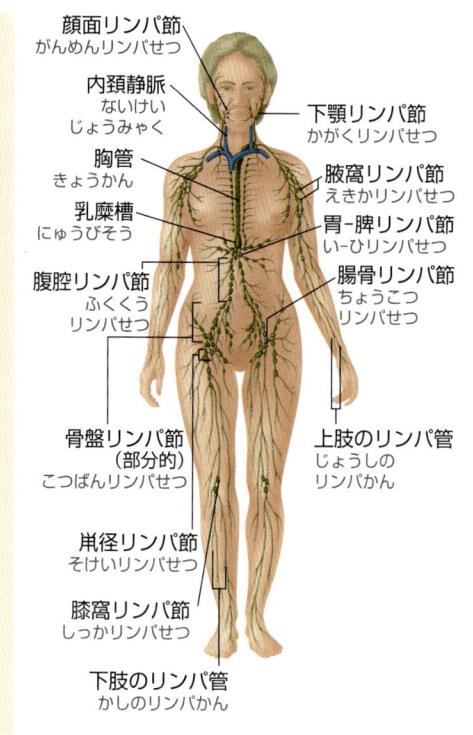

顔面リンパ節
がんめんリンパせつ

内頚静脈
ないけいじょうみゃく

胸管
きょうかん

乳糜槽
にゅうびそう

腹腔リンパ節
ふくくうリンパせつ

下顎リンパ節
かがくリンパせつ

腋窩リンパ節
えきかリンパせつ

胃-脾リンパ節
い-ひリンパせつ

腸骨リンパ節
ちょうこつリンパせつ

骨盤リンパ節
（部分的）
こつばんリンパせつ

上肢のリンパ管
じょうしのリンパかん

鼡径リンパ節
そけいリンパせつ

膝窩リンパ節
しっかリンパせつ

下肢のリンパ管
かしのリンパかん

■器官系	リンパ系
■位置	全身
■主な機能	全身組織からの過剰なリンパ（組織液）を排泄する。有害な細菌などの異物を濾過する。感染に対して闘うためのリンパ球を産生する
■構成要素	リンパ管，リンパ節，リンパ球，リンパ器官，リンパ組織
■関連構造	静脈系

全身の器官系

リンパ節とリンパ管
リンパせつとリンパかん

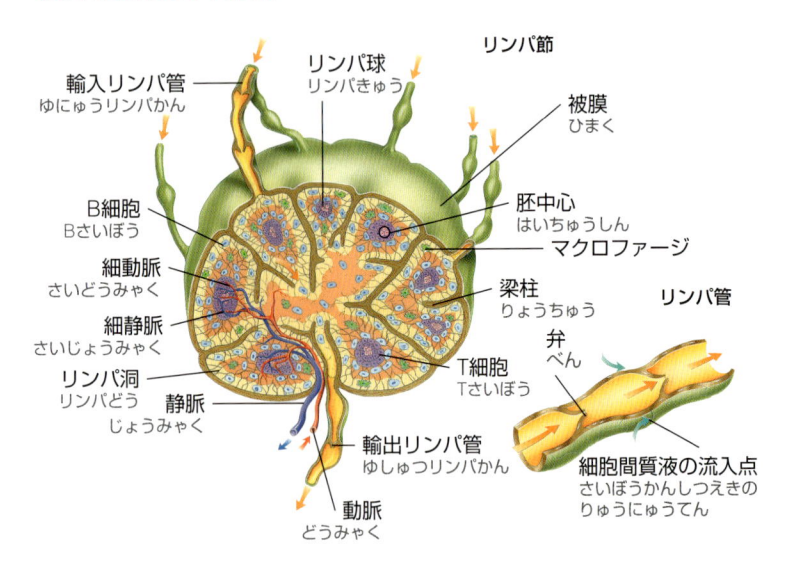

図中ラベル:
- 輸入リンパ管（ゆにゅうリンパかん）
- リンパ球（リンパきゅう）
- リンパ節
- 被膜（ひまく）
- B細胞（Bさいぼう）
- 胚中心（はいちゅうしん）
- マクロファージ
- 細動脈（さいどうみゃく）
- 梁柱（りょうちゅう）
- 細静脈（さいじょうみゃく）
- リンパ管
- リンパ洞（リンパどう）
- T細胞（Tさいぼう）
- 弁（べん）
- 静脈（じょうみゃく）
- 輸出リンパ管（ゆしゅつリンパかん）
- 細胞間質液の流入点（さいぼうかんしつえきのりゅうにゅうてん）
- 動脈（どうみゃく）

リンパ節は小さな豆形の構造で，リンパ管にそって分布し，リンパ（体細胞のまわりの組織液）を濾過する働きをしている。リンパと同様，組織内の小さなリンパ管は細胞片や細菌，ウイルスなどを取りこんで流している。リンパがリンパ節を通過する時にリンパ節内の細胞に接すると，異物，微生物が認識され，取りこまれて，それらが血流に入らないようにしている。リンパ管の大きさはさまざまで，ごく細い毛細リンパ管は血管から漏れ出る液体を取りこんでいる。これらの毛細リンパ管は集まり，だんだんと太いリンパ管となり，最終的には胸管と右リンパ本幹の2本に集められる。

■器官系	リンパ系
■位置	全身
■主な機能	全身組織からの過剰な組織液を排泄する。有害な細菌などの異物を濾過する。感染に対して闘うためのリンパ球を産生する
■構成要素	線維性被膜，梁柱，リンパ洞，胚中心，リンパ管，血管
■関連構造	静脈循環

リンパ組織とリンパ器官
リンパそしきとリンパきかん

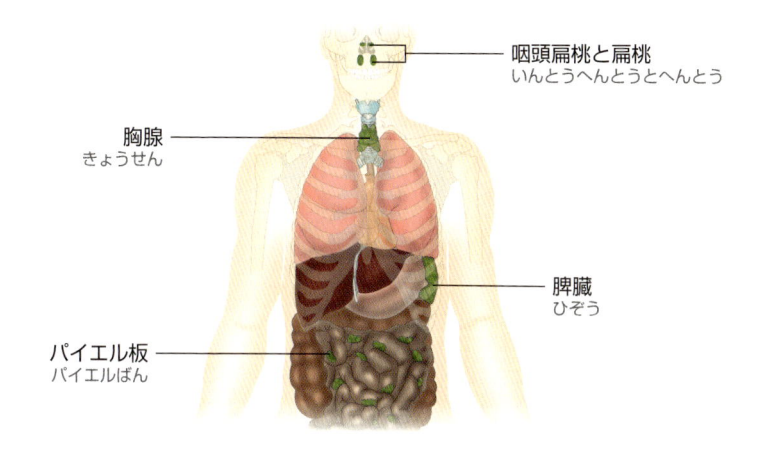

- 咽頭扁桃と扁桃
  いんとうへんとうとへんとう
- 胸腺
  きょうせん
- 脾臓
  ひぞう
- パイエル板
  パイエルばん

全身には独立したリンパ組織が存在し,免疫系の重要な役割を果たしている。脾臓は免疫系の細胞の増殖の場であり,また血中の異物や老いた赤血球を除去する。胸腺は胸部の胸骨の後面にある小さな腺である。胸腺は骨髄でつくられたリンパ球を取りこんで,Tリンパ球に育てあげる。胃腸管内のリンパ組織は通常管腔面直下にあるが,口腔の後縁には扁桃があり,また回腸にはリンパ節の集まりであるパイエル板がみられる。これらの構造は口から入ってくる感染性微生物から体を守る役目をしている。

■器官系	リンパ系
■位置	全身
■主な機能	免疫系の細胞を増殖・成熟させる。感染から体を守る
■構成要素	脾臓,胸腺,咽頭扁桃,扁桃,腸管に散在するリンパ小節,パイエル板
■関連構造	血液循環

全身の器官系

内分泌系 ないぶんぴつけい

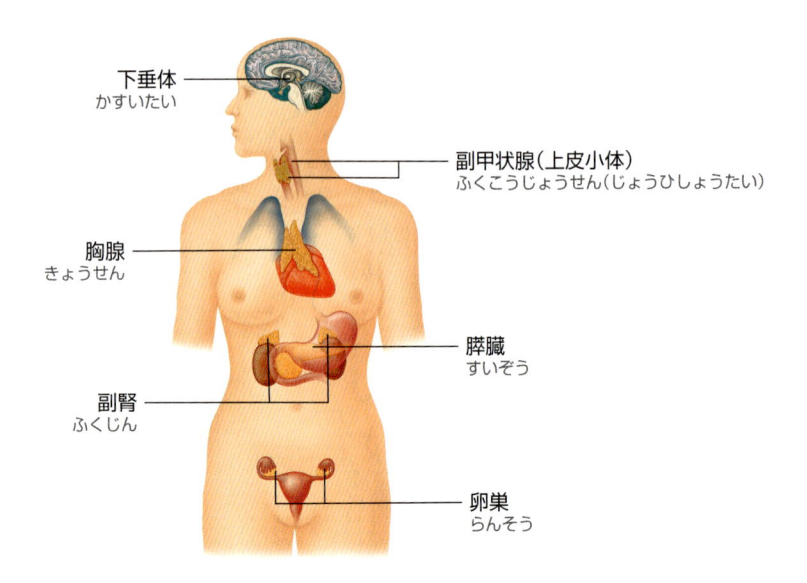

- 下垂体 かすいたい
- 副甲状腺（上皮小体） ふくこうじょうせん（じょうひしょうたい）
- 胸腺 きょうせん
- 膵臓 すいぞう
- 副腎 ふくじん
- 卵巣 らんそう

内分泌系は全身に散在する特殊な腺構造である。これらの腺はホルモンという特化された物質を直接，周囲の組織内に分泌し，ホルモンはそこから血流に入ることになる。主な内分泌器官には，脳の下垂体，甲状腺や副甲状腺（上皮小体），胸腺，膵臓，腎臓の頂部にのっている副腎，それに女性の卵巣や男性の精巣がある。これらの器官のそれぞれが1つかそれ以上のホルモンを産生し，人体の機能を調節している。例えば，膵臓の分泌するインスリンは人体の糖代謝を調節する。

■器官系	内分泌系
■位置	全身に分布
■主な機能	人体の代謝を調節する重要なホルモンを分泌する
■構成要素	下垂体，胸腺，甲状腺，上皮小体（副甲状腺），膵臓，副腎，卵巣，精巣など
■関連構造	全身の多くの他の器官（これらにホルモンが作用する）

全身の器官系

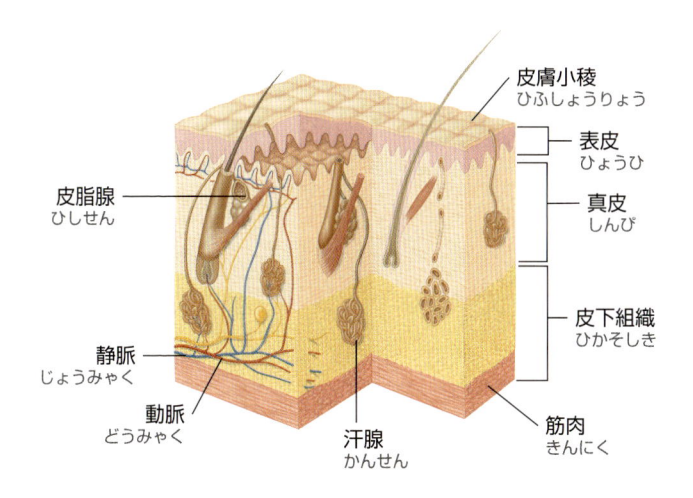

皮 膚 ひふ

図中のラベル：
- 皮脂腺（ひしせん）
- 静脈（じょうみゃく）
- 動脈（どうみゃく）
- 汗腺（かんせん）
- 皮膚小稜（ひふしょうりょう）
- 表皮（ひょうひ）
- 真皮（しんぴ）
- 皮下組織（ひかそしき）
- 筋肉（きんにく）

皮膚は人体の外表面をおおっている。その表面積はおおよそ1.5～2 m^{2}になる。皮膚は表皮と真皮の2層からなる。表皮はこの2層のうちの薄い方であるが，丈夫な保護的な被膜の役目を果たしている。表皮は細胞が層状に重なってできており，最内層の細胞が次々と細胞分裂し，上方に向かって細胞を送り出している。真皮は皮膚の厚い方の層であり，表皮下に守られて存在している。真皮は弾性線維と膠原線維からなる結合組織からなり，しなやかさと強さを兼ね備えている。真皮には豊富な血管と数多くの知覚神経終末が含まれている。この層内には毛包，汗腺，皮脂腺もみられる。

■器官系	外皮系
■位置	全身の表面をおおう
■主な機能	保護膜となる。体温を調節する。脱水や感染から保護する。知覚を感受する
■構成要素	表皮，真皮
■関連構造	毛髪，脂肪組織，筋肉

全身の器官系

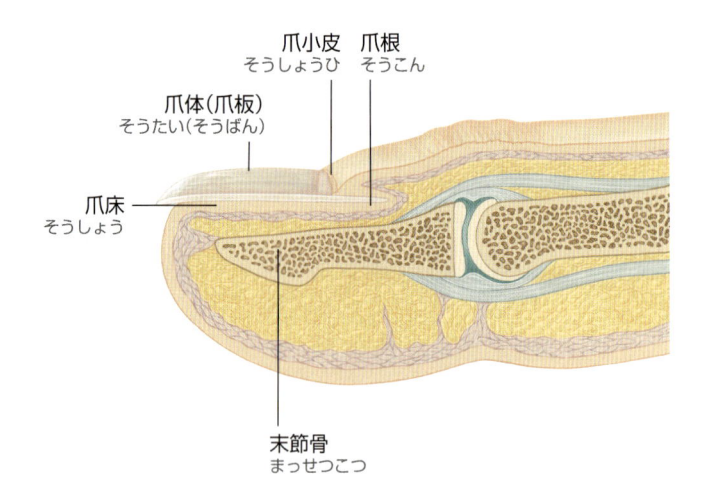

爪 つめ

爪小皮
そうしょうひ

爪根
そうこん

爪体(爪板)
そうたい(そうばん)

爪床
そうしょう

末節骨
まっせつこつ

爪は傷つきやすい手や足の指先を保護する硬いおおいであり，ものをひっかくためにも使われる。爪は指の背側面で各末節骨をおおうように存在する。爪は硬いケラチンの板からなり，その根部から連続的に伸び続け，その先端の自由縁以外は皮膚のひだに取り囲まれ，おおわれている。爪根部で，爪自身と爪郭(爪の壁，爪の外側縁と近位縁をおおう皮膚のひだ)の直下を爪床と呼び，ここで細胞分裂が起こり，ケラチンが産生されている。爪半月は色の薄い三日月状の爪の基部にみられる領域であり，爪床を感染から守っている皮膚のひだである爪小皮の境界線でもある。

■器官系	外皮系
■位置	各末節骨の背側面
■主な機能	手や足の指先の傷つきやすい末端を保護する。道具として役立つ
■構成要素	爪床，爪小皮，爪体(爪板)
■関連構造	手の指，足の指

全身の器官系

毛 髪 もうはつ

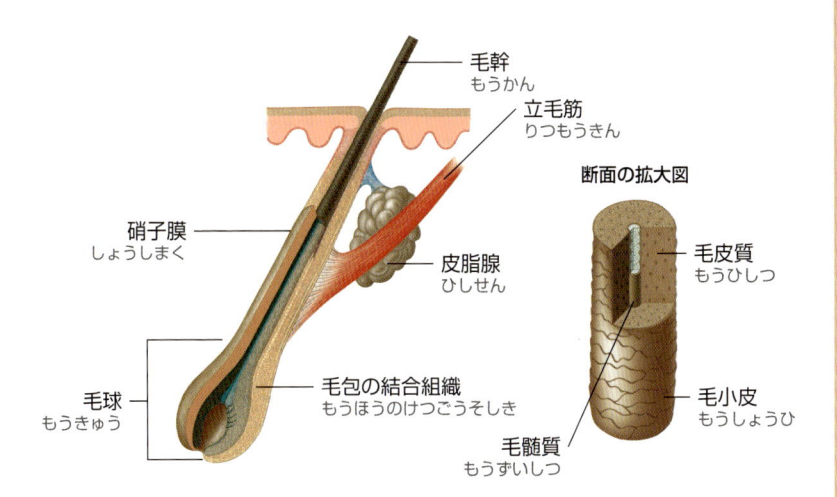

- 毛幹 もうかん
- 立毛筋 りつもうきん
- 硝子膜 しょうしまく
- 皮脂腺 ひしせん
- 毛球 もうきゅう
- 毛包の結合組織 もうほうのけつごうそしき

断面の拡大図

- 毛皮質 もうひしつ
- 毛小皮 もうしょうひ
- 毛髄質 もうずいしつ

人体の表面は何百万もの毛でおおわれている。特に目立つのは頭部，外性器の周囲，腋窩である。人体の毛髪は現実的には全身をおおいつくしてはいないが，感覚の受容に役立っているし，眼球や頭皮の保護の役目をしている。毛髪は柔軟性のあるケラチン蛋白質からなり，これは真皮内にある毛包で産生されている。各毛包には拡張した端部である毛球があり，ここは多くの毛細血管に取り巻かれている。この毛細血管に成長する毛幹の根部を栄養している。皮脂腺が毛包にそって存在し，毛髪を滑らかにする皮脂を産生・分泌している。細い平滑筋である立毛筋が付着し，寒冷や恐怖などの刺激があると毛を立たせることができる。

■器官系	外皮系
■位置	全身
■主な機能	知覚受容に関与する。眼球を保護する。頭皮を断熱する
■構成要素	毛包，毛幹
■関連構造	皮膚，汗腺，血管

訳者あとがき

　本書の原書である"The Human Body"はPeter Abrahams（ピーター・エーブラハムズ）の"The Atlas of the Human Body"をもとにつくられている。元の本を著したAbrahamsが臨床解剖学者であることもあって，本書においても，純粋に解剖学から眺めたヒトの体ではなく，臨床的な観点から書かれたものとなっている。

　編者は，看護師として20年以上臨床で働いた後に出版に転向したJane de Burgh（ジェーン・ダ・バーグ）である。見てのとおり，ページの半分がイラストであり，その説明と要点が分けて書かれている。はじめから読んでいくという使い方でなく，パラッとめくって興味をもったところから読みはじめ，一番下に書かれている関連部位を探して読みすすめていくという使い方をして，知識を増やすのはどうだろうか。

　思った以上の情報が盛りこまれており，読みきった時には人体の構造と機能について，ひと通りはわかるようになっているだろう。人体が決して部品の寄せ集めではなく，お互いに関係しあってできているということが理解できるであろう。

　このコンパクトさを利用し，鞄に入れておき，通学の途中やちょっとした空いた時間に見るという使い方がよいと思う。コメディカルの学生だけでなく，広く一般の方にも読んでいただきたい1冊と考えている。

　　　　　　　　　　　　　　　　　　　　　　　　　金澤寛明

索　引

※太字の数字は各項目のタイトルページを示す。

あ

アウエルバッハの神経叢　125
アキレス腱　271, 285
足
　関節　**288**
　靱帯　**287**
　動脈　**275**
アダムのリンゴ　88
あぶみ骨　80

い

胃　**186**
　血液供給　**188**
　リンパ路　**189**
胃食道連結部　**187**
胃体　186
胃大網動脈　188
胃大網リンパ節　189
一次運動野　27
一次体性感覚野　27
一次聴覚野　44
胃底　186
胃粘膜ひだ　186
胃リンパ節　189
陰核　239
陰茎　225, 226, **232**, 234
　血液供給　**235**
　断面　**233**
陰茎海綿体　232-235
陰茎亀頭　232
陰茎根　232
陰茎深動脈　233, 235
陰茎体　232
陰茎背動脈　233, 235
咽頭　**86**
　筋肉　**87**
咽頭括約筋　87
咽頭喉頭部　86
陰囊　225, 226, 229, **230**, 231

う

ウイリスの動脈輪　19
ヴェサリウス，アンドレアス　6
ウェルニッケ野　44
烏口肩峰靱帯　151
烏口腕筋　161
腕
　回転　**153**
運動神経終末　299
運動神経線維　37

え

永久歯　72, 73
腋窩　**154**
腋窩筋膜　155
腋窩静脈　154
腋窩線維鞘　154
腋窩堤靱帯　155
腋窩動脈　154, 166
腋窩尾部　118
腋窩リンパ節　120
延髄　35, 36

お

横隔胸膜　127
横隔食道靱帯　187
横隔神経　123
横隔膜　112
　胸腔面　**122**
　神経分布　**123**
　腹腔面　**121**
横行結腸　195-197
横足根関節　288
横突起　95
横披裂筋　89
横紋筋　294
おとがい下リンパ節　71
おとがい舌筋　48, 67, 70
おとがい舌骨筋　83

か

外陰部　236
外果　257
回外　157, 158, 173
外眼筋　57
外頸静脈　54
外頸動脈　53
外肛門括約筋　199, 201
外耳　79
外子宮口　243
外耳道　79
外静脈叢　200
外舌筋群　70
回旋筋腱板　103, 153
回旋枝　146
外側顆　254, 257
外側胸動脈　119
外側楔状骨　284
外側広筋　266
外側上顆　156, 160
外側足底神経　281
外側足底動脈　275
外側側副靱帯
　膝関節　259
　肘関節　160

313

外側大腿回旋動脈 273
外側直筋 40, 57, 58
回腸 190, **191**, 203
外腸骨静脈 277
外腸骨動脈 273
外転神経 **40**, 58
回内 157, 158, 163, 173
海馬 30
灰白質 **17**, 28, 100
外反 270, 288
外腹斜筋 184
外閉鎖筋 268
解剖 6, 9, 10
解剖学の実践 9, 10
解剖法 10
海綿質 255
回盲部 193
回盲弁 193
外肋間筋 111, 112
下顎後静脈 54
下顎神経 41, 76
下関節突起 95
下丘 44
蝸牛 81
蝸牛神経 43
顎下腺 67, 74, **75**
顎下腺管 75
顎下リンパ節 71
顎舌骨筋 67, 83
顎動脈 76-**78**
顎二腹筋 83
角膜 56
下行結腸 195-197
下肢 249-291
　深静脈 **277**
　動脈 **273**
下歯槽動脈 78
下斜筋 57
下小脳脚 34
下深頚リンパ節 71
下垂体 308
下双子筋 259
下腿
　外側の筋 **270**
　後方の深層筋 **272**

後方の表層筋 **271**
前面の筋 **269**
下腿骨幹膜 258
下大静脈 145, 297
肩関節 **149**
　滑液包 **150**
　関節包 149
　靱帯 **151**
肩の筋肉 **152**
下腸間膜静脈 197
下腸間膜動脈 196
下直筋 57
下直腸静脈 200
滑液包
　肩関節 **150**
　殿部 **251**
　膝 260, **264**
滑車 156
滑車神経 **40**, 58
滑膜関節 175
滑膜性連結 293
括約筋 87
下殿神経 98
ガレノス, クラウディウス 6
ガレン大脳静脈 20
仮肋 108
感覚受容器 299
眼球 **55**
眼球結膜 60
眼瞼 **59**
眼瞼結膜 60
寛骨 218, **220**, 237
寛骨臼 220, 252
肝細胞 205
冠状静脈洞 141
冠状動脈 **146**
肝小葉 205
眼神経 41
関節上腕靱帯 151
関節突起 95
関節半月 **261**
汗腺 309
肝臓 **204**
　顕微解剖 **205**

臓側面 **206**
環椎（第1頚椎） 93
貫通静脈 277, 278
貫通動脈 273
間脳 15
眼房水 55
顔面筋 **49**
顔面静脈 54
顔面神経 **42**, 76
顔面頭蓋 12
顔面動脈 53
肝門 206
肝門脈の三つ組み 205
眼輪筋 52, 59

き

気管 82, 86, **129**
器官系 292-311
気管支 **129**
奇静脈系 115
きぬた骨 80
球海綿体筋 234
嗅球 38
球形嚢 81
嗅索 38
弓状静脈 214
弓状動脈 214
嗅神経 38
橋 35, 41
胸郭 **108**, 111, 292
　運動 **112**
胸骨 108, **109**, 110
胸骨甲状筋 83
胸骨舌骨筋 50, 83
胸骨体 109
胸骨柄 106, 109
胸骨傍リンパ節 120
胸鎖関節 105, **106**
胸鎖乳突筋 47, 84, **85**, 113
胸神経 101, 116
胸膜 **135**, 307, 308
胸椎 94, 108
峡部 90

索 引

胸部 103-148
胸壁 111
　血液供給 114
　静脈 **115**
　動脈 **114**
強膜 56
胸膜 126, **127**
胸膜液 128
胸膜腔 **128**
胸膜頂 127
胸膜洞 **128**
棘下筋 153
棘上筋 153
棘突起 95
距骨 257, 284
距骨下関節 288
筋外膜 294
筋周膜 294
筋線維 294
筋線維束 294
筋層間神経叢 125
筋内膜 294
筋皮神経 169

く

区域動脈 214
空腸 190, **191**, 203
口 66
屈筋支帯 172, 289
クッパー細胞 205
クモ膜 21, 99, 102
クモ膜下腔 21, 24, 102
クモ膜果粒 24
グリア細胞 300

け

脛骨 **257**
　靱帯 **259**
　断面 **258**
脛骨神経 279, **281**
頚静脈孔 47
頚神経 101, 168
頚切痕 106

頚椎 **93**, 94
頚椎靱帯 **93**
茎突咽頭筋 46, 87
茎突舌筋 48, 70
茎突舌骨筋 83
頚部 82-92
　筋肉 **83**
　屈筋群 84
　静脈 **54**
　動脈 **53**
　内部 **82**
　リンパ路 **92**
頚リンパ節 92
血液供給
　胃 **188**
　陰茎 **235**
　胸壁 114
　結腸 196
　女性生殖器 **238**
　腎臓 **214**
　精巣 **231**
　手 180
　頭皮 14
　乳房 **119**
　盲腸 193
楔状骨 284
血中酸素レベル 46
結腸 **195**
　静脈 **197**
　動脈 **196**
結腸ひも 193, 194
結膜 56, **60**
結膜円蓋 60
結膜嚢 61
ケラチン 310, 311
腱
　上腕三頭筋 160
　上腕二頭筋 151, 160
　深指屈筋 172
　浅指屈筋 172
肩甲下窩 107
肩甲下筋 153
肩甲下筋腱包 150
肩甲棘 107
肩甲骨 105, **107**

肩甲舌骨筋 83
肩鎖関節 105
腱索 140, 144
剣状突起 109
腱中心 121, 136
瞼板 59
肩峰 105, 107, 152
肩峰下滑液包 150

こ

口蓋 66
口蓋咽頭筋 87
口蓋垂 66
口蓋舌筋 70
交感神経系 303
後眼房 55
咬筋 41, 50
口腔 **66**
口腔咽頭部 86
口腔底 **67**
広頚筋 **51**
後脛骨筋 272
後脛骨静脈 277
後脛骨動脈 273-275
後脛腓靱帯 259
虹彩 55, 56
後室間枝 146
後十字靱帯 263
甲状舌骨筋 83
甲状腺 82, **90**, 308
甲状軟骨 88
喉頭 **88**
　筋肉 **89**
喉頭蓋 68, 88
後頭葉 25
広背筋 103, 152, 153
後鼻孔 63
硬膜 21, 22, 99, 102
硬膜下腔 21
硬膜静脈洞 **22**
肛門
　静脈 **200**
　神経 **201**
肛門括約筋 198, **199**

315

肛門管 **198**
肛門挙筋 221
肛門直腸口 222
後葉（小脳の） 33
後輪状披裂筋 89
交連線維 18
後肋間静脈 115, 119
後肋間動脈 114
股関節 220, 249, 250, **252**
　靱帯 **253**
呼吸細気管支 130
呼吸補助筋 **113**
黒質 36
骨格 **292**
骨格筋 **294**
骨幹 156, 255
骨間筋 **177**
骨間膜 **158**, 258
骨髄 255
骨端 156, 255
骨盤 218-248
　靱帯 **219**
　骨 **218**
骨盤隔膜 221, 222
骨盤底筋群 **221**, 222
骨盤底の開口部 **222**
骨盤内の位置 **237**
骨盤腹膜 240
骨膜 255, 258
骨迷路 81
鼓膜 79
固有感覚 27
固有卵巣索 235
コルチ器 43, 44, 81
コンピューター断層撮影法 8

さ

細気管支 **130**
載距突起 285
臍静脈 248
細静脈 297
臍動脈 248

細動脈 296
最内肋間筋 111
鎖骨 **105**
坐骨 220
坐骨海綿体筋 234
鎖骨下筋 155
鎖骨下リンパ本幹 120
鎖骨胸筋筋膜 **155**
坐骨結節 220, 249
坐骨神経 98, **279**, 281
坐骨大腿靱帯 253
三角筋 152, 153
三角靱帯 283
三叉神経 **41**
三尖弁 140, 142, 144, 148
散大筋 49
三半規管 81

し

視覚野 39
耳下腺 74
耳下腺リンパ節 92
耳管 80
耳管咽頭筋 87
磁気共鳴画像法 9, 10
子宮 236, **240**
　妊娠中 **241**
子宮円索 223
子宮外膜 240
子宮筋層 240
子宮頚 236, 240, 242, **243**
子宮広間膜 245
子宮静脈 238
糸球体 213
子宮体 240
子宮底 236
子宮動脈 238
子宮内膜 240
軸索 300, 302
軸椎（第2頚椎） 93
刺激伝導系 **147**
耳垢 79

視交叉 39
篩骨篩板 38, 63
篩骨洞 64, 65
視索 39
視床 15, 16, **28**
視床下部 15, 16, **29**, 30
耳小骨 80
糸状乳頭 68
茸状乳頭 68
視神経 **39**
視神経円板 39
視神経管 39
耳神経節 76
指節間関節 175
指節骨 174, **286**
舌 **68**
　筋肉 **70**
　リンパ路 **71**
膝窩 272, 273
膝蓋下皮下包 264
膝蓋下包 264
膝蓋骨 **260**
膝蓋上包 264
膝蓋前皮下包 264
膝窩筋 272
膝窩静脈 276, 277
膝窩動脈 273, 274
膝関節 260-263
　滑液包 260
　周囲の動脈 **274**
膝関節包外靱帯 **262**
膝関節包内靱帯 262, **263**
膝屈曲筋 267
櫛状筋 141
斜角筋 **84**
尺側皮静脈 167
しゃっくり 123
尺骨 156, **157**, 171
尺骨静脈 167
尺骨神経 169, **170**, 181
尺骨動脈 166, 180
斜披裂筋 89
縦隔 **134**, 135
縦隔胸膜 127, 134
十字靱帯 263

索引

舟状骨　284
十二指腸　**190**, 203
終末細気管支　130
絨毛　192, 203
絨毛膜絨毛　248
手関節　157, 171
手根　**171**
手根管　170, **172**
手根骨　171, 172, 174
手根伸起　164
樹状突起　300
シュワン細胞　301
小陰唇　239
漿液性細胞　74
小円筋　153
上オリーブ核　44
消化管　**203**
上顎神経　41, 77
上顎洞　64, 65
上眼瞼挙筋　52, 57, 59
上関節突起　95
小胸筋　113, 155
上行結腸　195-197
踵骨　284, **285**
踵骨腱　271, 285
踵骨隆起　285
上肢　149-181, 292
　　血液供給　166
　　静脈　**167**
　　神経　**169**
　　動脈　**166**
小指外転筋　291
小指球　**178**
小指球筋　176
上矢状静脈洞　20
小指伸筋　164
硝子体　55
上肢帯　105, 107, 292
硝子体腔　55
硝子軟骨　110, 129, 252, 282, 293
上斜筋　40
上小脳脚　34
上深頸リンパ節　71
上双子筋　250

掌側骨間筋　177
掌側橈骨手根靱帯　173
上大静脈　145, 297
小腸　**190**-**192**
上腸間膜静脈　193, 197
上腸間膜動脈　196
上直筋　57
上直腸静脈　200
小殿筋　250
小転子　254
上殿神経　98
小脳　15, 16, **33**, 34
小脳回　33
小脳脚　**34**
上皮小体　**91**, 308
小伏在静脈　276
漿膜性心膜　137, 138
静脈
　　胸壁　**115**
　　頸部　**54**
　　結腸　**197**
　　肛門　**200**
　　上肢　**167**
　　直腸　**200**
　　頭部　**54**
　　脳　**20**
静脈系　**297**
静脈弁　**278**
静脈ポンプ　**278**
睫毛　59
小葉間静脈　214
小葉間動脈　214
上腕
　　後面の筋　**162**
　　前面の筋　**161**
上腕横靱帯　151
上腕筋　161
上腕骨　**156**
　　外側上顆　156, 160
　　内側上顆　156, 160, 163
上腕三頭筋　162
　　腱　160
上腕静脈　167
上腕深動脈　166

上腕動脈　166
上腕二頭筋　161
　　腱　151, 160
耳翼　79
食道　82, 86, **124**
　　神経　**125**
　　粘膜層　124
食道裂孔　122, 124
女性外生殖器　**239**
女性生殖器系　**236**-248
　　血液供給　238
自律機能　28, 29
自律神経系　**303**
自律神経線維　37
歯列弓　66
深陰茎筋膜　233
深陰茎背静脈　233, 235
腎盂　212, 213, 217
心外膜　138
伸筋腱　**165**
伸筋支帯
　　足関節　289
　　手首　165
心筋層　138
神経
　　肛門　**201**
　　直腸　**201**
神経系　29
神経膠細胞　300
神経細胞　**300**
神経周膜　302
神経上膜　302
神経内膜　302
心耳　141
深指屈筋　163
深指屈筋の腱　172
心室　136, 140, 144
心室壁　**140**
心周期　**148**
腎小体　213
深掌動脈弓　180
腎静脈　214
腎髄質　212
腎錐体　212
心臓　**136**-148

317

壁 **138**
刺激伝導系 **147**
部屋 **139**
弁 **142**, 144
腎臓 210, **212**, 308
　血液供給 **214**
深爪径輪 223
靱帯
　足 **287**
　肩関節 **151**
　脛骨 **259**
　股関節 **253**
　骨盤 **219**
　足関節 **283**
　肘関節 **160**
　手首 **173**
　腓骨 **259**
　肘 **160**
腎動脈 214
心内膜 138
心囊 137
深背筋 **104**
真皮 309
深腓骨神経 280
腎皮質 212
シンプソン，ジェームズ・ヤング 6
心房 136, 139, **141**, **144**
心膜 **137**
腎門 212
深リンパ叢 133
真肋 108

す

随意運動 27
随意筋 294
膵液 108
髄核 96
膵頚部 208
水晶体 55
膵臓 **208**, 308
錐体細胞 17
膵体部 208
錐体葉 90

膵頭部 208
膵尾部 208
髄膜
　脊髄 **102**
　脳 21

せ

精管 225, 228, 229
精丘 227
精細管 229
精索 223, 229, 231
精巣 225, 226, **229**, 308
　血液供給 **231**
精巣上体 225, **229**
精巣鞘膜 230
精巣静脈 231
精巣動脈 231
正中神経 169, **170**, 172, 181
正中線中隔 226
精囊 225, **228**
精囊液 228
赤核 36
脊髄 82, 93-95, 99-102
　下行路 100
　上行路 100
　髄膜 **102**
脊髄円錐 99
脊髄神経 99, **101**, 116, 299
脊髄路 **100**
脊柱 **94**-97, 292
舌咽神経 **46**
舌下神経 **48**
舌下腺 67, 74, **75**
舌下腺窩 75
舌骨下筋群 83
舌骨上筋群 83
舌骨舌筋 48, 67, 70
舌扁桃 68, 92
線維性心膜 137
線維性連結 293
線維軟骨 293
線維輪 96

浅陰茎背静脈 233, 235
浅会陰横筋 234
浅会陰筋 **234**
前眼房 55
前脛骨筋 269
前脛骨静脈 277
前脛骨動脈 273-275
前脛腓靱帯 259
仙骨 94, **97**, 218, 237
仙骨神経 101
仙骨神経叢 **98**, 279
浅指屈筋の腱 172
前視床下部核 30
前室間枝 146
前十字靱帯 263
線条体 31
浅掌動脈弓 180
浅爪径輪 223
仙腸靱帯 219
前庭 81
前庭神経 43
蠕動 124, 125, 217, 295
前頭洞 64
前頭葉 25
浅背筋 **103**
泉門 13
前葉（小脳の） 33
前立腺 225, **227**
前肋間静脈 115
前肋間動脈 114
前腕
　屈筋 **163**
　伸筋群 **164**
　伸筋腱 **165**

そ

総肝管 207
総頚動脈 53
臓側胸膜 127, 128
爪半月 310
総腓骨神経 279, **280**, 281
僧帽筋 47, 103, 152
僧帽弁 140, 142, 144,

索引

148
足関節 **282**
　支帯 **289**
　靱帯 **283**
足根骨 **284**, 286
足底筋 271
足底腱膜 291
足底の筋 **291**
側頭下窩 **76**
側頭筋 41, 50
側頭葉 25
側脳室 24
足背動脈 275
足背面の筋 **290**
側副靱帯 160, 173
鼡径管 **223**
鼡径靱帯 **224**
咀嚼 41
咀嚼筋群 **50**

た

大陰唇 239
大円筋 153
大胸筋 113, 117, 152, 153
大血管 **145**
大坐骨孔 279
第3脳室 23
第3腓骨筋 269
胎児
　絨毛 248
　絨毛膜絨毛 248
大循環系 145
帯状回 30
大静脈孔 122
大腿
　前面の筋 **265**
　内転筋 **268**
大腿筋膜張筋 265
大腿骨 **254**
　内部構造 **255**
　付着する筋 **256**
大腿骨頚 252, 254
大腿骨頭 252, 254

大腿四頭筋 **266**
大腿鞘 224
大腿静脈 224, 277
大腿神経 224
大腿深動脈 273
大腿直筋 266
大腿動脈 224, 273, 274
大腿二頭筋 267
大腿方形筋 250
大大脳静脈 20
大殿筋 **249**, 250
　筋間包 251
　坐骨包 251
　転子包 251
大転子 254
大動脈 145, 296
大動脈弁 142, 143
大動脈裂孔 122
大内転筋 268
大脳 15, 18, **25**
　髄質 25
大脳基底核 25, **31**
　構造と機能 **32**
大脳縦裂 26
大脳動脈輪 19
大脳半球 15, 16, 25, 26
大脳皮質 17, 25, 26, 34
　機能 **27**
大脳辺縁系 **30**
胎盤 **247**
　内部 **248**
大伏在静脈 276
大網 **183**
第4脳室 23
ダ・ヴィンチ, レオナルド 6
唾液腺 42, **74**
短指屈筋 291
短指伸筋 290
胆汁 204, 207
男性外生殖器 **226**
男性生殖器 **225**-235
淡蒼球 31, 32
胆道系 **207**
短内転筋 268

胆嚢 204, 206, 207
短腓骨筋 270
短母指伸筋 290

ち

知覚神経線維 37
恥丘 239
恥骨 220
恥骨結合 218-220
恥骨靱帯 219
恥骨大腿靱帯 253
恥骨直腸筋 199, 221
恥骨尾骨筋 221
腟 222, 236, 240, **242**
腟円蓋 242
腟口 239
腟前庭 239
腟動脈 238
緻密質 255, 258
中隔軟骨 62
中間楔状骨 284
中間広筋 266
肘関節 157, **159**-163
　靱帯 **160**
肘筋 162
中硬膜動脈 78
中耳 79, **80**
中手骨 174
中手指節関節 175
中小脳脚 34
虫垂 **194**
虫垂間膜 194
中枢神経系 39, 299
中足骨 **286**
中直腸静脈 200
中殿筋 249, 250
中脳 35, 36
中脳水道 23, 36
虫部 33
虫様筋 176
聴覚路 **44**
腸間膜 191
蝶形骨洞 64, 65
蝶口蓋孔 77

腸骨　220
腸骨大腿靱帯　253
腸骨尾骨筋　221
腸骨稜　220
長指屈筋　272
長指伸筋　269
長掌筋　163
長足底靱帯　287
長内転筋　268
長腓骨筋　270
長母指屈筋　163, 263, 272
長母指伸筋　269
腸腰筋　265
直静脈洞　20
直腸　**198**
　静脈　**200**
　神経　**201**
直腸静脈叢　200

つ

椎間円板　**96**
椎間孔　99
椎弓　95
椎孔　95
椎骨　**95**, 102
椎骨静脈　54
椎骨動脈　19
椎前筋　**84**
椎体　95
つち骨　80
爪　**310**
蔓状静脈叢　231

て

手
　筋　**176**
　血液供給　180
　神経　**181**
　動脈　**180**
　軟部組織　**179**
　骨　**174**
底屈(足の)　270, 271, 282, 288

底側踵舟靱帯　287
底側踵立方靱帯　287
手首　**171**
　伸筋支帯　165
　靱帯　**173**
殿部　249
　滑液包　**251**
　深層筋　**250**

と

頭蓋　**12**, 13, 292
頭蓋縫合　**13**
動眼神経　**40**, 58
橈骨　156, **157**, 171
橈骨静脈　167
橈骨神経　169, 181
橈骨動脈　166, 180
橈骨輪状靱帯　160
橈尺関節　157
投射線維　18
橈側皮静脈　167
頭頂葉　25
頭皮　**14**
頭部　12-81
　静脈　**54**
　動脈　**53**
　リンパ路　**92**
洞房結節　147, 148
動脈
　足　**275**
　下肢　**273**
　胸壁　**114**
　頚部　**53**
　結腸　**196**
　膝関節周囲　**274**
　手　**180**
　頭部　**53**
　脳　**19**
動脈系　**296**

な

内陰部動脈　238
内果　257

内胸静脈　119
内胸動脈　114, 119
内頚静脈　20, 54
内頚動脈　19, 53
内肛門括約筋　199
内耳　79, **81**
内耳神経　**43**
内静脈叢　200
内舌筋群　70
内側顆　254, 257
内側楔状骨　284
内側広筋　266
内側上顆　156, 160
内側踵骨神経　281
内側足底神経　281
内側足底動脈　275
内側側副靱帯
　膝関節　259
　肘関節　160
内側大腿回旋動脈　273
内側直筋　57, 58
内腸骨静脈　238
内反　270, 272, 288
内腹斜筋　184, 185
内分泌系　29, **308**
内分泌腺　211
内閉鎖筋　250
内肋間筋　111
涙　61
軟骨性連結　293
軟膜　21, 99, 102

に

肉柱　140
乳管　118
乳歯　73
乳腺小葉　118
乳腺葉　118
乳頭　117, 118
乳頭筋　140
乳房
　血液供給　**119**
　女性　**118**
　男性　**117**

リンパ路 **120**
乳輪 117, 118
乳輪下リンパ叢 120
尿管 210, **217**
尿細管 213
尿生殖口 222
尿道 210, **215**, 216, 222, 225, 226, 233
尿道海綿体 232-233
尿道口 239
尿道前立腺部 227

ね

ネフロン 212, **213**
粘液性細胞 74
粘膜下神経叢 125
粘膜下層 124

の

脳 **15**-36
　血液供給 19
　静脈 **20**
　深層静脈 20
　髄膜 **21**
　動脈 **19**
　内部 **16**
　表層静脈 20
脳回 **26**
脳幹 16, **35**
　構造 **36**
脳溝 25, **26**
脳室 **23**, 24
脳神経 **37**-48, 299
脳脊髄液 21-23, 102
　循環 **24**
脳頭蓋 12

は

歯 **72**
　発達 **73**
肺 **126**-132
　リンパ管 **133**

パイエル板 307
背屈 269, 282, 288
肺循環 **131**, 132, **298**
肺静脈 131, 298
背側骨間筋 177
背側橈骨手根靱帯 173
肺動脈 131, 298
肺動脈弁 142, 143
肺胞 **130**, 132, 298
肺胞嚢 132
肺胞毛細血管網 **132**
肺葉 126
ハーヴェイ, ウィリアム 6
パーキンソン病 32, 36
薄筋 268
白質 17, **18**, 100
白線 185
白膜 244
ハーゲンス, グンター・フォン 10
パスツール, ルイ 6
鼻 **62**
馬尾 99
ハムストリング **267**, 279, 281
半月 261
半月弁 **143**, 144, 148
半腱様筋 267
伴行静脈 277
半膜様筋 267

ひ

鼻咽頭 86
被殻 31, 32
鼻腔 62, **63**, 64
鼻孔 62
鼻甲介 63
腓骨 **257**
　靱帯 **259**
　断面 **258**
鼻骨 62
尾骨 94, **97**, 218, 237

尾骨筋 221
腓骨筋支帯 289
腓骨神経 280
尾骨神経 101
肘 **159**
　靱帯 **160**
皮脂腺 309, 311
微絨毛 192
尾状核 31
脾静脈 197, 209
尾状葉 204, 206
非錐体細胞 17
脾臓 **209**, 307
左胃大網動脈 188
左胃動脈 188
左結腸曲 195
鼻中隔 63
鼻道 63
脾動脈 188, 209
泌尿器 **216**
泌尿器系 **210**
皮膚 **309**
腓腹筋 271
腓腹神経 281
ヒポクラテス 5
表層リンパ叢 133
表皮 309
ヒラメ筋 271
脾リンパ節 189
鼻涙管 61
披裂喉頭外筋 89

ふ

ファーター乳頭 207
ファロピウス管 236, 240, 246
腹横筋 184, 185
腹腔動脈 188
腹腔リンパ節 189
副交感神経 98
副交感神経系 303, **304**
副甲状腺 **91**, 308
伏在静脈 **276**
副腎 **211**, 308

321

副神経 **47**
副腎髄質 211
副腎皮質 211
腹直筋 113, 184, 185
副鼻腔 12, **64**
　内面 **65**
腹部 **182**-217
　深層筋 **185**
腹部尿管 217
腹壁 **184**
腹膜 183, 184, 204, 215
不随意筋 295
ブドウ膜 56
プラスティネーション 10
プルキンエ線維 147
ブルンネル腺 190
噴門 186, 124

へ

平滑筋 **295**
壁側胸膜 122, 127, 128
弁（心臓の）**142**
　動き **144**
辺縁枝 146
扁桃 66, 307
扁桃核（扁桃体）30
ヘンレのループ 213

ほ

方形回内筋 163
方形葉 204, 206
縫合 13
膀胱 210, **215**
　位置 216
膀胱括約筋 215
縫工筋 265
房室結節 147
房室束 147
房室弁 139, 141, 142, 144, 148
防腐薬 6
ボウマン嚢 213

母指外転筋 291
母指球 **178**
母指球筋 176
勃起組織 232, 235, 239
骨
　骨盤 **218**
　連結様式 **293**

ま

マイスナー神経叢 125
マイボーム腺 59
膜迷路 81
麻酔 6
末梢神経 299, **302**
末梢神経系 39, **299**

み

ミエリン鞘 300, **301**, 302
右胃動脈 188
右結腸曲 195
右リンパ本幹 306
耳 **79**
脈絡叢 23, 24
脈絡膜 56
味蕾 68, **69**

め

眼
　動き 40, **58**
　開閉 **52**
　筋肉 **57**
　層構造 **56**
迷走神経 **45**
免疫系 135, 307

も

盲腸 **193**
　血液供給 193
盲腸動脈 193
毛髪 14, **311**

毛包 14, 309, 311
網膜 56
網様体 36
毛様体 55, 56
毛様体小帯 55
門脈 188, 197

ゆ

有郭乳頭 68, 69
幽門 186
幽門括約筋 190
ユースタキー管 80
指の関節 **175**

よ

葉間静脈 214
葉間動脈 214
腰神経 101
腰神経根 98
腰神経叢 224
腰椎 94
翼口蓋窩 **77**
翼口蓋神経節 77
翼突筋 50, 76
翼突筋静脈叢 76

ら

ライディッヒ細胞 229
らせん動脈 248
ランヴィエの絞輪 301
卵円窓 80
卵管 236, 240, 244, **246**
卵管峡部 246
卵管采 244, 246
卵管子宮部 246
卵管膨大部 244, 246
卵管漏斗 246
卵形嚢 81
卵巣 236, **244**, 308
　支持靱帯 **245**
卵巣間膜 238
卵巣堤索 245

索引

卵巣動脈 238
ラントシュタイナー，カール 6

り

梨状筋 250
リスター，ジョセフ 6
立方骨 284
立毛筋 311
隆椎 93
輪状軟骨 88
リンパ 305, 306
リンパ管 **306**
リンパ器官 **307**
リンパ球 305, 307
リンパ系 **305**
リンパ節 305, **306**
リンパ組織 **307**
リンパ路
　胃 **189**
　頚部 **92**
　舌 **71**
　腸管 **202**

頭部 **92**
乳房 **120**
肺 **133**

る

涙器 **61**
涙湖 61
涙腺 42, 61
涙腺導管 61
類洞 205

れ

裂溝 25
連合線維 18
連合野 27
レンズ核 31
レントゲン，ヴィルヘルム 6

ろ

肋烏口膜 155

肋鎖靱帯 106
肋軟骨 108, **110**
肋下静脈 115
肋下神経 123
肋間筋 **111**
肋間静脈 115
肋間神経 **116**, 123
肋間動脈 114
肋骨 108, 110
肋骨胸膜 127

わ

腕神経叢 **168**-170
腕橈骨筋 164
腕頭静脈 145

アルファベット

CT 8, 10
MRI 9, 10
S状結腸 195, 196
X線 6, 8, 10

訳 者

金澤寛明（かなざわ・ひろあき）
新潟大学医学部医学科卒業。医学博士。専門は解剖学・組織学。現在、静岡県立大学看護学部看護学科 機能形態学教室　教授。

ビジュアル・アナトミー　カラー人体図鑑

2010年2月18日　　初版第1刷発行
2011年6月15日　　初版第3刷発行

編　者　ジェーン・ダ・バーグ
訳　者　金澤寛明
発行人　西村正徳
発行所　西村書店
東京出版編集部　　〒102-0071 東京都千代田区富士見2-4-6
　　　　　　　　　Tel.03-3239-7671　Fax.03-3239-7622
　　　　　　　　　www.NISHIMURASHOTEN.co.jp
印　刷　三報社印刷株式会社
製　本　株式会社難波製本

本書の内容を無断で複写・複製・転載すると，著作権および出版権の侵害となることがありますので，ご注意下さい。
ISBN978-4-89013-388-8